Beyond the Symptoms
Jenseits der Symptome

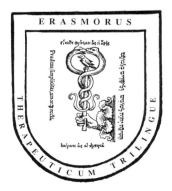

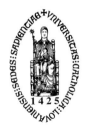

Aus der Reihe:
Leuven Monographs on Sexology and Psychosomatics
(Extra Vol. 2001)
(Editor in chief: Prof. Dr. A. Vansteenwegen)

Katholische Universität K.U.L. Leuven (Belgien)
Institut für Ehe- und Sexualwissenschaften
(Direktor: Prof. Dr. med. P. Nijs)

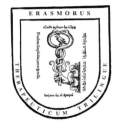

Foundation *Erasmorus*: therapeuticum trilingue
(Leuven, Belgium)

P. Nijs, M. Nijs, W. Dmoch (Eds.)

Beyond the Symptoms
Jenseits der Symptome

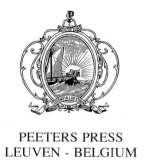

PEETERS PRESS
LEUVEN - BELGIUM

The authors are each responsible for the form and
the contents of their contribution.

© 2001, Uitgeverij Peeters, Bondgenotenlaan 153, 3000 Leuven

ISBN 90-429-0986-2
D. 2001/0602/9

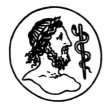

Foreword

This book offers the lectures of the European *Symposium Kos 2000*, that was held from Monday, September 25th, to Wednesday, September 27th 2000 in the Kos International Convention Center ("Kipriotis Village") and in the International Hippocratic Foundation (+Asklepeion).
It was conducted in German and in English.

Beyond the symptoms a medicine is formed that is oriented towards the ill human being, a medicine that develops new paradigmas and that at the same time contemplates its roots. So this symposium included different topics: lectures over the general subject and over medical history, and also topic-oriented workshops. It was a special concern to discuss how being aware of paradigmas can effect the daily practice in a constructive and creative manner.

The aims of the Symposium were to stimulate and integrate clinical scientific data and therapeutical skills.

Kos is the Island of Hippocrates.
"Hippocrates is not only the founder of medical science but a profound philosopher, a true humanist and an excellent moral teacher.
One of Hippocrates' basic principles is benevolence or "philanthropy" (φιλανθρωπη = love of man). Only a benevolent man can be an excellent doctor; for, according to Hippocrates, he whose soul is full of love tries to apply himself to his art in order to learn as much as possible, so that by perfecting himself he can offer a more positive service to the sufferer. "For where there is love of man, there is also love of the art", he says characteristically in his **Precepts**. "Benevolence is the chief motive of the Hippocratic physician's actions", says Deichgräber, one of the greatest Hippocratic scholars of our century.
Hippocrates' concern for man is so great that he often advises physicians to look after the healthy as well, so that they do not fall ill: "... to care for the healthy to keep them well". It is from this idea that the famous Hippocratic maxim *"prevention is better than cure"* came, a maxim which even today constitutes the most fundamental principle of hygienists for the prevention of disease.
In giving advice on how to practise the profession, at the beginning of his treatise **The Physician**, Hippocrates says that a doctor should be "a gentleman in character, and being this he must be grave and kind to all".
One of Hippocrates' most ingenious conceptions was the view that in the body there is a vital force which governs everything and is called **physis**, nature. With

this term Hippocrates means the innate force which directs the vital functions and guarantees the maintenance and development of the body.

With his investigation into the nature of man as a whole and the influences of the environment on the formation of his psychosomatic constitution, Hippocrates lent a more positive character to medicine and to philosophy". (M. Kiapokas: *Hippocrates of Cos and the Hippocratic Oath.* Athens, 1999)

By the inspiration of Hippocrates, this book will stimulate a metamorphosis of the modern therapist at the beginning of a new century.

Piet Nijs
Michaela Nijs
Walter Dmoch

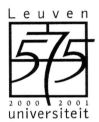

Leuven (Belgium)
Autumn 2000
Düsseldorf (Germany)

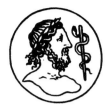

Geleitwort

Dieses Buch bietet die Vorträge des Europäischen Symposions Kos 2000, das vom 25. bis 27. September 2000 im Kos International Convention Center (Kipriotis Village), in der International Hippocratic Foundation und dem Asklepeion stattgefunden hat.

Die Symposiumssprachen waren Deutsch und Englisch.

Jenseits der Symptome gestaltet sich eine Medizin, die sich am kranken Menschen orientiert, die neue Paradigmen und Werte entwickelt und sich gleichzeitig auf ihre Wurzeln zurückbesinnt. So umfasste dieses Symposion Vorträge zum Gesamtthema und zur Medizingeschichte, ausserdem wurden themenzentrierte Arbeitsgruppen angeboten. Das Ziel dieses Symposions war, klinisch-wissenschaftliche Fragestellungen und therapeutische Fähigkeiten zu stimulieren und zu integrieren. Es war ein besonderes Anliegen, gemeinsam zu diskutieren, wie das Paradigmenbewusstsein im Klinik und Praxis-Alltag konstruktiv und kreativ umgesetzt werden kann.

Das Symposion war am Anfang eines neuen Millenniums wie eine Pilgerfahrt nach dem Asklepeion von Hippokrates.

Kos ist die Insel von Hippokrates.

»Es gibt in der Geschichte der Menschheit nur wenige Männer, deren Lebenswerk über Jahrtausende hinweg so viel Nutzen bei so wenig Schaden gestiftet hat.

In dem kleinen, mit vielen Kostbarkeiten gefüllten Museum von Kos steht eine Statue, die als Statue des Hippokrates bezeichnet wird. Ich habe sie lange betrachtet... Was diese Statue in hervorragender Weise darstellt, ist das Geistige jener Humanität, jenes Pflichtbewusstsein, jene eigentümliche Mischung von wissenschaftlicher Kühle, menschlicher Güte und weiser Lebenskenntnis, die das Wesen eines Arztes ausmachen«.

Die Lage des Asklepeions ist einmalig.

»Der Blick über das tiefblau leuchtende Meer bis zu den in feinem Blaugrau schimmernden Gebirgszügen des gegenüberliegenden Festlandes gehört zu den Köstlichkeiten der Aegaeis.

Bei den Griechen war die Heilkunst eng mit der Religion verknüpft. Asklepios, der Gott der Heilkunde, war ein Sohn Apollons. In dieser vornehmen Ahnentafel kommt schon auf mythologische Weise zum Ausdruck, dass die Medizin nicht nur eine Wissenschaft, sondern auch eine Kunst ist«. (Peter Bamm. *An den Küsten des Lichts*, München, 1961.)

Dieses Buch versucht, inspiriert von Hippokrates, den modernen Therapeuten des 21. Jahrhunderts einen Impuls zur Metamorphose zu bieten. Der neue Therapeut macht also nicht nur eine Rückkehr zu Hippokrates, er geht mit Hippokrates vorwärts in die Zukunft des neuen Jahrhunderts.

Piet Nijs
Michaela Nijs
Walter Dmoch

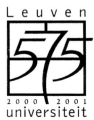

Leuven (Belgien)
Herbst 2000
Düsseldorf (Deutschland)

Europäisches Symposion Kos 2000
Paradigmenbewusstsein: Medizin auf neuen Wegen

European Symposion Kos 2000
Therapeutical paradigmas in change:
Beyond the symptons

ORGANIZING COMMITTEE - LOKALE ORGANISATION

PD Dr. W. Dmoch, Düsseldorf (Deutschland)
Prof. Dr. P. Nijs, Leuven (Belgium)
Dr. M. Nijs, Leuven (Belgium)
Dr. A. Tsomplektsis, Köln (Deutschland)

SCIENTIFIC PROGRAMMING COMMITTEE - WISSENSCHAFTLICHES
ORGANISATIONSKOMMITEE

PD Dr. W. Dmoch (Deutschland)
Prof. Dr. P. Nijs, Leuven (Belgium)

SCIENTIFIC SECRETARY - WISSENSCHAFTLICHE SEKRETÄRIN

Dr. M. Nijs, Leuven (Belgium)

AUSPICES

Catholic University of Leuven K.U.L. - Belgium
Institute of Family and Sexuality Studies. Catholic University of Leuven K.U.L. - Belgium
BeNeLux University Center Eindhoven - The Netherlands
International Hippocratic Foundation Kos - Greece
Foundation "Erasmorus" Leuven - Belgium
Cily Nouwens Fund, Utrecht - The Netherlands

The Symposium is sponsored by

Lundbeck Belgium
Organon Belgium
Pfizer Belgium
Smith Kline Beecham Belgium
Eli Lilly Belgium
Sanofi-Synthélabo Belgium
Wyeth Belgium

HONORARY COMMITTEE - EHRENKOMMITEE

Mr. P. Dewael
Minister-President Flanders (Belgium)

Mr. V. Anciaux
Former State Secretary Brussels (Belgium)

Mr. C. Rijmenans
Ambassador of Belgium in Athens-Greece
Belgischer Botschafter in Athen-Griechenland

Mr. I. Cambolis
Ambassador of Greece in Brussels - Belgium
Griechischer Botschafter in Brüssel - Belgien

Mr. M. Fakkos
Mayor of Kos (Greece)

Prof. Dr. A. Oosterlinck
Rector of the Catholic University of Leuven - K.U.L. (Belgium)

Prof. Dr. A. Van der Geld
President of the BeNeLux University Center Eindhoven (The Netherlands)

Prof. Dr. J. Janssens
Dean of the Medical School Catholic University of Leuven - K.U.L. (Belgium)

Prof. Dr. S. Marketos - Athens
President of the International Hippocratic Foundation Kos (Greece)

Prof. Dr. A. Vansteenwegen
President of the Institute of Family and Sexuality Studies. Catholic University Leuven - K.U.L. (Belgium)

Prof. Dr. Dr. M. Neises
Präsidentin der Deutschen Gesellschaft für Psychosomatische Frauenheilkunde und Geburtshilfe, Hannover, Deutschland
President of the German Society of Psychosomatic Obsetrics and Gynaecology.

Prof. Dr. Dr. K. Beier
Präsident der Akademie für Sexualmedizin und der Gesellschaft für praktische Sexualmedizin, Berlin (Deutschland)
President of the Academy of Sexual Medicine and of the Society of Practical Sexual Medicine, Berlin (Germany).

Contents - Inhalt

Foreword/Geleitwort P. Nijs, M. Nijs & W. Dmoch v

I. The historical Paradigmatas: young for ever – Die historischen Paradigmen: ewig jung 1

* The Hippocratic triangle – doctor, patient and illness. *Key Lecture: Lundbeck Belgium*
  Prof. Dr. J. Godderis, Leuven (Belgium) 5
* The Hippocratic Asklepiad and his patient
  Prof. Dr. J. Godderis, Leuven (Belgium) 19
* The Greeks on dreams. From "Oneiros" to "Enupnion" – A changing paradigm concerning dream-experience and dream-interpretation
  Prof. Dr. J. Godderis, Leuven (Belgium) 39
* Zur Bedeutung des Eros bei Platon
  Dr. phil. F. Schotten, Rommerskirchen (Deutschland) 55
* Vom herakliteischen 'panta rhei' zum Paradigmenbewusstsein in der Integrativen Therapie und ihrem Leibansatz
  Dr. A. Tsomplektsis, Köln (Deutschland) 73
* Transkulturelle Medizin
  Dr. med. Dr. phil. A. Krautschik, Mülheim (Deutschland) 81
* Die Mutter als Medizinfrau
  Dr. med. Dr. phil. A. Krautschik, Mülheim (Deutschland) 99
* Heilpraktiker und Heiler in Deutschland
  Dr. med. Dr. phil. A. Krautschik, Mülheim (Deutschland) 109
* Schwangerschaft und Geburt – Spuren weiblicher Initiation in der Symbolik von Mariendarstellungen alter Meister und in Träumen moderner Frauen
  B. Kortendieck-Rasche, Berlin (Deutschland) 121

II. Die neuen Therapien, die neuen Therapeuten – the new Therapies, the new Therapists 141

* The Phenomenological Approach to Psychosomatics
  Dr. A. Turchetto, Venetia (Italy) 143
* The being there in time as the place where Psychotherapy, Art and Love begin. The doctor-patient relationship as a creative act
  Dr. F. Versonnen, Venray (The Netherlands) 147
* Die neuen Therapien, die neuen Therapeuten: jenseits der Symptome. *Key Lecture: Pfizer Belgium*
  Prof. Dr. P. Nijs, Leuven (Belgien) 155

* Die Wurzeln der Freudschen Psychoanalyse in der Philosophie Schopenhauers
    T. Damm, Düsseldorf (Deutschland)   173
* Haptonomie
    Dr. E. Waldschütz, Bensberg (Deutschland)   199
* Palliativmedizin auf neuen Wegen: Leben im Angesicht des Todes
    Dr. M. Nijs, Leuven (Belgien)   207
* Das Ganze ist mehr als die Summe seiner Teile – Visionen und Wirklichkeit eines multiprofessionellen Modells für die frauenärztliche Praxis
    Dr. M. Kastendieck, Bremen (Deutschland)   215
* Gibt es ein universelles Recht auf ärztliche Behandlung?
    G. Schotten, Bochum (Deutschland)   221

III. New paradigmas in Medical Sexology and Couple Therapy. Paradigmenwechsel in der Sexualmedizin und in der Paartherapie   231

* Über pathogenetische Modelle am Beispiel der idiopathischen Unterleibschmerzen
    Dr. W. Dmoch, Düsseldorf (Deutschland)   233
* Paarbezogene biopsychosoziale Forschung
    Dr. A.M. Bellardi, Berlin (Deutschland)   245
* Anwendung verschiedener Denkmodelle in der individuellen Sexualtherapie am Beispiel des Vaginismus
    Dr. B. Valentin, Berlin (Deutschland)   257
* Extramarital Affairs: therapeutical strategies at the 5 different phases
    Prof. Dr. A. Vansteenwegen & M. Luyens, Leuven (Belgium)   267
* Sextherapy – individual or couple-oriented approach
    Prof. Dr. A. Vansteenwegen, Leuven (Belgium)   281
* European Symposium Kos 2000: an impression / Europäisches Symposion Kos 2000: ein Rückblick
    Prof. Dr. A. Vansteenwegen, Leuven (Belgium)   289

List of contributors - Autorenverzeichnis   295

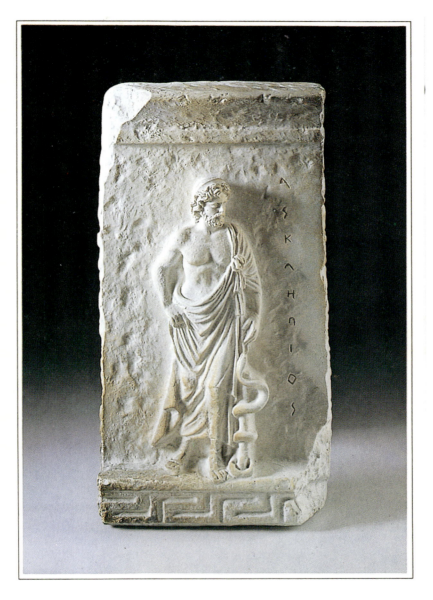

Asclepius: The God of medicine
Äskulapius: Gott der Medizin

I. The historical Paradigmatas: young for ever — Die historischen Paradigmen: ewig jung

THE HIPPOCRATIC OATH
TEXT

1. Ὄμνυμι Ἀπόλλωνα ἰητρὸν καὶ Ἀσκληπιὸν καὶ Ὑγείαν καὶ Πανάκειαν καὶ θεοὺς πάντας τε καὶ πάσας, ἵστορας ποιεύμενος, ἐπιτελέα ποιήσειν κατὰ δύναμιν καὶ κρίσιν ἐμὴν ὅρκον τόνδε καὶ ξυγγραφὴν τήνδε.

2. Ἡγήσεσθαι μὲν τὸν διδάξαντά με τὴν τέχνην ταύτην ἴσα γενέτησιν ἐμοῖσι, καὶ βίου κοινώσεσθαι, καὶ χρεῶν χρηΐζοντι μετάδοσιν ποιήσεσθαι, καὶ γένος τὸ ἐξ αὐτοῦ ἀδελφεοῖς ἴσον ἐπικρινέειν ἄρρεσι, καὶ διδάξειν τὴν τέχνην ταύτην, ἢν χρηΐζωσι μανθάνειν, ἄνευ μισθοῦ καὶ ξυγγραφῆς, παραγγελίης τε καὶ ἀκροήσιος καὶ τῆς λοιπῆς ἁπάσης μαθήσιος μετάδοσιν ποιήσεσθαι υἱοῖσί τε ἐμοῖσι καὶ τοῖσι τοῦ ἐμὲ διδάξαντος καὶ μαθηταῖσι συγγεγραμμένοις τε καὶ ὡρκισμένοις νόμῳ ἰητρικῷ, ἄλλῳ δὲ οὐδενί..

3. Διαιτήμασί τε χρήσομαι ἐπ' ὠφελείῃ καμνόντων κατὰ δύναμιν καὶ κρίσιν ἐμήν, ἐπὶ δηλήσει δὲ καὶ ἀδικίῃ εἴρξειν.

4. Οὐ δώσω δὲ οὐδὲ φάρμακον οὐδενὶ αἰτηθεὶς θανάσιμον, οὐδὲ ὑφηγήσομαι ξυμβουλίην τοιήνδε· ὁμοίως δὲ οὐδὲ γυναικὶ πεσσὸν φθόριον δώσω.

5. Ἁγνῶς δὲ καὶ ὁσίως διατηρήσω βίον τὸν ἐμὸν καὶ τέχνην τὴν ἐμήν.

6. Οὐ τεμέω δὲ οὐδὲ μὴν λιθιῶντας, ἐκχωρήσω δὲ ἐργάτῃσιν ἀνδράσι πρήξιος τῆσδε.

7. Ἐς οἰκίας δὲ ὁκόσας ἂν ἐσίω, ἐσελεύσομαι ἐπ' ὠφελείῃ καμνόντων, ἐκτὸς ἐὼν πάσης ἀδικίης ἑκουσίης καὶ φθορίης τῆς τε ἄλλης καὶ ἀφροδισίων ἔργων ἐπί τε γυναικείων σωμάτων καὶ ἀνδρείων, ἐλευθέρων τε καὶ δούλων.

8. Ἃ δ' ἂν ἐν θεραπείῃ ἢ ἴδω ἢ ἀκούσω, ἢ καὶ ἄνευ θεραπείης κατὰ βίον ἀνθρώπων, ἃ μὴ χρή ποτε ἐκλαλέεσθαι ἔξω, σιγήσομαι, ἄρρητα ἡγεύμενος εἶναι τὰ τοιαῦτα.

9. Ὅρκον μὲν οὖν μοι τόνδε ἐπιτελέα ποιέοντι καὶ μὴ ξυγχέοντι εἴη ἐπαύρασθαι καὶ βίου καὶ τέχνης, δοξαζομένῳ παρὰ πᾶσιν ἀνθρώποις ἐς τὸν αἰεὶ χρόνον· παραβαίνοντι δὲ καὶ ἐπιορκέοντι, τἀναντία τουτέων.

THE HIPPOCRATIC OATH
TRANSLATION

1. I swear by Apollo Physician, by Asclepius, by Hygeia and Panacea and by all the gods and goddesses, making them my witnesses, that I will carry out, according to my ability and judgement, this oath and this indenture.

2. To hold my teacher in this art equal to my own parents; to make him partner in my livelihood; when he is in need of money to share mine with him; to consider his family as my own brothers, and to teach them this art, if they want to learn it, without fee or indenture. To impart instruction written, oral and practical, to my own sons, the sons of my teacher, and to indentured pupils who have taken the physician's oath, but to nobody else.

3. I will use treatment to help the sick according to my ability and judgement, but never with a view to injury and wrongdoing.

4. Neither will I administer a poison to anybody when asked to do so, nor will I suggest such a course. Similary, I will not give to a woman a pessary to cause abortion.

5. But I will keep pure and holy both my life and my art.

6. I will not use the knife, not even, verily, on sufferers from stone, but I will give place to such as are craftsmen therein.

7. Into whatsoever house I enter, I will enter to help the sick, and I will abstain from all intentional wrongdoing and harm, especially from abusing the bodies of man or woman, bond or free.

8. And whatsoever I shall see or hear in the course of my profession, as well as outside my profession in my intercourse with men, if it be what should not be published abroad, I will never divulge, holding such things to be holy secrets.

9. Now, if I carry out this oath, and break it not, may I gain forever reputation among all men for my life and for my art; but if I transgress it and forswear myself, may the opposite befall me.

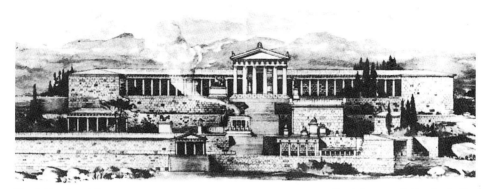

The Asklepeion of Kos   Darstellung von Asklepeion in Kos

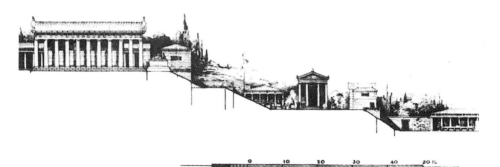

The Hippocratic triangle
Hippocratic medicine on the relationship between the doctor, the patient and the disease

Prof. Dr. Jan Godderis, Leuven *(Belgium)*

An analysis of the first aphorism from the first book of these terse and at first glance often cryptic pronouncements, which are sometimes alleged to contain the quintessence of Hippocratic medicine, is my starting point for some considerations of the views of the founder or *archêgetês* of Greek medical science with regard to the relationship between the disease (*hê nosos, to nosêma*), the physician (*ho iêtros*) and the patient (*ho noseôn*):

> "Life is short (*Ho bios brachus*); the Art is long (*hê de technê makrê*); opportunity is fleeting (*ho de kairos oxus*); experiment is treacherous, and judgment is difficult (*hê de peira sphalerê, hê de krisis chalepê*). The physician must be ready, not only to do his duty himself, but also to secure the co-operation of the patient, of the attendants and of externals (*Dei de ou monon heôuton parechein ta deonta poieonta, alla kai ton noseonta, kai tous pareontas, kai ta exôthen*)"[1].

Life is short (*Ho bios brachus*). Thus commences this first brachylogical and at first sight rather hermetic, but very famous aphorism. The Hippocratic author wants to emphasize from the outset that the physician's life is too short to allow him to learn everything that might be useful to him in the practice of medicine. For, he adds, the Art is long (*hê de technê makrê*). Medicine is indeed a comprehensive science or *technê*[2]; the inconceivable diversity of potential afflictions and the unsurveyable number of therapeutic possibilities available to the physician not only transcend the comprehension of the individual, but also that of the human mind. The latter is barely capable of understanding all this, so that it sometimes shrinks back from it, as Johann Wolfgang von Goethe poetically points out in his free rendition of this aphorism in his *Faust I*:

> "Ach Gott, die Kunst ist lang
> Und kurz ist unser leben!
> Mir wird bei meinem kritischen Bestreben
> Doch oft um Kopf und Busen bang!"

---

[1] *Aphorismi I* 1.
[2] *Technê* (a term introduced by the Sophists) does not only refer to the technical "know how" or concomitant "artful" aspects of the discipline; it also implies "knowledge (*sophia*)" — in opposition to "*tuchê*", blind fate, which is synonymous with "*atechniê* (absence of art)"; it implies knowledge of what (*ti*) the doctor does with his patient and why (*dia ti*) he does so.

Opportunity is fleeting (*ho de kairos oxus*). The appropriate moment (*ho kairos*) to turn a disease (the moment of *krisis*) — when an exacerbation can set in, but when it can also exhaust, since what is raw and uncooked (*apeptos*), the "*materia peccans*", is then discharged, or even develop into another disease (*nosos*)[3] — and the ideal moment to initiate a therapeutic intervention are very difficult to calculate or predict beforehand. They can only be determined by the physician experimentally (by "*peira*"), and form the most important of the many divergent decisions that must be taken in the practice of the Art. But 'experiment (or should one say 'experience') is treacherous' in this connection, as the author of the *Aphorismi* emphasizes (*hê de peira sphalerê*). The experience (*peira*) gained during his brief life should enable the physician to recognize the appropriate moment (*ho kairos*); but he is easily misled, because apparently similar situations can appear with highly different diseases. 'Judgment is difficult' (*hê de krisis chalepê*). The verbum *krinein* first and foremost means "distinguish, decide, adjudge". And the word *krisis* here refers not only to the difficulty of the medical decision, which must be attributed to the imperfection of the physician, a decision which is of itself difficult and will always remain so. But "*hê krisis*" also means "turning the disease (*tên noson*) around", which — when it comes — can bring with it a favourable process. *Krisis* therefore refers in the preceding context not so much to the doctor's decision or judgement; the term primarily concerns the favourable turn of the illness itself. In other words, the occasion, the appropriate moment is determined more by the events, in this case by the disease (*dia tên nouson*), and need not be left to the physician's judgement. The latter must do no less than what must be done (*dei de... heôuton parechein ta deonta poieonta*); he must do no less than what the affliction in its individual course prescribes (he must do his duty himself, do what is necessary). And what is notable, and significant for the relationship disease — physician — patient, is the immediately following phrase concerning the role the patient himself must play in the healing process. The patient too — according to the author of this first aphorism — must also contribute (*alla kai ton noseonta*), besides the doctor's attendants around him (*kai tous pareontas*) and the surroundings or circumstances (*kai ta exôthen*).

It is clear that the patient himself is given an important role in the medical process. He comes immediately after the physician but before the other persons, the doctor's assistants (*hoi hupêretai*), or the person in his entourage who shares responsibility for the care (*ho prospherôn*). This means that the patient also has obligations; in other words, the deontology of the physician is complemented by a deontology of the patient and of those in his immediate circle.

This position is not exceptional for a Hippocratic author. In the treatise *Epidemiae* — which should in fact be regarded as a series of notes (*hupomnêmata*), which the author wanted to use later as a memory aid — one finds a perfectly analogous line of thought, albeit that there the role of the patient in the healing process is emphasized even more. He is actually mentioned first, immediately after the disease and before the physician:

[3] *De morbis I* 8.

"The art has three factors (*Hê technê dia triôn*): the disease, the patient, the physician (*to nousêma, ho noseôn, kai ho iêtros*). The physician is the servant of the art (*ho iêtros, hupêretês tês technês*). The patient must co-operate with the physician in combating the disease (*hupenanthiousthai tôi nousêmati ton noseunta meta tou iêtrou chrê*)"[4].

This formulation of the cooperation between physician and patient has a certain weight, since it appears in a practical treatise, and therefore does not come from a more theoretical volume in the Hippocratic collection (such as *De vetere medicina*, *The sacred disease* or *The nature of man* which all have a more or less polemical nature, or *Nutriment*, *Regiment I* and *Airs*, where the philosophical element predominates over the scientific). As a matter of fact, the first book of the *Epidemiae* gives a good idea of the concrete medical practice of the doctors of Kos, in which the author took notes on cases he observed during his stay on the island Thasos. Galênos' remark that (in the second century A.D.) certain manuscripts of the first book of *Epidemiae* read, with regard to the role of the physician, *hupêretês tês phuseôs* (instead of *hupêretês tês technês*), emphasizes the fact that in the view of the Hippocratic doctors it was indeed the physical condition (*hê phusis*) of the patient that pointed the way for medical intervention[5].

In this important definition of the Hippocratic triangle the patient is not seen as just one of the terms in the medical relationship, he occupies a central place: not only in the sense that his recovery is the obvious aim (*to telos*) of medical activity, but in the sense that he must indeed be regarded as the first realizer (*ho poiêtês*) of the healing process. It is he who first reacts, and in a fundamental way, against the disease. Of course the role of the physician (*ho iêtros*) is not without its own importance; but it actually plays only an auxiliary role, as the preposition *meta*, followed by a genitive (*meta tou iêtrou*: with the physician), unmistakably puts it.

The consequences of all this are not inconsiderable: the patient may not be regarded as merely a "patient" in the literal sense of the word (as "*patiens*"; from the Latin "*pati*" = "to suffer, experience"). The present meaning we attach to the term patient does not seem congruent with that given by the Hippocratic doctors. To be sure, in this connection it must be underlined that the verb *paschein*: "to be affected in a certain way, to be subject to certain changes, suffer" was in Greek also contrasted with *poiein*, which means "make, produce, create, bring to existence". Both verbs belong in their substantive form (*to paschein, to poiein*) to the ten *katêgoriai*, predicates or demarcations recognized by Aristotle in what is and which together form the whole of what is. Besides substance, quantity, quality, relation, place, time, position and condition Aristotle indeed drew here a clear distinction between action (*to poiein*) and subjection (*to paschein*), a distinction the Stoics would rediscover, and who also speak of "action" (*to poioun*) and "subjection" (*to paschon*).

Quite remarkably, however, the patient is not designated in the Hippocratic vocabulary by derivatives of the verb *paschein*, and this applies even to those

---

[4] *Epidemiae Lib. I* 5.
[5] Galênos, *In Hippocratis epidemiarum librum I commentarii III*; CMG V 10. 1.

who have undergone surgery. The terms used here are: *arrôstos* (= the weak or sickly[6]) or *asthenês* (= a feeble person, without strength[7]). But, "weak" and "without strength" do not mean that the patient would undergo everything in a purely passive manner and not be able to offer any resistance to the disease, which would be in flagrant contradiction to the characterisic agonistic elements in Greek thought. Indeed, the author of *Epidemiae I* explicitly states that the patient must take an active part in "fighting" his *nosos*:

> "The patient must co-operate... in combating the disease (*hupenanthiousthai tôi nousêmati ton noseunta... chrê*)[8]".

This implies that the patient must effectively put himself on the side of *poiein* and may not be reduced to a situation of "resigned endurance" (that is to say: *paschein*), even though, if he really wants to get better, he of course must be assisted and stimulated by the physician (*meta tou iêtrou*). This (and only this) is the task of the physician, who therefore is no more than the collaborator or servant of his patient, not someone who offers him health (*tên hugieian*) in a magical or Promethean manner.

This view has important consequences with regard to the attitude the physician has to assume. As the sixth book of the treatise *On epidemics* stipulates, he must always be self-effacing, listen to his patient, follow him with an eagle's eye, and above all, in all he does, think only of the patient's well-being:

> "Nothing at random. Overlook nothing (*Mêden eikê, mêden huperorêin*)"[9];

and his first and ultimate aim must be:

> "to help, or at least to do no harm (*ôpheléein, ê mê blaptein*)"[10].

This implies that he is on his guard for potential mistakes he might make, as well as always prepared to extend his medical observations whenever the patient's condition would require it. That a physician can indeed be mistaken and also must be able to admit it, is clear from the fifth book of *Epidemiae*. Autonomos, a patient from Omilos, who was injured by a stone at the sutures in the middle of the *bregma*, the front of the head, died on the sixteenth day, because the doctor had not performed a trephination in time, which could have saved his life; and the physician meekly admits his error:

> "I did not notice that the the sutures had the injury of the weapon right on them, since it became obvious only later (*eklepsan de mou tên gnômên hai rhaphai echousai en sphisin heôutêisi tou beleos to sinos; husteron gar kataphanes ginetai*)"[11].

---

[6] cf. *Epid. Lib. I* 2.
[7] cf. *Epid. Lib. II* 5.
[8] *Epidemiae Lib. I* 5.
[9] *Epidemiae Lib. VI* 12.
[10] *Epidemiae Lib. I* 5.
[11] *Epidemiae Lib. V* 27.

The physician, then, must be sufficiently self-critical. He must keep careful watch over his patient. He must maintain personal contact, and repeatedly examine his body. In this endeavour he must — as the author of the fifth book of *Epidemiae* makes clear — employ both his senses (sight, hearing, and touch) and his intelligence or power of reason(ing) (*gnômê*)[12].

The physicians, every time they are confronted with an affliction (*nosêma*), must learn from the common nature of all (*mathontes ek tês koinês phusios hapantôn*), as well as from the particular nature of each individual (*kai tês idiês hekastou*). Therefore they will not focus solely on the disease (*ek tou nousêmatos*), but also on the patient who is afflicted (*ek tou noseontos*). With regard to the latter, they must learn:

> "from the custom (*ek tou etheos*), the mode of life (*ek tês diaitês*), the practices (*ek tôn epitêdeumatôn*), and the ages of each patient (*ek tês hêlikiês hekastou*); from his talk and manner (*logoisi tropoisi*), his silence (*sigêi*), his thoughts (*dianoêmasin*), his sleep or absence of sleep (*hupnoisin, ouch hupnoisin*); (and they must be learning from) the nature and time of dreams (*enupnioisin hoioisi kai hote tilmoisi*)..."[13].

And first of all, he will realize that the the interrogation of the patient must have the nature of a true dialogue ("*dia-logos*"). He must not only try to persuade (*peithein*) his patient — whereby, as can be read in Plato's *Gorgias*, he may be aided by a specialist of rhetoric (*hê rhêtorikê*)[14]; he must listen above all to what the patient himself says about his condition. But the patient too must listen to his doctor, if he really wants to come to an understanding of his affliction:

> "Arrangements for the sick person and inquiry about the disease (*Hê peri ton noseonta oikonomiê, kai es tên nouson erôtêsis*): what is explained (*ha diêgeitai*), what kind of things (*hoia*); how he receives the explanation given by his doctor (*hôs apodekteon*); the dialogue (*hoi logoi*)..."[15].

The importance of a sound knowledge of the medical discipline and of the personal contact between the physician and his patient, which must guide the doctor in the individual adaptation of therapeutical measures, is here emphatically (and repeatedly) underscored. In this connection the physician must take into account "that he must apply his intelligence to the whole of the medical art (*en pasêi têi technêi prosechein ton nóon*)" — as the author of *De diaeta acutorum* stresses[16]), and he must be imbued with the fundamental insight that must provide orientation in any concrete therapeutic intervention; an insight which is nowhere formulated more clearly than in the sixth book of *Epidemiae*, where the author literally states:

> "The body's natures are the physicians in disease (*Nousôn phusies iêtroi*)"[17].

---

[12] *Epidemiae Lib. VI* 8, 16.
[13] *Epidemiae Lib. I* 10.
[14] Plato, *Gorgias* 456b.
[15] *Epidemiae Lib. VI* 2, 24.
[16] *De diaeta acutorum* 2.
[17] *Epidemiae Lib. VI* 5, 1.

It is notable that that the author of this treatise here employs the plural form *phuseis* (= the natures in the individual meaning of the word) and not the singular *phusis* in the universal meaning of the notion *hê phusis*, when the Hippocratic authors always append a specification, as for example in *Epidemiae I*, which speaks of "the common nature of all (*hê koinê phusis hapantôn*)"[18].

With the statement "that the body's natures are the physicians in disease", the author of *Epidemiae VI* primarily wants to emphasize that, in the fight against disease, it is the organism of each individual that must be considered the first (and actually also the last) "doctor". He is convinced that the patient's recovery must be seen as the manifestation of the vitality or activity of the patient's body. That the individual natures (*phuseis*) represent a principle full of activity and vitality, can for that matter already be deduced from the meaning of the verb *phuein*, which means: "bring forth, produce, put forth". This meaning is also found in the noun *hê phuteusis*, "planting", and in *ho phuteusas*: "he who inspires, who gives life; the father".

Aristotle, too, half a century later, will give his definition of nature (*phusis*):

> "as a principle or cause of being moved and of being at rest (*archê tis kai aitia tou kineisthai kai êremein*) in that to which it belongs primarily, in virtue of itself and not accidentally"[19].

This much is clear: if the physician (as a *hupêretês*) must work together continuously, and actively, with the patient, it is not so much for some higher ethical reason, but because of the necessity of nature itself. Any treatment that does not proceed from the natural dispositions (*phuseis*) of the ill, and does not appeal to the natural energy or vitality present in them, to the necessity of the balance (*summetria*) and the measure (*metria*) thereof, will remain ineffective or even cause damage. The physician must find the link with nature, stimulate her and put no other reality in its place.

> "Nature finds the way for herself, not from thought (*Aneuriskei hê phusis heôutêi tas ephodous, ouk ek dianoiês*) — thus posits the author of *Epidemiae VI* emphatically — well trained, readily and without instruction, nature does what is needed (*eupaideutos hê phusis hekousa ou mathousa ta deonta poiei*)"[20].

Obviously, nature will not be able to resolve a highly critical, abnormal situation, such as a sudden haemmorhage in the head or an acute suffocation; but she will indicate the general orientation according to which the treatment — also in serious cases — must be applied. This is made clear in the introduction to the treatise *De fracturis*. The author emphasizes that the physician's first concern — when he must reduce luxations or repair fractures — is to recognize through careful observation the position the afflicted limb (or homologous limb) assumes in natural circumstances; for that condition conforms most closely to nature (*hautê*

---

[18] *Epidemiae Lib. I* 10.
[19] Aristotelês, *Physica II* 1, 192 21-23.
[20] *Epidemiae Lib. VI* 5, 1.

gar hê dikaiotatê phusis). From this concrete observation — and therefore not on the basis of rather vague theoretical speculations (*hupotheseis*), of which some physicians are guilty — the elongation or reduction, respectively, will have to be performed[21]. The patient who undergoes surgery can also facilitate matters for the physician by presenting the joint in the position closest to nature[22].

The same line of thought seems to be followed for diseases that experience a certain evolution in time. In this case the physician must respect the natural course of the affliction. He will only support the organism in taking a favourable decision or *krisis*, which will be decisive for the patient's recovery, whereby he must show that medicine is the art of finding the right moment (*ho kairos*), in other words, a "stochastic art" (cf. the Greek verb *stochadzomai* = "to aim or shoot at; to guess at a thing"). Brutal treatments, such as the "*succussio*" or "*kataseisis*" — a violent shaking of the patient to confirm the diagnosis or achieve a therapeutic effect, for instance to straighten the spinal column after a fall — are not advised by the author of *De articulis* as therapeutic measures[23], although other authors in the *Corpus Hippocraticum* recommend the technique as a diagnostic test.

The physician, then, should as a rule proceed gradually and remain on his guard for spectacular or unduly rapid improvement, which can disrupt the balance or harmony within the body. Hence a distrust of the athletic constitution, which — as the author of *Aphorismi* says — is seen as a dangerous rupture of the harmony in the body:

> "In athletes a perfect condition that is at its highest pitch is treacherous (*En toisi gumnastikoisin hai ep'akron euexiai sphalerai, ên en tôi eschatôi eôsin*)"[24].

The person who has so distanced himself from his own nature (*para phusin*) must be returned, without delay but gradually, to a condition of equilibrium compatible with that nature (*kata phusin*). Here there seems to be no doubt: the *phusis* of the individual patient must be respected at all times.

All this obviously implies that one must also reckon with the so-called "autoscopic properties" of the patient, that is, his ability to observe (*skopein*) his own self, to see himself as a different person, as that comes to light in dreams, visions or in emotionally charged situations of self-alienation[25]. So much is clear, the patient must be involved in the healing process with whatever emanates from his thinking or self-consciousness. This reveals once again the confidence in the patient's nature; the physician must follow the lead of nature:

> "As a physician, try to be one with nature (*Peirô de phusikos einai*)",

so the author of *De mulierum affectibus* puts it[26].

---

[21] *De fracturis* 1.
[22] *De officina medici* 3.
[23] *De articulis* 42.
[24] *Aphorismi* I 3.
[25] *Epidemiae Lib. VI*, 8, 10.
[26] *De mulierum affectibus* 230.

However, how should this cooperation between physician and patient, who in a sense takes the lead here, actually work? To know exactly what he has to do, the doctor does not have to refer to a scale or to some number, as the Pythagorean physicians very probably would have done. Nor should he rely too strongly on the doctrine of the so-called "critical days" (the fixed dates when the battle, the *agôn*, between nature and disease reaches a *krisis*), with which, for that matter, the therapy of the Hippocratic doctors did not reckon much. For in this area — thus the author of *De vetere medicina* — nothing can be nothing can accurately be defined; the only reliable measure (*metron*) would seem to be the sensation (*hê aisthêsis*) of the body itself:

> "But no measure, neither number nor weight, by reference to which knowledge can be made exact, can be found except bodily feeling (*metron de, oude stathmon, oude arithmon oudena allon, pros ho anapherôn eisêi to akribes, ouk an heuroiês all' ê tou sômatos tên aisthêsin)*"[27].

This means nothing less than that the physician must proceed in the first instance from the feelings (the *aisthêsis*) of his patient. Thus when he must deal with the question whether he should prescribe a diet or allow fuller meals (or fuller prescriptions concerning his way of living: *diaita*) — considering that too little as well as too much could have an adverse effect on the patient's health — then especially his own, carefully registered obervations will enable him to decide which of the two options is really good or bad. In the concrete orientation of his therapy — for instance in increasing fasting or eating — he will rely primarily on observable reactions in his patient[28]. In the application of bandages to bone fractures, too, the feelings and reactions of the patient — in particular complaints of squeezing, and how much, and especially that the bandage is most firm at the level of the fracture or injury, will be prescriptive[29].

It is therefore of the utmost importance for the physician to collaborate closely with his patient and not to assume an aura of omnipotent craftsman or demiurge (*dêmiourgos*), but of a servant of nature (*hupêretês tês phuseôs*). His task is to help the sick to be intelligently active and in particular attentive to oneself — which implies above all respect for, and a good understanding of, his individual nature, his *phusis*. This is important, since the healing process is not adduced from outside, but always takes place from within. But the patient too must often work actively together with the doctor. This is made clear by the author of *De articulis*, where he deals with the treatment of a luxation of one of the condyli of the lower jaw. This implies the conscious collaboration of the patient. His actions must synchronize precisely with those of the physician:

> "Someone should hold the patient's head, while the operator grasping the jaw with his fingers inside and out near the chin — the patient keeping it open as wide as he conveniently can (*chaskontos tou anthrôpou hoson metriôs dunatai*) — should move

---

[27] *De vetere medicina* 9.
[28] *De vetere medicina* 7-10.
[29] *De fracturis* 5 en 26.

the jaw this way (to the left and to the right) and that with his hand, and bid the patient keep it relaxed and assist the movement by yielding to it as far as possible (*kai auton ton anthrôpon keleuein chalarên tên gnathon echein, kai xumparagein, kai xundidonai hôs malista*)"[30].

Such collaboration on the part of the patient is also expected in operations that cause him more anxiety, such as the cauterization (*apokauein*) of haemorrhoids. One would sooner expect the physician to ask the patient not to scream during the operation, which for himself — since he must apply a white-hot iron to a sensitive spot — is quite delicate, whereas for the unfortunate person who must undergo the intervention it is quite terrifying. But this is not the case, as the author of *De haemorrhoidibus* makes clear:

> "Let assisants hold the patient down by his head and arms while he is being cauterized so that he does not move — but let him shout during the cautery, for that makes the anus stick out more (*boatô kaiomenos; ho gar archos mallon exischei*)"[31].

This is a striking example of optimal collaboration on the part of the patient — yielding to it as far as possible (*xundidonai hôs malista*) — who must curb his fear but cry out at the right moment.

In the context of a good cooperation between physician and patient, however, reference will always be made to the necessity of a gentle, careful, tactful and psychological intervention of the doctor. Gentleness of treatment (*hê hapalotês*), for that matter, was a characteristic of Greek medicine, by which it distinguished itself markedly from its Egyptian counterpart. In this connection Hêrodotos already referred to the way in which Dêmokêdês cared for king Dareios, who had sprained his ankle when dismounting his horse, whereby he contrasted the tenderness of the treatment with Greek remedies (*Hellênikoisi iêmasi*), that is with a gentle hand, with the barbarian roughness of Egyptian medicine.

> "Dareios then entrusting the matter to him, Dêmokêdês applied Greek remedies and used gentleness instead of the Egyptians' violence; whereby he made the king able to sleep and in a little while recovered him of his hurt, though Dareios had had no hope of regaining the use of his foot (*meta de, hôs hoi epetrepse, Hellênikoisi iêmasi chreômenos kai êpia meta ta ischura prosagôn hupnou te min lanchanein epoiee kai en chronôi oligôi hugieia min apedexe, oudama eti elpidzonta artipoun esesthai*)"[32].

Tenderness naturally implies the avoidance of force. And here Hippocratic surgery appears to confirm what Hêrodotos writes in connection with the approach of Dêmokêdês. Indeed, in a wholly analogous case — the treatment of an congenital luxation of an ankle — the author of *De articulis* emphasizes that the physician must return the deviating parts to their natural position:

> "... as in wax modelling (*hôsper kêroplasteonta*), one should bring the parts into their true natural position (*chrê es tên phusin tên dikaiên agein*), both those that are

---

[30] *De articulis* 30.
[31] *De haemorrhoidibus* 2.
[32] Hêrodotos, *Historiae III* 130.

twisted and those that are abnormally contracted (*kai ta ekkeklimena kai ta suntetamena para tên phusin*) ... and by bandaging draw them into position, by gentle means, and not violently (*ou biaiôs, alla parêgorikôs*)..." [33].

Nevertheless, in certain cases the treatment of Hippocratic medicine will at first glance seem rather crude. This is for instance the case in the cauterization of haemorrhoids; or when the patient is suspended by his feet to reduce a luxation; or when he is strapped to a ladder with his head down and the ladder is dropped several times, in the hope that his spine will thus regain its correct position; or when a woman in labour is tied to her bed, which is then dropped vertically, whenever the patient has contractions, in an attempt to facilitate the delivery. Nonetheless, even in these circumstances the intention to make the treatment as gentle as possible remains recognizable. Indeed it is always specified that soft leather cushions must be used as much as possible and that one must always take care that whatever comes into contact with the patient (ladder, bandages, fastenings,...) must be as soft as possible to him:

"soft anything that touches the patient (*malakôs hosa pauei*)",

thus reads the recommendation.

Furthermore, the sixth book of *Epidemiae* speaks explicitly of "amiabilities for those who are sick (*hai toisi kamnousi charites*)", specifically of special attention the physician must show toward his patient. The doctor can achieve this by ensuring that not only the patient's food and drink, but also all he sees, is clean. He can allow him a refreshing drink, even though it is not fully justified from a medical point of view. He must visit him regularly and speak to him only gently, but above all consolingly. He must also try to look serious, distinguished (*semnos*) and well-groomed, by caring for his hair and nails and using a little perfume[34]. Thus the physician must display gentleness, tact and a good appearance. He must be agreeable to the patient, be clean, not grieve him and care for his "disposition or inclination", for his *gnômê*, for his understanding, his *dianoia* and well-being. He must make the therapy of his patient, in all its aspects, and therefore its diet too, as pleasant as possible, even when the allowed deviation from the diet appears to contradict the sacrosanct principle of "to help, or at least to do no harm"[35], as the author of the *Aphorismi* vigorously emphasizes:

"Food or drink which, though slightly inferior, is more palatable, is preferable to that which is superior but less palatable (*To smikrôi cheiron kai poma kai sition, hêdion de, tôn beltionôn men, aêdesterôn de, mallon haireteon*)"[36].

Still, the "*iucundum*" must of course respect, as much as possible, the "*utile*". Even a patient's bad habits, according to this author, should not be brutally severed.

---

[33] *De articulis* 62.
[34] *Epidemiae Lib. VI* 4, 7.
[35] *Epidemiae I*, 5.
[36] *Aphorismi II* 38.

One must take into account that inurement lessens the damage of his less desirable habits:

> "Things to which one has been used a long time, even though they be more severe than unaccustomed things, usually cause less distress (*Ta ek pollou chronou sunêthea, kan êi cheirô tôn asunêtheôn, hêsson enochlei eiôthen*)"[37].

And indeed (as already said) the patient must be urged to change to good or better habits only gradually:

> "But 'little by little' is a safe rule, especially in cases of change from one thing to another (*to de kat' oligon, asphales, kai allôs, ên tis ex heterou eph' heteron metabainêi*)"[38].

The desire to oblige the patient (*charidzesthai tois kamnousi*) points to a concern on the part of the physician to treat as humanely as possible the patients entrusted to his care. But this also indicates a hope that the patient can thus be enticed (*peithein*), and so his confidence and submissiveness (his *pistis* and *eupeitheia*) won. It is probably also the expression of his conviction that the psychological disposition of the patient himself is a determinant factor in the possibility of his recovery and of the speed with which this will take place.

In several places in the books on Epidemics it is emphasized, that the physician must ensure that a good internal disposition, in other words a good balance of the humours (*enchumôsis*), is maintained in the patient. In this context he must look for the important distinction between the condition of *oxuthumiê*, "vivacity or anger", and that of *euthumiê*, "cheerfulness, contentment or moderate optimism"[39]. Too much vivacity or anger can indeed be dangerous and sometimes even disastrous for the patient's health, because it can close down his heart and lungs, driving warmth and humidity to his head; on the other hand, contentment (*euthumiê*) dilates the heart[40]. There can be no doubt here: in the first case the appearance or maintenance of the internal equilibrium, which is called health (*hugieia*), is opposed; in the other, it is rather facilitated.

To spare the patient undesirable excitement or irritation the doctor is even advised to practice his voice (*phônaskia*), so that it is agreeable to the patient. In one instance it is recommended to lie to the patient (*prosepipseudesthai*) — without undue exaggeration of course — or to employ conscious, but benevolent deceits (to employ *apatê*). But such little ruses, which come close to quackery or shamanism, are rarely mentioned in the *Corpus Hippocraticum*. Their aim is undoubtedly to reassure the patient, and they are based possibly on the conviction that his imagination (*phantasia*) can contribute to his recovery. The author of the sixth book of *Epidemiae* offers a striking example of such a manoeuvre by the physician:

---

[37] *Aphorismi II* 50.
[38] *Aphorismi II* 51.
[39] *Epidemiae Lib. II* 4,4.
[40] *Epidemiae Lib. VI* 5,5.

> "If the ear aches, wrap wool around your fingers, pour on warm oil, then put the wool in the palm of the hand and put it over the ear so that something will seem to him to come out (*epeita epitheis esô en tôi thenari to eirion hupo to ous epitheinai, hôs dokeêi ti hoi exienai*); Then throw it in the fire (*epeita epi pur epiballein*). A deception (*apatê*)!"[41].

But the physician must in any case possess more than just dexterity and/or skill, insight and tenderness (*hê apalotês*) in his therapeutic action. He must also have respect or deference (*aidôs*) for his patient. As the author of the treatise *De articulis* emphasizes, He should also refrain from forms of treatment that reflect solely upon his own personal honour or publicity. Complicated, unduly decorative or conspicuous bandages, as sometimes applied to the nose by doctors prone to outward display, are thus explicitly condemned[42]. The first and only aim of medical science remains the healing of the sick, not the fame of the physician:

> "What you should put first in all the practice of our art is how to make the patient well; and if he can be made well in many ways, one should choose the least troublesome (*ei de polloisi tropoisi hoion te eiê hugiea poiein, ton aochlotaton chrê haireisthai*). This is more honourable and more in accord with the art for anyone who is not covetous of the false coin of popular advertisement (*kai gar andragathikôteron touto kai technikôteron, hostis mê epithumei dêmoeideos kibdêliês*)…"[43].

And elsewhere in his treatise he writes:

> "It is disgraceful in any art, and especially in medicine, to make parade of much trouble, display and talk, and then do no good (*aischron mentoi kai en pasêi technêi kai ouch hêkista en iêtrikêi poulun ochlon, kai pollên opsin, kai poulun logon paraschonta, epeita mêden ôphelêsai*)"[44].

In *De officina medici*, in a context in which it is stressed that the physician must make sure he has sufficient light when performing surgery, attention is also drawn to the feelings of shame (*aidôs, aischunê*) a patient can feel if he has to expose certain bodily parts:

> "… when the part of the body which is to be operated on belongs to such parts as should be unexposed and are indecent to look at (*hoposa lathein dei ê horan aischron*), the surgeon must in this case stand before the patient in such a way as to be able to observe well, while obscuring the operated part from onlookers (*houtô gar an ho men drôn horôiê, to de cheiridzomenon ouch horôito*)"[45].

Finally, what is also important in the context of the relation illness-patient-physician is that the authors of the *Corpus Hippocraticum* make no distinction whatsoever between free citizens and slaves, nor between Greeks and aliens (*barbaroi*). The latter contrasts strongly with Plato's *Leges*, where two forms of

---

[41] *Epidemiae Lib. VI* 5,7.
[42] *De articulis* 35.
[43] *De articulis* 78.
[44] *De articulis* 44.
[45] *De officina medici* 3.

medicine are described, corresponding with two different social positions, in which the free physicians treat the free citizens, and the assistant-physicians (*hoi hupêretai tôn iêtrôn*) the slaves[46]. Clearly, the Hippocratic doctor appears to take a much more humane position than the philosopher; but Plato's primary aim was presumably to illustrate the contrast between the good and the bad doctor, and then transpose it to the good and bad legislator; and probably, in reality, no perfect isomorphism existed in the medical approach of the diverse categories of Greek society. It is likely that only wealthy free citizens – the so-called best (*hoi aristoi*) — got the best available treatment, whereas to the free but poorer citizens – in other words to the masses (*hoi polloi*) – little care was devoted. They probably did not receive the crude treatment of the slaves, but a quick "resolutive" treatment, consisting in the application of drastic vomitive and purgative agents, a differential approach of the patient that appears to fit in well with the average Greek's view of the social structure of the *polis*[47].

---

[46] Plato, *Leges* IV 720a-d.
[47] Cf. Godderis, J., *The Hippocratic Asklepiad and his patient. Further thoughts on the physician-patient relationship in ancient Greek medicine* (this volume, pp 19-38).

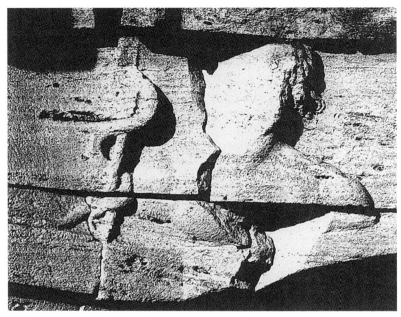

Darstellung der heilenden Schlange am »Heiligen Schiff« des Asklepios an der Spitze der Tiberinsel, das um 291 v. Chr. errichtet wurde. Der Kult um den Heilgott wird in dieser Zeit von Epidauros nach Rom übertragen.

The Hippocratic Asklepiad and his patient

Further thoughts on the physician–patient relationship in ancient greek medicine[1]

Prof. Dr. Jan Godderis, Leuven *(Belgium)*

> "For where there is love of man,
> there is also love of the art
> *(ên gar parêi philanthrôpiê,
> paresti kai philotechniê)*"
>
> (Hippocrates, *Paraggeliai*, L. 9.258)[2]
>
> "Die Medizin beschäftigt den ganzen Menschen,
> weil sie sich mit dem ganzen Menschen beschäftigt"
>
> (Goethe, *Dichtung und Wahrheit*)

Every medical action takes place in the context of an encounter between two subjects, the physician and the patient. The content, form and further development of this subject–subject relationship is defined by unconscious desires as well as conscious intentions on the part of either participant at the moment of their meeting. This humane encounter can only achieve a satisfactory result if the physician reacts compassionately to the patient who seeks his aid and consciously puts his competence, authority and responsibility to work in the interest of that patient, and if the latter, from a complementary point of view (that is, accepting the physician's competence and authority and waiving his own responsibility), reaps the benefits of this attitude. The coincidence of these two intentional, evaluative, but at the same time dispositional approaches is the foundation of every medical act. In any meeting between physician and patient a number of important aspects can be pointed out which, by their mutual interaction, give that event a concrete expression. First and foremost there is a cognitive aspect, namely the making of a diagnosis (the recognition or determination of the nature and location of an illness or injury on the basis of the symptoms), and the formulation of a prognosis (the knowledge, prediction or expectation of the (further) course of the affliction). In addition, there is an operative and an affective aspect, i.e.,

---

[1] This text was published in a slightly modified version in *Sartoniana*, 8, 51-80, 1995.
[2] L = Littré: LITTRÉ, E., *Œuvres complètes d'Hippocrate*, 10 vol. (Paris 1839-1861). The translations of Greek passages have mostly been borrowed from the *Loeb Classical Library*.

respectively, the treatment applied, and the concrete emotional relationship between physician and patient, which to a large extent determines how the former attends to the latter. And finally there are the ethical-religious and the social aspects. On the ethical-religious level appear the underlying — and sometimes variable — questions of meaning and value systems particular to the individual environment of physician and patient. The social aspect has to do with the fact that both occupy a position in a given society (*societas*), in which human interaction is regulated by cultural norms. The physician–patient relationship — in ancient Greek medicine too — can only be fully understood when all aspects are given due credit. In the present paper all will accordingly be checked against the available data, insofar as these can be documented on the basis of the diversified (medical and non-medical) and sometimes contradictory evidence[3].

From wizard or purely empirical 'demiourgos' to 'technites': development of the cognitive and operative aspects of medicine

Before the period in which the Pythagoraean Alkmaion of Kroton (ca. 540 B.C.) and Hippocrates of Cos (460-377) appeared on the scene, medical science in ancient Greece was a combination of empiricism and magic. The military surgeons of the Iliad — *ab Homero principium!* — Machaon and Podaleirios, the sedentary or itinerant healers (*periodeutai*) and the root or herb-seekers (rhizotomists) of pre-Hippocratic medicine were more or less skillful empirical '*dêmiourgoi*' (literally: men who worked for the public good); other means of healing — among them incubation in the temples of Asklepios and magical incantations and cathartic rites — were a reflection of mantic–theurgic medical thinking, which predominated until the fifth century B.C.[4]

Hippocrates introduced a radically new 'technique' in which the physician approached the patient to aid him in the event of illness: the *technê iatrikê*, usually translated as the 'art of healing'. Here one must not forget that the traditional Greek notion of '*technê*' (which had been introduced by the Sophists) comprised not only the technical 'know-how' and, in connection with medicine, the concomitant 'artful' aspect of the discipline (the intuition in arriving at a diagnosis and formulating a prognosis; the experientially acquired acumen or intuitive determination in prescribing a therapy); it also implied 'knowledge' (*sophia*). The Greek concept of '*technê*', besides "artfully executed handicraft", "artifice" or "art", can also mean "knowledge" or "science" — the opposite of '*tuchê*', "blind fate" or "what is decided by fate", which is synonymous with '*atechniê*', "absence of art". '*Technê*' means the knowledge or science how to act in accordance with "what" and "why". The 5th-century B.C. physician, unlike his

---

[3] It is evident that some interpretative modesty is frequently in order here. The available evidence is extremely fragmentary. Much is to be conjectured. Furthermore, in some attempts to state conclusions one must be continually aware of the danger of unhistorical retro-projection of present-day concepts or of views that underwent a very gradual development.

[4] Mantics = art of prediction; theurgics = magical action by which spirits are exorcized.

predecessors, already acted with a measure of rationally acquired competence, which contained the basis of the true knowledge he carried in him in the inductive '*tribê meta logou*' ("the reasoned rubbing in"[5]). He acts in the scientific knowledge of "what" (*ti*) he does with the patient and "why" (*dia ti*) he does so. According to Alkmaion and Hippocrates a '*technitês*', a technical doctor or craftsman who knows his art, requires three forms of knowledge: he must know the disease he is dealing with (this presupposes that he is not only capable of a functional and dynamic interpretation of the pathological processes and clinical phenomena, but also knows something about the specific person afflicted by them, i.e. his patient); he must know what the healing action or remedy is (*ex hou*); and he must know why this treatment cures certain symptoms but not others. From this highly fertile natural-scientific approach (physiologia), constructed shortly before by the pre-Socratic philosophers (*phusikoi*), there gradually developed the sciences of human 'physiologia' and '*anatomê*' (the study of the actions, build and structure of all living organisms: i.e. physiology and anatomy in the modern sense of these words), of 'pharmakologia' (i.e. the scientific knowledge of medicines, the so-called materia medica), of 'pathologia' (i.e. the scientific study of the various forms of disease), and of the '*technê therapeutikê*' (i.e. the scientific doctrine as to which treatment is to be prescribed)[6]. Against the primitive empirical *dêmiourgoi*, wizards, exorcists and physician-priests, in the wake of the "the sage of Kos" the technical successors, so to speak, of Asklepios, the so-called Asklepiads[7], came to the fore of the contemporary medical scene, yet without wholly eliminating the former. After them medicine would always be understood as *technê iatrikê*, as it is called in several treatises in the Corpus Hippocraticum[8].

In ancient Greece, however, the relationship between physician and patient, within the framework of the just described technical approach, and insofar as it can be defined by the evidence at hand, by no means showed a uniform character. A close reading of the available texts (not only the Hippocratic writings, but also the Platonic texts, in particular *Lysis, Symposion, Charmides, Gorgias, Politikos, Timaios* and *Nomoi*, in which medicine, the physician and the patient are repeatedly spoken of), leaves little doubt on this point. The relationship varied

---

[5] See ALLBUTT, T.C., *The Historical Relations of Medicine and Surgery* (London 1905), p. 6-13.
[6] See TEMKIN, O., *Griechische Medizin als Wissenschaft und Handwerk*, in: Antike Medizin (H. Flashar, Hrsgb.), Wege der Forschung CCXXI (Darmstadt 1971); KOELBING, H.M., *Arzt und Patient in der antiken Welt* (Zurich 1977), p. 96-97, and HEINIMANN, F., *Die geistigen Voraussetzungen der hippokratischen Medizin*, in: Fundamente moderner Medizin, Documenta Geigy (Basel 1964), p. 2 ff.
[7] The honorary title 'Asklepiad', by which Greek physicians were sometimes addressed, eventually, and certainly by the 5th or 4th century, referred no longer to a deity (Asklepios) or to a formal religious sect, but to a family or guild of physicians, who handed down their medical knowledge from father to son or from mentor to pupil. See ACKERKNECHT, E., *A Short History of Medicine* (New York 1955), p. 44, and KUDLIEN, F., *Der Beginn des medizinischen Denkens bei den Griechen von Homer bis Hippokrates* (Zürich 1967), p. 19-22.
[8] See KUDLIEN, F., *o.c.* (I. "Arzt und Kranker"; II. "Die Heilkunde", and III. "Grundformen des Krankheitsbegriffes und der Therapie").

considerably according to the patient's status: free and prosperous citizen, free but poor citizen, or slave. With this restriction in mind, it would appear interesting to trace the concrete emotional relationship between the Hippocratic Asklepiad and his prosperous and cultivated patient.

"Philia" as key to the understanding of the physician–patient relationship: the affective aspect of medical practice

In the event the Asklepiad had to do with a prosperous and cultivated patient he was led not only by financial interests or pure scientific curiosity; he was apparently also 'moved' by a desire to give this patient the best possible technical assistance. The patient, in turn, consulted his doctor because he wanted to be cured. Although there is a difference in motive here, the Greeks — as Pedro Lain Entralgo[9], whose readings of the ancient texts I strongly endorse, has emphasized — perhaps had the acumen to render this in a single word: i.e. the comprehensive term '*philia*', meaning 'love', 'affection', 'devotion' 'friendship'.

> "So no one in health is friend to a doctor, on account of his health (*Hôste hugiainôn oudeis iatrôi philos dia tên hugieian*), but the sick man is (the doctor's friend) on account of his disease (*all' ho kamnôn... dia tên noson*)",

thus Socrates in Plato's *Lysis* (217a), a treatise on friendship;

> "for where there is love of man, there is also love of the art (*ên gar parêi philanthrôpiê, paresti kai philotechniê*)",

thus a passage in the *Paraggeliai* (Precepts), a late text in the Corpus Hippocraticum (L 9.258)[10].

Besides a providing of technical assistance (the cognitive and operative aspect), the relationship between physician and patient in Greek antiquity was apparently based on *philia*.

What is the full significance of these two statements (the Platonic and the post-Hippocratic)? What did the notion of *philia* really mean to a Greek, whether a philosopher or a mere mortal?

The major philosophers of the Hellenic world — Sokrates, Plato, and also Aristotle — raised this notion to the very object of their philosophical reflection. For Sokrates (469-399) nothing was more important than *philia*. It is either a desire for something one does not possess, or, if one does possess it, a desire never to lose it again (*kai ou monon einai, alla kai aei einai* – *Symposion* 206a).

---

[9] LAIN ENTRALGO, P., *Doctor and Patient* (London 1969), p. 17.

[10] On the late dating of the *Paraggeliai* see e.g. FLEISCHER, V., *Untersuchungen zu den pseudohippokratischen Schriften Paraggeliai, Peri iêtrou, und Peri euschêmosunês*. Neue Deutsche Forschungen, Abt. Klass. Philologie, 1939. For the concrete interpretation of this passage, as well as for the several explications already proposed the reader is referred to FLEISCHER, *o.c.*, p. 38 and esp. to EDELSTEIN, L., *The Professional Ethics of the Greek Physician* (p. 320-321) in: Ancient Medicine. Selected Papers of Ludwig Edelstein (Baltimore 1967).

In a conversation with Lysis and Menexenos, one day in the palaestra, he rather confidentially said:

> "There is a certain possession that I have desired from my childhood, as every one does in his own way (*tugchanô gar ek paidos epithumôn ktêmatos tou, hôsper allos allou*). One person wants to get possession of horses, another dogs, another money, and another distinctions: of these things I reck little, but for the possession of friends I have quite a passionate longing (*egô de pros men tauta praiôs echô, pros de tên tôn philôn ktêsin panu erôtikôs*), and I would rather obtain a good friend (*philon agathon*) than the best quail or cock in the world; yes, and rather, I swear, than any horse or dog. I believe, indeed, by the Dog, that rather than all Darius's gold I would choose to gain a dear comrade, far sooner than I would Darius himself, so fond I am of my comrades (*houtôs egô philetairos tis eimi*)" (Plato, *Lysis* 211e).

Plato (430-347), in the wake of his mentor, was also to meditate on this topic, and his pupil Aristotle of Stageira (384-322) posited in the *Ethica Nicomacheia* that love or friendship was one of the most indispensable requirements of life: *eti d'anagkaiotaton eis ton bion* (1155a).

But what did love or friendship really mean to Sokrates or Plato, and how are we to look at the relationship between *philia* and the better-known notion of *erôs* (or passion)? There are passages in Plato, e.g. in the *Symposion*, but also in the *Phaidros*, in which the two concepts are clearly distinguished. Yet in other texts, for example in the *Nomoi*, he stresses their mutual interlocking: "Friendship is the name we give (*philon men pou kaloumen*) to the affection of like for like in point of goodness (*aretê*)". This must be taken to mean: with regard to a desire for beauty, for what is not deformed, for what is good; the perfection of the soul, man's highest aspiration to happiness (*eudaimonia*), "the good life" (*to eu dzên*) or "doing well" (*kai to eu prattein*)[11], without which life would not be worth living. But — Plato continues — "(friendship is) also (the name we give to the affection) of the needy for the rich, which is of the opposite kind; and when either of these feelings is intense we call it 'love' (*erôta eponomadzomen*)" (*Nomoi* 837b).

This essential connection between *philia* and *erôs*, in which mention is made of a love of other things (including other people), in which the *erôs* is seen as an intensified or extreme form, i.e. as a '*huperbolê*' of *philia*[12], and in which the two are linked with "the longing for what is good", with "a pursuit from want towards fulfillment", enables us, according to Lain Entralgo, to understand the exposition with regard to friendship and its meaning for the relationship physician–patient as it is found in Plato's early dialogue *Lysis*. *Philia*, Plato states there, is based on a latent feeling of familiarity or relation (*to oikeion*) that binds a person to his friends; and this in turn is based on "*phusis*", nature:

> "Then if you two are friends to each other, by some natural bond you belong to one another (*humeis ara ei philoi eston allêlois, phusei pêi oikeioi esth' humin autois*)....

---

[11] Aristotle, *Ethika Nikomacheia* 1095a19.
[12] See also Aristotle, *Ethika Nikomacheia* 1158a, 1172a.

What belongs to us by nature has been shown to be something we needs must befriend (*to men dê phusei oikeion anagkaion hêmin pephantai philein*)" (*Lysis* 221e–222a).

According to Plato the need for *philia* can never be fulfilled by a single friend; in other words, it cannot be seen as an attitude towards the only beloved. Nor can it be fulfilled by all beloved together, for one can always make new friends. It must therefore be concluded that man does not love all other things (including other people) in view of himself, but in view of something else. Like the person who aspires to health (the patient) loves the physician because of what he desires, i.e. good health (*heneka hugieias*), so he likes good health itself because of something else,… and thus he might continue, until he comes to the so-called *prôton philon*, literally the "first loved", the primary or ultimate object of love, for whose sake all other things (including men) can be said to be friends (*all' hêxei ep' ekeino ho esti prôton philon, hou heneka kai ta alla phamen panta phila einai*, 219d). The *prôton philon* is in itself desirable, because eternal happiness consists only in the possession of the "first loved". Another, e.g. the patient for the physician, is desirable only insofar as he enables one to achieve the *prôton philon* and therewith eternal bliss[13]. He is desirable not because of "who" (*tis*) he is, but because of "what" (*ti*) he is; to the extent that he is individually part of the just mentioned primary and fundamental reality, of the "first beloved", of something that belongs to the actual roots of human nature (*phusis*) and therefore also to the nature of the universe, the original nature or "*archaia phusis*", dealt with in the *Symposion* (193c).

Greek thought concerning love, and also the view of the Hippocratic Asclepiads — and perhaps of Hippocrates himself as well — of friendship, of the evaluative and dispositional attitude towards another (the patient), does not seem at that time to have gone any further. Even the notion of *philanthrôpia*, hardly found in the Hippocratic corpus[14], will, when used by the Stoics with whom it receives a more lofty philosophical–ethical connotation, still largely bear as underlying motif the perfection of nature (*hê teleiotês phuseôs*). It remains 'love from need', born of a lack, driven by a desire for fulfillment, to make up for what is felt as a deficiency. Here we certainly do not yet hear the profound and richer significance of the New Testament notion of "*agapê*", which for that matter hardly appears in pre-Christian philosophical and medical literature, and which will cover a completely different meaning[15]. For *agapê* means 'love to

---

[13] BRÜMMER, V., *Liefde van God en mens* (Kampen 1993), p. 115.

[14] The notion of *philanthrôpiê*, for that matter, appears only once in the Hippocratic texts, viz. in the late Hellenistic treatise *Paraggeliai* (L. 9.258), in a context leaving some uncertainty as to the significance to be attached to it: see GOUREVITCH, D., *Le triangle hippocratique dans le monde gréco-romain* (Paris 1984), p. 282 and EDELSTEIN, *o.c.*

[15] To accept that the word *philanthropia* would already contain the germ of an, if not Christian, then at least truly humanistic ethic would, as Edelstein has rightly emphasized, boil down to an "unhistorical projection of later concepts into an age entirely ignorant of them" (*o.c.*, p. 322). For the evolution of the notion of *philanthropia* see LORENZ, S., *De progressu notionis philanthrôpias*,

give'[16], love of man, love of one's neighbour, without any ulterior motive or oblique glances at anything else. It is the love of another because of God, whereby God is not the end, the final object (*di ho ti*), but the beginning and its permanent foundation (*to huph hou*)[17]. *Philanthrôpia* does not possess this more profound dimension; to the Greek (including the late Hellenistic Hippocratic Asklepiad) it still remained, like *philia*, pure 'physiophilia' or love of universal nature, in its specific appearance of 'human nature'. In the view of some Greek philosophers and physicians the natural perfection of all things (including all men) worked together to bring about the perfection of the universe. The philosophically trained Hippocratic physician sensed it as his own duty to participate in this joint undertaking (*sunagein*). *Philia* and/or *philanthropia* are the terms the Greeks of that time gave to this desire to cooperate. They of course also formed, as general underlying motifs of human relations, the basis of the physician–patient relationship.

How was *philia* concretely interpreted or applied in the context of the medical relationship in ancient Greece?

For the well-schooled physician the 'iatrified philia'[18] or friendship for his patient boiled down to an appropriate mixture of *philanthrôpia* (friendship for man in the above-mentioned sense of the word) and 'philotechnia' (love of one's art). In this context it must be explicited what an Asklepiad precisely understood by the notion of *technê* and by the term 'philotechnia'. No one has given a clearer definition of the concept of *technê* than Aristotle. Unlike the empirical physician, the *empeiros* or *dêmiourgos*, for whom it sufficed to learn how to perform certain acts simply by repeating them, the 'modern' Greek *technitês* or technical doctor acted — as already said — in full awareness of 'what' (*ti*) he was doing and 'why' (*dia ti*). His actions, depending on the situation, were a *mimêsis* or emulation of what nature did of its own accord, or — and this was his most important trump — *poiêsis*, the conscious creation of something nature never produced but which followed the normal line of evolution. His *technê*, the *technê iatrikê* or art of medicine, thus consisted in helping nature in its tendency to heal, both imitatively and creatively. This art found its information in science (the *alêthês logos*, as formulated by Aristotle in his *Ethika Nikomacheia*) and of course relied on 'physiologia': the scientific understanding of nature itself. The physician's function was a 'creative' one in the sense that he might heal a patient who would never recover if left to himself; it was 'imitative' insofar as medicine remained faithful to nature and that the cure it effected in no way differed from the cures that came about in a natural way. 'Philotechnia' or 'love of the art' therefore meant nothing more than the physician's love of the technical knowledge and

---

diss. Leipzig 1914, and HEINEMAN, s.v. "Humanismus", *Realencyclopädie der classischen Altertumswissenschaft*, Supplementband 5, 1931, col. 298. As for the philosophical, Peripathetic and Stoic interpretation of the term *philanthropia* as 'friendliness', 'friendly disposition', see esp. EDELSTEIN, *o.c.*, p. 329 n. 19 and 330 n. 20.

[16] NYGREN, A., *Eros and Agape* (London 1982), p. 210-212.
[17] BRÜMMER, *o.c.*, p. 137.
[18] LAIN ENTRALGO, *o.c.*, p. 21.

skill that enabled him to boost a patient's natural inclination to get better or, in other words, remedy a dangerous change in the *phusis* (nature). A technophile Asklepiad thus combined *philia, logos* and *erôs*: *philia* because he felt friendship for the patient and because he showed his love for the art of healing; *logos* because his skill was based on 'physiologia' — does not Aristotle state in his *Metaphysics* that medicine is the *logos* of health? — and finally *erôs* because in the true heart of the 'philotechnia' there was an especially strong impulse toward the perfection of nature or maintaining that perfect state: something that Plato undoubtedly means where he writes in his *Symposion* that the art of medicine "may be summarily described as a knowledge of the love-matters of the body in regard to repletion and evacuation (*epistêmê tôn tou sômatos erôtikôn pros plêsmonên kai kenôsin*)" (186c)[19].

In other words, the *philia* of the Hippocratic physician for his patient, the result of a combination of *philanthrôpia* and 'philotechnia', was a love of the perfection of man as individualized in the body of the patient. It must be seen as a joyous and respectful love of all that is beautiful in nature (health or harmony) or that leads to beauty (the natural restorative powers of the organism). It is, since it complies with the line of nature's evolution, at the same time a resigned and respectful love for the dark and terrifying inevitability or inescapability imposed by nature upon incurable or fatal illness, in particular for the *anagkê phuseôs* (the *fatalis vis et necessitas rerum futurarum*: "the power of Fate and the Necessity that governs future events", as Cicero has the Stoic philosopher say in his *De natura deorum* [I XV 39]).

In the friendship of the patient himself for the physician treating him, two distinct but strongly intertwined ingredients can, upon closer glance, be distinguished. On the one hand, there is his faith in medicine and consequently in doctors, and, on the other, in the individual physician caring for him and to whom he afterwards usually feels grateful. The patient's confidence in the art of healing appeared in the end to be founded on the religious and sacral prestige that the various 'Arts' or *technai* enjoyed in ancient Greece[20]. Even when this reverence later assumed a more rational character, Greek medicine lost but little of the prestige it drew from its *prôtoi heuretai* (first discoverers). On the other hand, the Greek's faith in the *technê* of the Hippocratic Asklepiad was of course not unlimited, but fundamentally tempered by his (in the final analysis religiously embedded) conviction that *anagkai*, inexorable powers, existed in nature. Certain illnesses were in his mind inevitably (*kat' anagkên*) fatal or incurable, and the phsyician's skill was no match for these unavoidable and inescapable powers (the so-called *atrepta kai anaphulakta*). But this was not the only reason of his limited faith. Feelings of dissatisfaction and disappointment concerning the attitudes and skills

---

[19] LAIN ENTRALGO, *o.c.*, p. 23.

[20] The Greek's mythopoeic mentality interpreted the origin of the Arts as something that was stolen from the gods (cf. the Prometheus-myth) or, in the concrete case of medicine, as the outcome of the beneficial and divine learning given by the centaur Cheiron to Asklepios, the son of Apollo.

of physicians were more than once a matter of discussion in Periclean Athens, even among the most informed and most critical members of the population[21].

His technical prowess was nevertheless an important reason why the Hippocratic physician enjoyed the confidence and perhaps also the friendship of his patient, yet it was by no means the only one. His external appearance, decent and clean clothing, a discrete perfume, a dignified bearing, earnestness, gentleness, irreproachability and self-control, as we read in the somewhat later Hippocratic treatises *Peri iêtrou* (Physician) and *Peri euschêmosunês* (Decorum), could strongly stimulate the patient's confidence. By way of complement to Plato's statement "that the patient is the friend of the physician because of his disease" (*dia tên noson*), the Asklepiads therefore also assumed that the sick could entertain a feeling of *philia* for the doctor because of the physician himself (*dia tou iêtrou*).

Social aspects of the physician–patient relationship

On the social aspects of Greek medicine (besides the affective aspect another important facet of the physician–patient relationship) little information is provided, especially in the Hippocratic treatises. Plato, on the other hand, is a prime source here. In several texts, in particular in the *Charmides, Gorgias, Politeia, Politikos, Timaios, and Nomoi*, he paints a vivid picture of medical practice in the main city-states of Hellas. He shows that it conformed largely to the social structure of the polis or city(-state). Thus there was a considerable difference in the standard of medical treatment between the three main categories: slaves, prosperous free citizens, and poor freemen. Slaves, for instance, were not treated by real doctors (Asklepiads trained in the medical schools of Kos, Knidos, Cyrene or Sicilia), but by crude empiricists, who had picked up some rudimentary medical knowledge as slave of a practising physician. Verbal communication between healer and patient as well as the individualization of the treatment was reduced to a minimum[22]. Differences between the more prosperous and the poorer freemen are also pointed out by Plato.

This acute critic of contemporary medicine also shows an interest in two theoretical problems concerning medical care: in his view it should be regulated by

---

[21] Not only Aristophanes in his second *Ploutos* spoke ironically of the Asklepiads; Socrates too complained about the doctors of Athens, who showed an insufficient understanding of the part played by the soul in the genesis of disease ("and this was the reason why most maladies evaded the physicians of Greece – that they neglected *the whole* [*tou holou*], on which they ought to spend their pains, for if this were out of order it was impossible for *the part* [*to meros*] to be in order" – *Charmides* 156e).

[22] "The slaves are usually doctored by slaves, who either run round the town or wait in their surgeries; and not one of these doctors either gives or receives any account of the several ailments of the various domestics (*kai oute tina logon hekastou peri nosêmatos hekastou tôn oiketôn oudeis tôn toioutôn iatrôn didôsin oud' apodechetai*), but prescribes for each what he deems right from experience, just as though he had exact knowledge, and with the assurance of an autocrat (*prostaxas d' autoi ta doxanta ex empeirias hôs akribôs eidôs, kathaper turannos*); then up he jumps and off he rushes to another sick domestic" (*Nomoi* 720).

just or good laws, and in each individual case applied from a correct appraisal of the effectiveness of the general rules of the *technai*. But how could medical skill be perfected when all patients were unequal or each case different from the other? And how could laws, which by definition possess a universal and binding character, be attuned to individual cases? Plato offered a solution for the difficult problem of the relationship between *nomos* (law) and *phusis* (nature, but also behaviour) — a question the Sophists debated zealously and passionately — by treating separately the relationship between 'law' and 'art' on the one hand, and the possible perfection of their respective applications on the other. With regard to the art of healing he was convinced that perfection could only be attained by a rational individualization of the diagnosis and treatment of each patient, in other words by emulating the practice of the Athenian physicians (the true '*technitai*' of medical science) with regard to their free and prosperous patients. To this end, in his opinion, certain conditions had to be fulfilled: the patient should be well instructed in medical matters, in particular about how illnesses come about and how they can be halted or remedied; the patient had to be verbally persuadable if the physician was to win his confidence (*pistis*); and finally the doctor also had to devote sufficient attention to his biographical data. In the first condition, the instructing (*didaskein*) of the patient, Plato was followed by two important Hippocratic texts, namely the *Peri euschêmosunês* (Decorum) and the *Peri archaiês iêtrikês* (Ancient Medicine).

> "But if you miss being understood by laymen, and fail to put your hearers in this condition — so we read in the latter tractate — you will miss reality (*ei de tis tôn idiôteôn gnômês apoteuxetai, kai mê diathêsei tous akouontas houtôs, tou eontos apoteuxetai*)" (L. 1.572-574).

From both of these Hippocratic texts it appears that the combination of the physician's knowledge with the intelligent patient's accurate perception of what is happening to him, and of how his illness has developed, contributes significantly to a correct diagnosis and a successful therapy. For that matter, a measure of medical instruction was, according to Jaeger[23], part of the education or *paideia* of any cultivated citizen. The best way to win the confidence of such a patient and to individualize his treatment was, in Plato's view, without any doubt *hê peithô*, verbal persuasiveness. A good physician, says Plato, will prescribe his patient nothing before he has in some way persuaded him, in other words has obtained his consent (*kai ou proteron epetaxe prin an pêi xumpeisêi – Nomoi* 720d). Instruction (*hê paideia*) and persuasion (*hê peithô*) are most effective when the doctor also has some biographical data on the patient and some information on the chronological evolution of his illness. This recommendation was in all probability put to practice by many Hippocratic physicians. One need only think of the importance attributed in the Corpus to the most suitable moment for medical intervention. It was not enough to do something, it also had to be done at the right moment. The Greeks called that moment *ho kairos*. The patient also had to be

---

[23] JAEGER, W., *Paideia: the Ideals of Greek Culture* (New York 1944).

closely monitored, according to Plato, like a pedagogue follows the development of the child entrusted to him (*Politeia* 406a-b).

It is understandable that only wealthy, or the so-called 'best' (*hoi aristoi*), citizens could afford such a 'pedagogical therapy'. Only the rich, who could afford to abandon their daily duties, were indeed able to subject themselves completely to those who cared continuously for their health. To the free but poor(er) citizens, in other words the 'the masses' (*hoi polloi*), little care was actually devoted. They did not get the crude treatment of the slave, but were given a quick 'resolutive' treatment (for example with drastic vomitive and purgative agents)[24].

Although the cultivated Greek discussed the relationship between *nomos* and *physis* with considerable dialectical energy, and although Plato had issued clear directives concerning the perfection of medicine, such a differential approach of the patient appeared to fit in well with the average Greek's view of the social structure of his *polis*. It was important to the common good, in other words for the prosperity of the city(-state), and for that reason eminently defensible. Wholly conform with these views concerning *philia* and the ideal society in Plato's *Politeia* (Republic), according to which persons were appreciated only as long as they were of benefit for the common good and lost their value as objects of affection from the moment they ceased to be of use[25], some physicians would make little effort to aid hopeless and weakened patients, regardless of whether they belonged to *hoi aristoi* or *hoi polloi*. They held that no trouble need be taken to prolong a life of which little good remained:

> "When bodies were diseased inwardly and throughout, he (Asklepios) did not attempt by diet and by gradual evacuations and infusions to prolong a wretched existence (*kakon bion*) for the man and have him beget in all likelihood similar wretched offspring (*kai ekgona autôn, hôs to eikos, hetera toiauta phuteuein*) he did not think it worth while to treat him (*mê oiesthai dein therapeuein*), since such a fellow is of no use either to himself or to the state (*hôs oute hautôi oute polei lusitelê*)" (Plato, *Politeia* 407d-e).

Yet one may well ask whether the Asklepiads indeed systematically adopted this disposition towards hopeless or much weakened patients, who in the Platonic view were both corporal and mental 'wrecks' (*kakophueis*). According to the author of the treatise *Peri technês* (The Art), many physicians in Antiquity preferred not to treat hopeless or hard-to-cure cases, but rather illnesses that abated spontaneously:

> "Some say that while physicians undertake cases which would cure themselves, they do not touch those where great help is necessary (*legontes hôs tauta men kai auta huph' heautôn an exugiadzoito, ha egcheireousin iêsthai, ha d' epikouriês deitai, ouch' haptontai*)" (L. 6.12).

Even so, there appear to have been differences between the *philia iêtrikê* concerning the above question among many Hippocratic physicians, and Plato's

---

[24] See MAGNER, L.N., *A History of Medicine* (New York 1992), p. 70.
[25] BRÜMMER, *o.c.*, p. 116.

opinions concerning the ideal doctor. Some Hippocratic Asklepiads were undoubtedly driven by the bond of brotherly love (*philia*) they felt with their patient, primarily because he was a human being who shared the common filial relationship of all men with the *phusis*. Plato's ideal physician, on the other hand, felt friendship for his patient only because he was a member of the community (*polis*) of man, in the service of which he played his part as fully as possible and where he achieved his highest dignity.

Ethical(–religious) aspects of the physician–patient relationship

The physician–patient relationship is played out not only between two subjects, but also within the context of behavioural patterns that reflect contemplation about meaning and values. The latter can not only be subject to diachronic changes, but may also vary within a given synchronic temporal moment.

The ethic of the Hippocratic physician probably did not develop as secularly, autonomously and independently as we are generally made to believe[26], but was firmly embedded in religion. On the fringe of the ancient religious cults (Olympian, Dionysian, Orphic or Eleusinian) there developed, so to speak, an enlightened religion: 'naturalism', a religious and philosophical doctrine whose inner strength was strongly linked to the emphasis on the basal and indivisible character of the *phusis*, omnipresent mother nature, of which Zeus, Dionysos, Orpheus and Demeter were merely popular personifications. Thales, Anaximenes, Anaximander, Pythagoras, Empedocles, and the other Pre-Socratics, the precursors whose ideas intellectually influenced the founders of the *technê iêtrikê*, were both 'theologoi' and 'physiologoi'. The Hippocratic Asklepiads apparently felt and thought in the same way as these great forerunners; in other words, their ethic was rooted in a well-defined explicitly religious feeling, which can be regarded as a compromise, floating between the adoration of the old cult and the more modern 'physiologia'[27].

The first aspect is still clearly recognizable in the opening lines of the *Horkos* or Hippocratic Oath:

> "I swear by Apollo Physician, by Asclepius, by Health, by Panacea and by all the gods and goddesses, making them my witnesses (*Omnumi Apollôna iêtron, kai Asklêpion, kai Hugeian, kai Panakeian, kai theous pantas te kai pasas, historas poieumenos*)" (L. 4.628-629).

The second, the great veneration of 'physiologia', appears in such texts as *Peri hierês nousou* (The Sacred Disease), *Peri aerôn hudatôn topôn* (Airs, Waters, Places), *Peri diaitês* (Regimen), and the treatises *Nomos* (Law) and *Prognôstikon* (Prognosis). Piety (*hê eusebeia*), which is extolled vigorously and repeatedly by the author of 'The Sacred Disease', is without doubt a combination of the traditional cult of the gods and the new 'physiological devotion' of the Pre-Socratics.

---

[26] See e.g. SCHOTSMANS, P., *En de mens schiep de mens* (Kapellen 1992), p. 32.
[27] LAIN ENTRALGO, *o.c.*, p. 44.

It condemns the purification rites and magical rituals with which the superstition of the Ancients would vanquish epilepsy, and recommends instead a combination of religious ceremonial (such as smoke sacrifices, prayers of thanks and protection to the temple gods: *thuein te kai euchestai kai es ta hiera pherontas hiketeuein tous theous*, L. 6.362) with 'natural' therapeutic methods based on the divine nature of the *phusis*.

Yet all this does not mean that the medical ethic was the same in structure and content throughout the Corpus. Even the most venerable document with regard to medical morals, the already mentioned *Horkos*, which dates primarily from the fourth century — and which contains the famous phrases:

> "Neither will I administer a poison to anybody when asked to do so, nor will I suggest such a course (*ou dôsô de oude pharmakon oudeni aitêtheis thanasimon, oude huphêgêsomai xumbouliên toiênde*)", and "Similarly I will not give to a woman a pessary to cause abortion (*homoiôs de oude gunaiki pesson phthorion dôsô*)" (L. 4.630-631) —

was never accepted as inviolable dogma by all the physicians of Classical Antiquity[28].

Comparison of several Hippocratic treatises shows that there were indeed differences in concrete ethical attitude between the various schools and also between the periods in which the authors of these tractates are to be situated. Nevertheless, some scholars, like Lain Entralgo, have wondered whether they all did not have something in common: for they were all Greeks, *technitai* and *iatroi*. It indeed seems worthwhile to examine whether a common Greek factor can be found which is shared by all the writings of this impressive Corpus, Koan as well as Knidian texts, humoral as well as pneumatic works, those dating from Periclean as well as late Hellenistic times. The question may be asked what were the most important recurrent ethical prescriptions of Hippocratic medicine within the plurality of co-existing and conflicting moral perspectives (see n. 40 below).

According to Lain Entralgo[29] the 'iatrified philia' of the Asklepiads expressed itself *in ethicis* first and foremost in the transformation of the instinct to help, which is demonstrably active in human nature, into a technique, a skill; and secondly in an ethical reflection on the range of medical intervention and on the physician's attitude as to his remuneration for services rendered (a remuneration that seemed morally justified when he proved, through his professional conduct, that he had attained perfection in the practice of his Art).

---

[28] For that matter, it is not known how the Hippocratic Oath came about, nor who (first) pronounced it. According to Edelstein we have to do with a Pythagorean manifesto and not with an absolute standard of medical behaviour: EDELSTEIN, *The Hippocratic Oath. Text, Translation and Interpretation*. Suppl. Bull. Hist. Med. no. 1, Baltimore 1943. Indeed the Oath only assumed canonical significance in the Middle Ages and in Modern Times, whereby it was attributed to Hippocrates and the erroneous assumption prevailed that the 'father of medicine' demanded that all his pupils respect this canon.

[29] LAIN ENTRALGO, *o.c.*, p. 45-52.

As for the first aspect it must be emphasized that an instinct to help is indeed active in human nature. One of the basic principles of the Hippocratic medical ethic consisted in the acceptance, interpretation and technical execution of this natural instinct in order to aid the sick and to take action "for the benefit of the suffering" (*ep' ôpheleiêi kamnontôn*), as the Oath says (L 4.630-631).

> "There are some arts — thus writes the author of *Peri phusôn* (Breaths) — which to those that possess them are painful, but to those that use them are helpful (*eisi tines tôn technéon, hai toisi men kektêmenoisin eisin epiponoi, toisi de chreomenoisin onêistai...*), and medicine is one of these. For the medical man sees terrible sights (*ho men gar iêtros horêi te deina*), touches unpleasant things (*thigganei te aedeôn*), and the misfortunes of others bring a harvest of sorrows that are peculiarly his (*ep' allotriéisi te xumphorêisin ideas karpoutai lupas*); but the sick by means of the art rid themselves of the worst of evils, disease, pain, suffering and death (*hoi de noseontes apallassontai tôn megistôn kakôn dia tên technên, nousôn, ponôn, lupês, thanatou*)" (L. 6.90).

The important principle that the physician must be kind to the patient, without bias (*hupopsia*), and the repeated statement in the *Paraggeliai* (Precepts) that the physician must treat his patient with devotion, not only in the interest of the latter's health (*heneken hugieiês*) but also of his own "good appearance" (*heneken euschêmosunês*) (L 9.258), are direct expressions of this moral attitude. According to Lain Entralgo, who differs somewhat of opinion here with Edelstein[30], this attitude was rooted in the *philanthrôpia* of the Greek physician, in his love of man for *what* he is (see above). A Hippocratic Asklepiad who adhered to this ethical norm would develop a love of his Art through his love of man, and express his love of man (his patient) through the love of his Art.

This noble task which some (religiously inspired?) Hippocratic physicians appear to have taken upon themselves sprang from a twofold source. In the first instance it was a practical, a 'technical' skill, already found among the Homeric physicians. But at the same time it was the application of the by then developed concepts of '*philia*' and '*technê*', with the result that medical *philia* always remained 'physiophilia' (or love of nature)[31], while *technê* was the rational skill to do what nature permitted, to comply with its line of evolution. As *phusis* was to them a 'deity', they were as a matter of course profoundly and spontaneously aware that they had to respect the limitations of their Art and thus refrain from therapeutic intervention when the *anagkê phuseôs*, the inevitability imposed by inexorable nature, made that pointless. This religious or philosophical–ethical imperative is in any event manifestly present in a number of ancient texts, for instance in the definition of the *technê iatrikê* in the aforementioned treatise *Peri technês* (The Art):

---

[30] "His view of the Greek physician's *philanthropia* (...) is at variance with Ludwig Edelstein's. Edelstein makes a distinction between the kindliness of the physician–craftsman and the *humanitas* of the later Stoic or the religiously inspired physicians", PELLEGRINO, E.D., and D.C. THOMASMA, *A Philosophical Basis of Medical Practice* (New York 1981), p. 198.

[31] LAIN ENTRALGO, *o.c.*, p. 48.

"In general terms, it is to do away with the sufferings of the sick, to lessen the violence of their diseases, and to refuse to treat those who are overmastered by their diseases (*kai to mê egcheireein toisi kekratêmenoisin hupo tôn nosêmatôn*), realising that in such cases medicine is powerless (*eidotas hoti tauta ou dunatai iêtrikê*)" (L. 6.4-6).

The question that arises here, of course, is whether this explicit order to refrain in such cases from therapeutic intervention was indeed generally obeyed by the Greek physicians of that time. The finding that this imperative fits in particularly well with the aim of this sophistically argued treatise, which is essentially to demonstrate that medicine is merely a '*technê*', may relativize the meaning it may have had for the less philosophically schooled, practising physician of that time. Nevertheless this imperative also appears elsewhere in the Corpus Hippocraticum, for instance in the *Aphorismoi* (Aphorisms):

"It is better to give no treatment in cases of hidden cancer (*hokosoi kruptoi karkinoi ginontai, mê therapeuein beltion*); treatment causes speedy death (*therapeuomenoi gar appoluntai tacheôs*), but to omit treatment is to prolong life (*mê therapeuomenoi de, poulun chronon diateleousin*)" (L. 4.572).

In this attitude, for that matter, the basic Hippocratic rule from the first book on *Epidemiôn* (Epidemics) is clearly concretized:

"As to diseases, make a habit of two things – to help, or at least to do no harm (*askeein, peri ta nousêmata, duo, ôpheleein, ê mê blaptein*)" (L. 2.634-637).

The repetition and the explicit character of this imperative suggest that we may be dealing here with more than merely 'technical' advice, namely with a philosophical or religious-ethical commandment.

This is not all that suprising. The prevailing views of nature, man and the Art — and not in least the Platonic ideal of *kalokagathia* (complete physical and mental equilibrium in man, applying to all areas of life and therefore also to the physician–patient relationship) — probably led many Greek physicians to consider it their duty to refrain from treating incurable or fatally ill patients, or, more correctly, those patients that their ability to distinguish between inescapable disease (*nosos kat' anagkên*) and accidental ailment (*nosos kata tuchên*) convinced them that they were incurably ill or condemned by an unyielding decision of divine nature. For that matter, this ethical attitude is in line with what Plato has Pausanias say about the granting of favours:

"it is right to gratify good men (*tois men agathois kalon charidzesthai tôn anthrôpôn*), base to gratify the dissolute (*tois de akolastois aischron*)". It is reflected as well in the later application of the same rule to medicine by Eryximachos: "it is a disgrace to do aught but disappoint the bad and sickly parts, if one aims at being an adept (of the profession) (*tois de kakois kai nosôdesin aischron te kai dei acharistein, ei mellei tis technikos einai*)" (*Symposion* 186b-c).

Finally, it formed the basis of Aristotle's advice to the physician to abandon those whose illness proved incurable:

"he has altered, and if one cannot restore him, one gives him up (*alloiôthenta oun adunaton anasôsai aphistatai*)" (*Ethika Nikomacheia* 1165b).

If a sick person wanted to resume his place as a full-fledged member of the community, he therefore had to regain his health. If his condition was hopeless, his disease incurable, then the physician — in accordance with the Platonic view, but also in the spirit of the treatise *Peri technês* — would not take his case. Treatment of such an affliction would in this instance be pointless, since it would fall beyond the legitimate reach of medicine as *technê*, of the art whose aim it is to effect the restoration of a condition of corporal well-being (*eukrasia*) or health of spirit (*sôphrosunê*). The radical naturalism of Greek thought, and the resultant concepts of *philanthrôpia* and 'physiophilia' could hardly be otherwise expressed. To take a different point of view would probably have amounted to *hubris*, a lack of humility vis-à-vis the unyielding divine character of the *phusis*. The Hippocratic physician was, in the view of Lain Entralgo, the "friend of his patient" because he was, even more fundamentally, the "friend of nature"; and he was the "friend of his Art" insofar as nature permitted him to show his respect and awe as 'physiologos'[32].

Nevertheless, the Greek saying "*Andros kakôs prassontos ekpodôn philoi* – When things go bad, one's friends disappear"[33] apparently does not always apply, and other views crop up which considerably weaken or even contradict the aforementioned imperative concerning the non-treatment of the incurably ill[34]. Numerous Hippocratic physicians indeed appear upon closer investigation to have started some kind of therapy on incurably sick patients. Or they had wholly different reasons than the author of *Peri technês* not to intervene in certain diseases, as is apparent from the treatises *Peri agmôn* (Fractures) and *Gunaikeiôn prôtôn* (Gynecology I).

In the former work, a Koan treatise, the author states with regard to a compound fracture of femur or humerus:

"that one should especially avoid such cases if one has a respectable excuse (*malista de chrê ta toiauta diaphugein, hama ên tis kalên echêi tên apophugên*), for the favourable chances are few, and the risks many (*hai te gar elpides oligai, kai hoi kindunoi polloi*). Besides, if a man does not reduce the fracture, he will be thought unskilful (*kai mê emballôn atechnos an dokei einai*), while if he does reduce it he will bring the patient nearer to death than to recovery (*kai emballôn egguterô an tou thanatou agagoi, ê tês sôtêriês*)" (L.3.540).

A closer look here reveals a different approach than in the treatise *Peri technês*. The therapy is no longer dismissed because the hard-to-treat or incurable ailments

---

[32] Lain Entralgo, *o.c.*, p. 49.

[33] Aristides, *Oratio Panathenaica*, cf. Euripides, *Medea* 561; *Hercules Furiens* 559 and *Phoenissae* 403; Zenobius, *Proverbia* 1,90.

[34] See e.g. Wittern, R., *Die Unterlassung ärztlicher Hilfeleistung in der griechischen Medizin der klassischen Zeit*, Münch. med. Wschr. 121, p. 731-734, 1979, and Edelstein, L., *The Hippocratic Physician* (p. 87-110) and *The Professional Ethics of the Greek Physician* (p. 391-419) in: Ancient Medicine (Baltimore 1967).

are beyond medicine's potential to treat them, but because of a concern for the physician's social prestige! Refusal to treat without good excuse, an expectable poor result when treatment is instituted: both can damage a doctor's position or reputation. If he knows he cannot succeed and therefore cannot complete a successful therapy, he will, according to the author of the *Gunaikeiôn prôton*, in the event of a mola-pregnancy (*mulê*) in which the prognosis is in certain cases infaust, indeed:

> "refrain as much as possible from treating this condition (*tautên malista men mê iêsthai*), but if he does attend to his patient, give warning (*eide mê, proeiponta iêsthai*)" (L. 8.150).

No treatment (and/or in the event of therapy immediate communication of the poor prognosis: *proagoreuein*) will thus protect the physician against later reproach.

Although pride of place is given here to the doctor's social prestige and the deontological rule aims to protect him rather than the patient, the treatment of incurable disease still appears to have been frequently considered. In case of red discharge (*rhoos eruthros*), which often takes a nasty turn resulting in a woman's death (*kai hôde apolluntai kata biên*) — thus the author of *Gunaikeiôn deuteron* (Book 2 of the above treatise) — the physician:

> "will from the very onset of the red discharge state his prognosis (*prolegein oun dei archomenôn tôn rhoôn*) and prescribe this regimen (*diaitêin de tonde ton tropon*)" (L. 8.236).

Thus he can protect himself against later reproach while leaving open the possibility, without endangering his position, of ameliorating the patient's condition by applying the means at his disposal or at least of trying to diminish her suffering. Here we clearly find the physician turning to a patient suffering from an ailment with a bad or dangerous course.

This viewpoint, which contrasts somewhat with the aforementioned counsel not to treat such patients, and which is based on the assumption that the natural condition (*phusis*) is not at all exemplary but in need of correction, is brought to the fore even more plainly by the author of the Koan treatise *Peri arthrôn* (On joints). Here the reduction of a compound tibiotarsal dislocation is, to be sure, absolutely refused:

> "do not reduce such a lesion (*ta toiauta mê emballein*), as it risks killing the patient if the bones are maintained in the state of reduction (*sapheôs gar eidenai chrê, hoti apothaneitai, hôi an emblêthenta emmeinêi*), in which case he dies as a result of spasm (tetanus), and it even happens that leg and foot die off (*spasmos gar ho kteinôn estin, atar kai gaggrainousthai hikneetai tên knêmên kai ton poda*); nevertheless careful treatment of the wound is recommended, to keep the patient, who will of course be deformed and paralyzed, alive (*hoti anagkê ton anthrôpon chôlon aischrôs genesthai... homôs de... houtô men iêtreuomenoi sôdzontai*)" (L. 4.268-274).

Although a 'restitutio ad integrum' is not a real possibility, this author recommends some (albeit limited) therapeutic effort, in order to grant the patient a life with limited functioning[35].

This notion of "cure with limited perspectives of functions", for that matter, was not only applied in surgery (which often occupied itself with patients whose life was not in danger, but who could not be completely cured); it is also found in diverse 'internist' treatises of the Knidian school, for instance in the already mentioned *Gunaikeiôn prôton*, in which it is made clear that certain treatments of a serious ulceration of the uterus can lead to a cure, albeit that the woman will remain sterile (*tauta poieousa, hugiês ginetai, geneê de ouk eti*) (L. 8.134). In *Peri nousôn to deuteron* (Diseases II), too, and in the treatise *Peri tôn entos pathôn* (Internal affections), which are reckoned among the oldest writings of the Corpus Hippocraticum,[36] numerous instructions for treatment are found, even in cases where the illness takes a chronic course or becomes incurable. That the author of the last-mentioned work is well aware of the fact that many of such ailments are difficult to treat (*hautê hê nousos chalepê*) and require considerable care (*kai therapêiês deomenê pollês*) is apparent from the recurrent stereotype concluding formula:

> "without this, the disease is not willing to leave off, but clings to many patients until they die (*ei de mê, ouk ethelei eklipein ton kamnonta, kai hôs ta polla en toisi polloisi xunapothnêskei*)" (L. 7.178-180).

The therapy in such cases is directed towards a good adaptation of the life style (*diaitia*) and toward the relief of the symptoms, especially the pain. The aim is to give the patient as much comfort as possible, regardless of the incurable nature of his disease, and this is clearly underscored by the following statement, which concludes several chapters in which therapeutic indications are given for chronic ailments:

> "for with this regimen he will fare most easily; the disease is severe (*houtô gar an rhêista diagoi, hê de nousos chalepê*)" (L. 7.182).

From a number of works in the Corpus Hippocraticum — especially the just mentioned Knidian texts — it appears that incurable illnesses are not by definition placed beyond the therapeutic reach of medical science. The discussion concerning the question whether or not the physician should turn his back on an incurable patient was not (or hardly) waged in these works. It makes one wonder if the recommendation of therapeutic abstinence only appeared in the more theoretical treatises, such as the already mentioned *Peri technês*[37], which offer reflections on the essence of medicine as a *technê*. But even practical writings, such as

---

[35] See also KUDLIEN, F., *Der alte Makel der chronische Krankheit*, esp. p. 117 ff., in: Der Beginn der medizinischen Denkens bei den Griechen (Zürich 1967).

[36] JOUANNA, J., *Pour une archéologie de l'école de Cnide* (Paris 1974).

[37] This treatise dates from the last quarter of the 5th century; see (also for the purpose of the work) JOUANNA, J., *Hippocrate*. Tome V 1ère partie: *Des Vents. De l'Art* (Paris 1988).

the Koan *Peri arthrôn*[38], deal explicitly with the therapeutic range of the Art, whereby the author explicitly states that untreatable conditions — such as a backwards and non-reducible femur dislocation, resulting in a permanent shortening of the leg — are not beyond the scope of medicine (*exô iêtrikês*) (*sic*).

> "The investigation of these matters too belongs to the same science (*tês gar autês gnômês kai tauta xunienai*); it is impossible to separate them from one another. In curable cases we must contrive ways to prevent their becoming incurable (*dei men gar es ta akesta mêchanaasthai, hokôs mê anêkesta estai*), studying the best means for hindering their advance to incurability (*xunienta hokê an malista kôlutea es to anêkeston elthein*); while one must study incurable cases so as to avoid doing harm by useless efforts (*dei de ta anêkesta xunienai, hôs mê matên lumainêtai*)" (L. 4.252).

Here the physician — so much is clear — is expressly obliged to familiarize himself with incurable diseases, so that he will be able to arrest their development or alleviate their effect on the patient. The author of Diseases I, *Peri nousôn to prôton*[39], is even more explicit on this matter:

> "Correct is (*orthôs*) to treat the diseases that can be treated (*kai therapeuonta ta men anusta ektherapeuein*), but to recognize the ones that cannot be, and to know why they cannot be (*ta de mê anusta eidenai, dioti ouk anusta*) by treating patients with the former, to give them the benefit of treatment as far as it is possible (*kai therapeuonta tous ta toiauta echontas ôpheleein apo tês therapeiês es to anuston*)" (L. 6.150-152).

A comparative reading of Platonic as well as theoretical and practical Hippocratic texts makes it clear that in Greek antiquity the question 'whether or not one was to bother with patients suffering from an incurable disease' did not always receive the same answer. In other words, there was by no means a consensus '*in ethicis*'[40]. Still, it must not be forgotten that not every Hippocratic physician will

---

[38] This treatise must probably be dated about 400 B.C. On its place in the Corpus Hippocraticum, see DEICHGRÄBER, K., *Die Epidemien und das Corpus Hippocraticum. Voruntersuchungen zu einer Geschichte der koischen Aerzteschule* (Berlin 1971), p. 88-89.

[39] This treatise dates from the last third of the 5th century; see WITTERN, R., *Die hippocratische Schrift De morbis I. Ausgabe, Uebersetzung und Erläuterungen*. Altertumswiss. Texte und Studien 3 (Hildesheim 1974).

[40] There was no well-defined, universally accepted ethic in Antiquity in which the principles of collegiality, the inviolability of life (including that of the unborn fruit), professional secrecy and chastity in contact with the patient and his household, as prescribed in the Hippocratic Oath (*ius iurandum*), were rigourously followed. In this context it should not be overlooked that one of the catalytic factors in the development of Greek medical ethics, according to Edelstein at least, was of a mainly practical nature: an ethical code made it possible to distinguish the Hippocratic physicians from the quacks against whom they were pit. For many their ethical code may simply have had the same function as the incitement to practice formulating a prognosis. It served as proof for the patient and his family that the physician was to be reckoned to a different class of doctors than the unschooled impostors or swindlers who took advantage of the gullibility of many a patient. Perhaps it all boiled down to "an ethic of outward achievement rather than of inner intention": see EDELSTEIN, L., *Ancient Medicine* (Baltimore 1967), and GOUREVITCH, D.: "Qu'en était-il donc réellement

have assumed the aforementioned Platonic or Aristotelian position, which in certain cases came to therapeutic abstinence or even outright turning away. Caring for hopeless cases apparently belonged, in many circumstances as we have seen, to the classic duties of the Greek physician. The Christianization of the Roman Empire wrought an enormous change in both the theory and practice of human relations. The Greek philanthropic ideal, which was still to experience several possible interpretations but received — certainly in the later Hellenistic period — an increasingly ethical definition[41], was to be replaced by wholly new terms, not in the least the *caritas hominum*, the 'love of one's neighbour' (a notion complementary to the Greek *erôs* and *philia*), and by the distinction between 'the natural good' and 'the good of the soul' (*bonum animae*). The *caritas* or *agapê*, a term scarcely found in pre-Christian Greek philosophical and medico-philosophical literature (cf. supra), will boil down to the free and active movement of the soul towards another and his needs, towards another 'me' (*allos egô*), whether that be a 'true' friend (an *alêthês philos* in the Platonic and Aristotelian sense of the term) or just a poor, pitiable fellow man (*kakos philos*). And this *agapê* becomes truly Christian at the moment when this outpouring of love towards another is seen as taking place 'within God', when God is not its *causa finalis*, but its *causa efficiens*[42]. In this new, humanely enriching view of things, *caritas* by definition no longer has any 'natural' limits, i.e. defined by the *phusis*, nor any social limits (set by the *polis*). This applies also to the *caritas* of the physician, who will give his care without any restraint to the so-called '*personae miserabiles*', the incurable and the dying; something the Greek physician, as we have seen, did not consider an evident duty.

---

de la déontologie hippocratique? Ses règles déontologiques ne sont pas la marque d'une 'belle âme' éthérée, mais représentent plutôt des chapitres d'une morale en action, destinés à protéger le médecin plus encore que le malade, à défendre la profession contre ses détracteurs" (*Hippocrate au cours des siècles*, p. 70, in: Hippocrate de Cos. De l'art médical (Paris 1994)). See also AYACHE, L.: "Analysée en termes aristotéliciens, l'éthique hippocratique relève de la *phronêsis*: de la prudence, c'est-à-dire d'un savoir-faire tenant compte des opportunités dans un monde changeant, plutôt que de l'impératif moral. Le médecin n'est pas soumis à une loi qui s'imposerait catégoriquement et limiterait le pouvoir de la technique; au contraire, c'est la médecine elle-même qui règle le comportement du praticien en fonction de l'opportunité et des intérêts de la communauté médicale" (*Hippocrate* (Paris 1992)), and PELLEGRINO, E.D. & D.C. THOMASMA: "The Hippocratic books are moral in the sense that they espouse a set of strongly held beliefs about what is right and wrong in the physician's conduct. They are not really ethical in any formal sense of the term; that is, they do not give a systematic justification of philosophical principles for the relationships and obligations they enjoin. The moral precepts themselves are not problematic but simply stated as true. What genuine ethics there is — in the sense of justification of beliefs — is only implicit. No dialectic or analysis of contrary opinions is offered — except possibly between books, but not within them" (*A Philosophical Basis of Medical Practice. Toward a Philosophy and Ethic of the Healing Professions*, p. 201 (New York 1981)).

[41] See e.g. GOUREVITCH, D., *o.c.*, p. 255-288 "Les legs de la déontologie hippocratique et les idées nouvelles").

[42] BRÜMMER, *o.c.*, p. 137.

The Greeks on dreams

From "*Oneiros*" to "*Enupnion*" – A changing paradigm concerning dream-experience and dream-interpretation

Prof. Dr. Jan Godderis, Leuven *(Belgium)*

> "Dreams verily are baffling and unclear of meaning, and in no wise do they find fulfilment in all things for men. For two are the gates of shadowy dreams, and one is fashioned of horn and one of ivory (*ê toi men oneiroi amêchanoi akritomuthoi gignont', oude ti panta teleietai anthrôpoisi. doiai gar te pulai amenênôn eisin oneirôn, hai men gar keraessi teteuchatai, haid' elephanti*)".
> (Homer, *The Odyssey* XIX, 560-563)

> "*Le Rêve est une seconde vie. Je n'ai pu percer sans frémir ces portes d'ivoire ou de corne qui nous séparent du monde invisible*".
> (Gerard de Nerval, *Aurelia* I.359)

Man, as E.R. Dodds has said, shares with a few others of the higher animals the curious privilege of citizenship in two worlds. He enjoys in daily alternation two kinds of experience — *hupar* (the vision of reality) and *onar* (the vision in sleep), as the Greeks called them — each of which has its own logic and its own limitations; and he has no obvious reason for thinking one of them more significant than the other[1].

The waking world has — this goes without saying — certain advantages. It provides solidity and continuity, but on the other hand its social opportunities are terribly restricted. As a rule, in this world — the world of *hupar*, of real appearances seen in the state of waking — man only meets his fellow men, whereas the dreamworld — the world of *onar*, that is to say of vision in sleep — offers him the chance of intercourse, however fugitive, with his distant friends, his deads, and (eventually) his gods[2]. Indeed, for normal men it is the sole experience in which they escape the offensive and incomprehensive bondage of time and space.

---

[1] E.R. Dodds, "Dream-pattern and Culture-pattern", in:*The Greeks and the Irrational* (Berkeley, 1951), 102. On the attitude of primitives to dream-experience see L. Lévy-Bruhl, *La Mentalité Primitive* (Paris, 1960-15th ed.) Ch. 3 (*"Les rêves"*), 94 sq.

[2] See *onar* (1230) and *hupar* (1853) in H.G. Liddell & R. Scott, *A Greek-English Lexicon* (London, 1986). For a discussion about the meanings of *hupar*, as contrasted with *onar*, and about the (questionable) validity of maintaining the opposition *onar-hupar* as an ontological couple: unreal-real, see R.G.A. van Lieshout, *Greeks on dreams* (Utrecht, 1980), 40 sq.

It was therefore not surprising that man was slow to confine the attribute of reality to one of this two worlds, dismissing the other as pure illusion.

This stage was reached in Antiquity only by a small number of intellectuals. The early Greek poets and, of course, the majority of the superstitious population attributed to certain types of dream experience — to the "sight-dreams", to those that come forth through the "Gate of polished horn (*hoi de dia xestôn keraôn elthôsi thuradze*)" — a validity equal to that of waking life, though different in kind, as still to-day many primitive peoples do. These dreams "fulfil reality" (*etuma krainousi*); whereas the "hearing dreams", that is to say "those dreams that pass through the Gate of sawn ivory (*hoi men k' elthôsi dia pristou elephantos*) — as the wise Pênelopê says in Odyssey 19 — verily are baffling (*amêchanoi*) and unclear of meaning (*akritomuthoi*); they deceive men (*hoi rh' elephairontai*), bringing words that find no fulfilment (*epe akraanta pherontes*)"[3].

As a matter of fact, to the Homeric poets, in most of their descriptions of dreams, that what was "seen" appeared as a physical reality. Moreover, the objects of dreams, the *eidôla* or images, which did exist objectively in space, and that were considered independent of the dreamer, and particularly of persons or dream-figures (*oneiroi*) appearing in dreams, were believed to exercise a strong influence on the sleeper's body and mind. They effected an entry by the keyhole (Homeric bedrooms having neither window nor chimney).They planted themselves at the head of the bed to deliver their message: "It stood at his head, *stê d'ar huper kephalês*", so Hêrodotos says)[4],

> "He [Sabakôs] fled away from the country, having seen in a dream one who stood over him and counselled him to gather together all the priests in Egypt and cut them in sunder (*edokee hoi andra epistanta sumbouleuein tous hireas tous en Aiguptôi sullexanta pantas mesous diatamein*)"[5];

and when that was done, they withdrew by the same route:

> "So saying the phantom glided away by the bolt of the door into the breath of the winds (*Hôs eipon stathmoio para klêida liasthê es pnoias anemôn*)"[6].

The dreamer, meanwhile, was almost completely passive; he did not suppose to be anywhere else than in his bed, and in fact he knew himself to be asleep,

---

[3] Homêros, *The Odyssey*, 19.560-565 (A.T. Murray). Remark the play upon the words *keras*, "horn", and *krainô*, "fulfil", and upon *elephas*, "ivory", and *elephairomai*, "deceive", which cannot be preserved in English (A.T. Murray). One does not succeed in finding a completely satisfactory explanation for Homer's "Gates of Dreams", nonetheless van Lieshout (*op. cit.*, 38 f.) is inclined to concur with one of the explanations included by Eustathios in his list (1877, 34-37): here brilliant but opaque ivory (*elephas*) is associated with the mouth (teeth) and diaphanous horn (*keras*) with eyes and things seen (Eustathius, *Parekbolai eis tên Homêrou Iliada (Odusseian)*; Commentaries on Homer's Iliad and Odyssey). It therefore seems appropriate to consider the deceptive dreams from the Ivory Gate as "hearing dreams", and those from the Gate of Horn, "that fulfil reality", as "sight dreams". Cf. also Macrobius' Commentary on Cicero's *Dream of Scipio* (*in Somn. Scip.* 1.3.2).

[4] Hêrodotos, *Historiai*, 1.34.1; 141.3; 5.56; 7.12.
[5] Ibidem 2.139.1.
[6] Homêros, *The Odyssey*, 4.838-839.

since the *oneiros* (dream-figure), while it visits him by entering through his natural openings or through the pores of his skin, is at pains to point this out to him:

> "*Heudeis, Atreos huie*, Thou sleepest, son of wise-hearted Atreus",

says the wicked dream in Iliad 2;

> "*Heudeis, autar emeio lelasmenos epleu, Achilleu*, Thou sleepest, and hast forgotten me, Achilleus",

whispers the ghost of Patroklos;

> "*Heudeis, Pênelopeia, philon tetiêmenê êtor;* Sleepest thou, Pênelopê, thy heart sore stricken?",

says the "shadowy image" (the *eidôlon*) in the Odyssey[7].

This interpretation, where the dreamer obviously does not "have" a dream, but is "seeing" a dream — *onar idein*, as Hêrodotos says, *enupnion idein*, as Plato puts it[8] — bears of course little ressemblance to our modern dream-interpretation and dream-theories and even to our own dream-experience. These *oneiroi*, of which the dreamer obviously was the passive recipient, were of different kinds, but they were always related to supernatural beings (ghosts for instance or dreammessengers) and gods. Several scholars, for this reason, have been inclined to dismiss this interpretation, like so much else in Homer, as "poetic convention" or "epic machinery"[9]. But one should not forget that the objective, visionary dream, where the dream-apparition (*oneiros*) is characterized by its distinctness or vividness (*enargeia*), also had struck deep roots in the popular imagination[10].

Indeed, not only in dreams of the passive "enstatic" type, but also in dreams where the dreamer is himself the central figure in the dream action, the dream is always said not only to "visit" the dreamer (*phoitan, episkopein, proselthein*, etc.)[11] but also to "stand over" him (*epistênai*). The latter usage is not only particularly common in Hêrodotos, where actually it could be taken for a reminiscence of Homeric "poetic expression"[12]; it also occurs in the Lindian and Epidaurian Temple Records:

---

[7] Homêros, *The Iliad*, 2.23, 23.69 (A.T. Murray); *The Odyssey*, 4.804. A thorough study of dreams in Homer is J. Hundt's *Der Traumglaube bei Homer* (Greifswald, 1935). Other precious sources for the study of dreams in Antiquity are B. Büchsenschutz, *Traum und Traumdeutung im Altertum* (Berlin, 1861) and R.G.A. van Lieshout, *op. cit.*, which both incorporate the philosophical material.

[8] Hêrodotos, 6.107.1; other examples quoted by G. Björck, "onar idein: De la perception du rêve chez les Anciens", *Eranos*, 44 (1946) 309. Even Aristotle on several occasions will use the expression "seeing a dream" ("*enupnion heôrakenai*"), cf. *Peri enupniôn*, 3.462a33-34, which may be considered a remnant of the traditional conception.

[9] Cf. Hundt, *op. cit.*, 42 f., and Björck, *op. cit.*, 309.

[10] For a discussion of the quality of *enargeia* which characterizes the passive dream, see van Lieshout, *op. cit.*, 18-19.

[11] *phoitan*, Sappho, *P. Oxy.* 1787; Aeschylus, *P.V.* 657 (?); Euripides, *Alc.* 355; Hêrodotos, 7.16 *bêta*; Plato, *Phaedo* 60E; Parrhasios *apud* Athen. 543F. *episkopein*, Aesch. *Agam.* 13; *pôleisthai*, Aesch. *P.V.* 645; *proselthein*, Plato, *Crito* 44A: See Dodds, *op. cit.*, 122.

[12] Hêrodotos, 1.34.1; 2.139.1, 141.3; 5.56; 7.12: cf. Hundt, *op. cit.*, 42 f.

> "*Edoxe dê autôi ho theos <u>epistas</u> eipein, 'Ti moi dôseis, ai tu ka <= su ke Hiller> hugiê poiêsô'*...; It seemed to him the god <u>stood over him</u> and said, 'What will you give me if I should make you well?...",

so reads one of the Epidaurian *iamata*[13]. The expression "standing over the sleeper's head (*ephistêmi*)" will also be found in countless later authors from Isocrates to the Acts of the Apostles[14].

Another piece of evidence for the popularity of this belief in the physical reality of dreams is the occurrence in myth and pious legend of dreams which prove their objectivity by leaving a material token behind them. A well known example is the incubation- or *enkoimêsis*-dream in Pausanias, where the dream-figure, i.e. the *oneiros* of Asklêpios (the god of healing, who worked through sleep and dream) leaves a letter behind:

> "*Touto ephanê têi gunaiki opsis oneiratos*, The woman thought that the god's appearance was a dream; *hupar mentoi ên autika*, but it proved at once to be a waking vision. *Kai heure te en tais chersi tais autês sesêmasmenên delton*, For she found in her own hands a sealed tablet"[15].

This traditional conception of the dream as an appearance before the dreamer of something coming from without, an event which was thought to occur at the moment the dreamer is sleeping, wherein a supernatural or prophetic quality could be recognized, has been replaced by a more rational attitude to dream-experience, which has rather gradually been developed by a handful of Greek intellectuals.

So far as our fragmentary knowledge goes, the first man who explicitly put the dream in its proper place was Hêrakleitos, the deep Ephesian, with his observation that in sleep each of us retreats to a world of his own:

> "Hêrakleitos says that the waking share one common world, but when asleep each man turns away to a private one (*H. phêsi tois egrêgorosin hena kai koinon kosmon einai, tôn de koimômenôn hekaston eis idion apostrephesthai*)"[16].

This does not only rule out the "objective" dream, it also seems by implication to deny validity to dream-experience in general, since Hêrakleitos' rule is:

> "to follow what we have in common (*Dio dei hepesthai tôi koinôi (xunôi)*)"[17].

Also Xenophanês of Colophon seems to have denied its validity, since -according to Cicero — he is said to have repudiated divination in its entirety ("*divinationem funditus sustulit*"), which must include the veridical dream[18].

---

[13] Cf. L.R. LiDonnici, *The Epidaurian Miracle Inscriptions. Text, Translation and Commentary* (Atlanta, 1995), 92-93 (A9).

[14] Isocrates, 10.65; Acts 23:11 (cf. Dodds, *op. cit.*, 105).

[15] Pausanias, *Hellados Periêgêseôs*, 10.38.13 (W.H.S. Jones).

[16] Hêrakleitos, fr. 89 D.: Plutarchos, *De superst.*, 3 p. 166 c; cf. fr. 73 and Sext. Emp. *adv. dogm.* 1.129 f. (= Hêrakleitos, DK 22 A 16). Fr. 26 also seems to refer to dream-experience, but is too corrupt and obscure to build anything on (cf. Dodds, *op. cit.*, 131-32).

[17] Hêrakleitos, fr. 2.

[18] Cicero, *De Divinatione*, 1.5. ("E quibus, ut de antiquissimis loquar, Colophonius Xenophanês unus, qui deos esse diceret, divinationem funditus sustulit; Of these -to mention the most

But these early sceptics did not offer to explain, so far as we know, *how* or *why* dreams occured, and their view was slow to win acceptance. Even in the late fifth century the old ways of thinking — or at any rate the old ways of speaking — persisted. Albeit the rather sceptical Artabanos in Hêrodotos points out to Xerxês that:

> "Those visions that rove about us in dreams are for the most part the thoughts of the day (*peplanêsthai hautai malista eôthasi hai opsies tôn oneiratôn, ta tis hêmerês phrontidzei*)",

he still talks of them in the old "objective" manner as "the roving dreams that visit men... (*enupnia gar ta es anthrôpous peplanêmena...*)"[19].

Also Dêmokritos' atomist theory of dreams as *eidôla*, as minute material parts which continually emanate from the sensible objects, and affect the dreamer's consciousness by penetrating the pores of his body (*dia tôn porôn eis ta sômata*), can be considered as an attempt to provide a mechanistic basis for the objective dream. It even preserves Homer's word "*eidôlon*" for the objective dream-image. According to Dodds, this theory of Dêmokritos makes explicit provision for telepathic dreams by declaring that *eidôla* carry representations (*emphaseis*) of the mental activities of the beings from whom they originate. Also these images may be charged with all the wickedness (*mochthêria*) and maliciousness (*baskania*) of the person from whom they emanate. They even may imprint (*emplassô*) their victim (the dreamer) with these qualities, upsetting him and corrupting both his body and mind (*epitarattein kai kakoun autôn to te sôma kai tên dianoian*), being perceived or interpreted by him as daemonic influences[20].

One should expect, however that by the end of the fifth century the traditional type of "divine dream", no longer nourished by a living faith in the traditional gods, would have declined in frequency and importance — with the exception of course of the popular Asklêpios cult. And there are in fact indications that other ways of regarding the dream were becoming more fashionable about this time. Religious minds were now — in an "Orphic" context of ideas — inclined to see in the significant dream evidence of the innate powers of the soul itself, which it could exercise when liberated by sleep from the gross importunities of the body[21].

---

ancient- Xenophanês of Colophon, while asserting the existence of gods, was the only one who repudiated divination in its entirety."); Aetius, 5.1.1 (= Xenophanês, DK 21 A 52).

[19] Hêrodotos, 7.16 *bêta*. Cf. Lucretius, 5.724, "rerum simulacra vagari" (from Dêmokritos?). For dreams reflecting daytime thoughts cf. also Empedocles, fr. 108.

[20] Dodds, *op. cit.*, 118. Dêmokritos, DK 68 A 77 (= Plutarch, *Quaestiones Convivales*, V, 7, 6.682F. Cf. J. Salem, *Démocrite. Grains de poussière dans un rayon de soleil* (Paris, 1996), 216: "Les *eidola* (...) véhiculent (...) les effets de l'activité mentale des êtres dont elles sont issues: aussi, de telles images sont-elles, nécessairement, perçues comme des *démons* par ceux qui en sont affectés, -l'équation *eidola = daimones*, étant (...) confortée par un texte tardif du byzantin Jean Catrarès, où nous lisons que Démocrite appelait les démons du nom de "simulacres" (*eidôla autous -sc. tous daimonas- onomadzôn*), et déclarait que l'air en est abondamment rempli" (Dêmokritos, A78).

[21] Cf. Dodds, *op. cit.*, 118-19.

It is in sleep, says Xenophôn, that the soul (*psuchê*) of man is revealed in its most divine aspect:

> "and at such times, too, it looks forward into the future (*kai tote ti tôn mellontôn prooraitote gar*); for then, it seems, it is most untrammelled by the bonds of the flesh"[22].

At the same time there is also evidence of a lively interest in *oneirokritikê*, the art of interpreting the private symbolic dream, by means of "*pinakia*", tables of correspondences, wherein in a quite un-Freudian way keys were provided, not to the "unconscious" but to the future[23].

Nevertheless, in the middle of the fourth century, the Hippocratic treatise *Peri diaitês, Peri enupniôn* (Regimen IV or Dreams) made an interesting attempt to rationalise *oneirokritikê* by relating large classes of dreams to the physiologic state of the dreamer and by treating them as symptoms important to the physician:

> "Monstrous bodies (*allomorpha sômata*) that are seen in sleep and frighten a man indicate a surfeit of inaccustomed food (*sitiôn asunêthôn sêmainei plêsmonên*), a secretion (*kai apokrisin*), a bilious flux (*kai choleran*) and a dangerous disease (*kai nouson kindunôdea*)"[24](...).

> (Likewise) fighting (*ê machetai*), or to be pierced or bound by another (*ê kenteitai ê sundeitai hup' allou*), indicates that there has occured in the body a secretion opposed to the circuit (of humors) (*apokrisin sêmainei hupenantiên têi periodôi gegonenai en tôi sômati*)... wanderings (*kai planoi*) and difficult ascents (*kai anabasies chalepai*) have the same meaning (*tauta sêmainei*)"[25].

This passage might be understood as a humoral interpretation of oppressing dreams during cardiac failure. Nowadays, patients with nocturnal dyspnea are known to dream often of breathlessness, of binding or of struggling to escape from something that confines them[26].

The author of this Hippocratic treatise also admits precognitive "divine" dreams:

> "Now such dreams as are divine, and foretell to cities or to private persons things evil or things good (*Hokosa men oun tôn enupniôn theia esti kai prosêmainei ê polesi ê idiôtêisi*)"[27].

Likewise, he recognises that many dreams are undisguised wish-fulfilments:

> "Whenever a man thinks that he beholds familiar objects, it indicates a desire of the soul (*Hokosa de dokei anthrôpos theôrein tôn sunêthôn, psuchês epithumiên sêmainei*)"[28].

---

[22] Xenophôn, *Cyropaedia*, 8.7.21 (W. Miller).
[23] Cf. van Lieshout, *op. cit.*, 165 ff.
[24] Hippokratês, *Peri diaitês 4, Peri enupniôn* (Regimen IV or Dreams), 93.1-4 (W.H.S. Jones).
[25] Hippokratês, *op. cit.*, 93.25-27,31-32 (*Periodos* means circuit of humors or rhythm).
[26] Cf. R.E. Siegel, *Galen on Psychology, Psychopathology, and Function and Diseases of the Nervous System* (Basel, 1973), 168 ff.
[27] Hippokratês, *op. cit.*, 87.1-2.
[28] Hippokratês, *op. cit.*, 93.21-22.

But, clearly, the dreams which interest him as a doctor are those which express in symbolic form morbid physiological states. These he attributes to the medical clairvoyance exercised by the soul when in sleep ("when the body is at rest, *hotan de to sôma hêsuchasêi*") she "administers her own household" (*dioikei ton heôutês oikon*) and is able to survey its bodily dwelling without distraction[29]. And from this standpoint he proceeds to justify many of the traditional interpretations by a series of more or less fanciful analogies between the external world (the macrocosm) and the human body (the microcosm). Thus earth stands for the dreamer's flesh, a river for his blood, a tree for his reproductive system; to dream of an earthquake is a symptom of physiological change, while dreams about the dead refer to food one has eaten[30]:

> "For from the dead come nourishment, and growth and seed (*apo gar tôn apothanontôn hai trophai kai auxêsies kai spermata ginetai*)"[31].

One could say that he thus sort of anticipates Freud's principle that the dream is always egocentric:

> "Sie sind sämtlich absolut egoistisch, in allen tritt das Liebe Ich auf, wenn auch verkleidet. (...) es ist nur ein täuschender Anschein, wenn je das Interesse für einen anderen einen Traum hervorgerufen haben sollte."[32],

... but his application of it is too narrowly physiological. He claims no originality for his interpretations (some of which are known to be older); but he says that earlier interpreters lacked a rational basis for their views, and prescribed no treatment except prayer, which in his opinion is not enough:

> "Prayer is a good thing, but one should take on part of the burden oneself and call on the gods only to help (*Kai to men euchesthai agathon, dei de kai auton sullambanonta tous theous epikaleisthai*)"[33].

Plato in the *Timaeus* — a document of great importance in European thought, which gives a religious and teleological account of the origin of the world and the phenomena of nature — offers a rather curious explanation of mantic dreams. In his opinion they originate from the insight of the rational soul (*to logistikon*), but are perceived by the irrational soul (*to epithumêtikon*) as visible images (*eidôla*) reflected on the brilliant (*lampron*) surface of the liver "as in a mirror" (*hoion en katoptrôi*); hence their obscure symbolic character, which makes interpretation necessary[34]. He thus allows dream-experience an indirect relationship to reality, though it does not appear that he rated it very high ("... thus establishing therein the organ of divination, that it might in some degree lay hold on truth; *hina*

---

[29] Hippokratês, *op. cit.*, 86.10-11.
[30] Cf. Dodds, *op. cit.*, 119.
[31] Hippokratês, *op. cit.*, 92.4-5.
[32] S. Freud, *Die Traumdeutung* (London, 1942 -1st ed. 1900), 274.
[33] Hippokratês, *op. cit.*, 87.14-16 (transl. J. Chadwick & W.N. Mann, *Hippocratic Writings*, London, 1983).
[34] Plato, *Timaios*, 71B-C (R.G. Bury).

alêtheias pêi prosaptoito, katestêsan en toutôi to manteion")[35]! The Anaxagoras-dictum, according to which the *phainomena* are a vision (*opsis*) of things that are unclear (*tôn adêlôn*) may thus find an application with regard to dream-phenomena, as signs of unknown realities[36].

A much more important contribution has been made by Aristotle of Stagirus in the three small treatises in his *Parva Naturalia*: "On Sleep and Waking" (*Peri hupnou kai egrêgorseôs*), "On Dreams" (*Peri enupniôn*) — which is by all means a more objective and scientific term than *oneiroi* - and "On Prophecy (or Divination) in Sleep" (*Peri tês kath' hupnon mantikês*).[37] In these works — the first studies in Greek literature to deal with the subject of sleep and dreams in a systematic way — Aristotle's approach to the problem is coolly "rational" and "phenomenological", as will be shown, without being superficial. In the opinion of this grandson and son of physicians the whole subject of sleep and dreams — two phenomena which for him are closely connected — belongs to the "exact sciences", where a purely psychological explanation of dreams has no place[38].

Aristotle considers sleep and waking as two states of the same faculty, whereby waking is the positive, sleep the negative state. The waking state is determined by the activity (*energeia*) of the common sense-faculty (*aisthêsis koinê*); the sleeping state is characterized by its inactivity (*adunamia*). This inactivity of the common-sense faculty is also the ultimate cause of dreaming. Accordingly, the dream — so says Aristotle — can be explained by the same psycho-physiological elements as sleep; certain physiological states or pathological characteristics of the dreaming person accounting for the occurrence, frequency and nature of his dreams. Consequently, there will be no place for "the thinking function" in Aristotle's explanation of dreams. He states explicitly that "those true thoughts (*alêtheis ennoiai*) which occur in sleep besides the mental pictures (*para ta phantasmata*)" are not to be considered dreams (- today one calls this phenomenon "dream in a dream")[39].

For Aristotle, as responsible factors in the process of dreaming, both the reasoning faculty and the (active) sensitive faculty can be eliminated. As a matter of fact, it is not by sense-perception that man sees his dreams — his *enupnia*: "*ouk ara ge têi aisthêsei to enupnion aisthanometha*",... for we clearly have no perception in sleep at all (*dêlon hoti ouk aisthanometha ouden en tois hupnois*)[40]! Nor is it by opinion (*doxa*) that we dream (*alla mên oude têi doxêi*)[41].

---

[35] Plato, *op. cit.*, 71E2-3.
[36] Anaxagoras, DK 59 B 21 a: *opsis gar tôn adêlôn ta phainomena*; Appearances are a glimpse of the obscure.
[37] Aristotle, *On the Soul, Parva Naturalia, On Breath* (Cambridge, Mass., 1975 -transl. W.S.Hett), 318-345; 348-371; 374-385.
[38] As a matter of fact, "for Aristotle the examination of sleep is indispensable for the examination of dreams (...). For Aristotle (...) the study of these two phenomena is really one and the same, since he approaches both from the psycho-physiological viewpoint", cf. H. Wijsenbeek-Wijler, *Aristotle's concept of Soul, Sleep and Dreams* (Amsterdam, 1978), 171.
[39] Aristotle, *Peri enupniôn* 3, 462a28-29.
[40] Aristotle, *op. cit.*, 1, 458b3-9.
[41] Aristotle, *op. cit.*, 1, 458b10.

And he bases the last statement on the following arguments:
  a) In dreams we pronounce a judgement (for example: that the approaching thing is not only a man or a horse, but also white or handsome, *i.e.* we assign a property to a subject, a combination which may involve error);
  b) This judgement is not based on actual sense-perception;
  c) Opinion (*doxa*) without sense-perception makes no such judgements;
  d) Consequently, dreams do not involve opinion[42]!

A dream — so Aristotle goes further — appears to be some sort of mental image; it is only a sort of presentation (*to d'enupnion phantasma ti phainetai einai*)..., and after a reference to his treatise *Peri Psuchês* (De Anima) he gives his formal explanation of the dream, wherein *phantasia*, imagination — considered as an extension of sense-perception — plays a central role:

> "... since imagination is the process set up by a sense-faculty in a state of activity (*hupo tês kat' energeian aisthêseôs ginomenê kinêsis*), and a dream appears to be some sort of mental image (... for an image which appears in sleep, whether simply or in a special sense, we call a dream); it is clear that dreaming belongs to the sensitive faculty (of the soul) (*hoti tou aisthêtikou men esti enupniadzein*)... but belongs to it *qua* imaginative (*toutou d' hêi to phantastikon*)"[43].

He further argues that "sometimes opinion says (to the dreamer) just as to those awake that the object seen is an illusion; at other times it is inhibited, and becomes a mere follower of the phantasm"[44]:

> "(...) The appearance is there (*phainetai men*), but something within him tells him although it appears to be Coriscus, it is not really Coriscus (*legei de ti en autôi hoti phainetai men Koriskos, ouk esti de ho Koriskos*) — for often when a man is asleep something in his soul tells him that what appears to him is a dream, (*hoti enupnion to phainomenon*); but if he is unaware that he is asleep there is nothing to contradict the imagination (*ean de lanthanêi hoti katheudei, ouden antiphêsi têi phantasiai*)"[45].

It is obvious, the relationship of man to his world, the sense in which he understands his world while dreaming, Aristotle has grasped it! If one could hesitate to call it the first scientific approach of dreams and dreaming in the modern sense of the term, one sure would agree to interpret it as the first non-objective, non-Freudian, but phenomenological approach of dream-science[46].

And indeed, at times Aristotle, in this particular context, shows a brilliant insight, as in his recognition of a common origin for dream, the hallucinations of the sick, and the illusions of the sane (for instance when we mistake a stranger for the person we want to see):

---

[42] Cf. Wijsenbeek-Wijler, *op. cit.*, 212.
[43] Aristotle, *op. cit.*, 1, 459a8-23.
[44] Aristotle, *op. cit.*, 1, 459a6-8 (Oxford transl., J.I. Beare).
[45] Aristotle, *op. cit.*, 3, 462a4-8.
[46] Cf. J. Frère, "Enupnion et phantasia. L'aurore de la science des rêves", in: *Temps, Désir et Vouloir en Grèce Ancienne* (Athènes, 1995), 236.

"We are easily deceived respecting the operations of sense perception when we are excited by emotions (*en tois pathesin ontes*),... and different persons according to different emotions; for example, the coward when excited by fear (*hoion ho deilos en phobôi*), the amorous person by amorous desire (*ho d'erôtikos en erôti*); so that, with but little resemblance to go upon (*hôste dokein apo mikras homoiotêtos*), the former thinks he sees his foes approaching, the latter, that he sees the object of his desire; and the more deeply one is under the influence of the emotion, the less similarity is required to give rise to these impressions"[47].

Aristotle's attitude to the dream is clearly rationalistic. In other words, he considers the dream as a natural phenomenon. He thus no longer sticks to the irrational attitude, for instance to the conception of the dream as a supernatural phenomenon, that is to say as a sign sent by the gods to warn of future events or in any other way to provide man with supernatural knowledge, which is not accessible to him when he is in an ordinary state of mind. As a matter of fact, he formally denies that any dreams are godsent (*theopempta*):

"If it were God who sent them, they would appear by day also (*meth' hêmeran*), and to the wise (*kai tois sophois*)"[48].

And the power of foreseeing the future and of having vivid dreams would not be found in persons of inferior type, whose physical temperament (*hê phusis*) is, as it were, garrulous (*lalos*) and melancholic (*melancholikê*);... in other words they would choose the recipients more carefully[49]!

Yet dreams, though they are not divine and somehow related to experience (to *empeiria*) — becoming thus a subject for psychological study (as Freud discerningly remarked) — may be daemonic:

"They certainly have a divine aspect (*daimonia mentoi*); for Nature is daemonic (*hê gar phusis daimonia*)"[50].

This statement, so Freud said, contains deep meaning if it be correctly interpreted:

"*Wir hören, der Traum sei nicht gottgesandt, nicht göttlicher Natur, wohl aber dämonischer, da ja die Natur dämonisch, nicht göttlich ist, d.h. der Traum entstammt keiner übernatürlichen Offenbarung, sondern folgt aus den Gesetzen des allerdings mit der Gottheit verwandten menschlichen Geistes*"[51].

On the subject of veridical dreams Aristotle in these treatises is, like Freud, cautiously noncommittal. He no longer talks of the soul's innate powers of divination, as he had done in his romantic youth, namely in his *Peri philosophias*, where he says "that the soul — when it is by itself in sleep — puts on its proper

---

[47] Aristotle, *op. cit.*, 2, 460b4-9 (Oxford transl.).
[48] Aristotle, *Peri tês kath' hupnon mantikês* 2, 464a21-23.
[49] Aristotle, *op. cit.*, 2, 463b15-19.
[50] Aristotle, *op. cit.*, 2, 463b14-15.
[51] Freud, *op. cit.*, 3.

nature and is able to foresee and foretell the future"[52]. He also rejects Dêmokritos' theory of atomic *eidôla*[53]. And, after a period of scathing criticism, wherein he states that the images of sleep are false (*ta kath' hupnon phantasmata pseudê*)[54], that the whole nature of dreams is an image and a falsity, he accepts two kinds of dreams as intelligibly precognitive, first of all dreams conveying foreknowledge of the dreamer's state of health, which are reasonably explained by the penetration to consciousness of symptoms ignored in waking hours:

> "At all events even distinguished [55] <scientific> physicians (*tôn iatrôn hoi charientes*) tell us that one should pay diligent attention to dreams,... and to hold this view is reasonable also for those who are not practitioners, but speculative philosophers"[56].

And his approach to the medical aspects of the dream reminds us of the approach of the Hippocratic writer in the treatise *Peri enupniôn* (On Dreams) in *Peri diaitês to tetarton* (On Regimen IV).

Aristotle's explanation is as follows:

> Trifling sense-movements (*kinêseis*) which are not noticed during the day, come to the fore during sleep, so that the sleepers will imagine (that is to say dream) that "they are affected by thunder and lightening, when in fact there are only faint ringings in their ears (*mikrôn êchôn en tois ôsi ginomenôn*), or that they are enjoying honey and sweet flavours, when only a drop of phlegm is slipping down (their throats) (*akariaiou phlegmatos katarreontos*), or that they are walking through fire, and feeling intense heat, when there is only a slight warmth affecting some parts of the body (*mikras thermasias peri tina merê gignomenês*)"[57].

Some dreams may thus be considered as signs (*sêmeia*) of what happens in the body. Indeed, small beginnings of illnesses (*mikrai archai... tôn nosôn*) may become noticeable through the dreams people have, or in other words, dreams may give the first indication of impending illness.

Another question was of course, whether dreams can bring about their own fulfilment by suggesting a course of action to the dreamer. Is it possible for some

---

[52] Aristotle, *Peri philosophias*, fr. 10. Cf. W. Jaeger, *Aristotle. Fundamentals of the History of His Development* (London, 1962), 162 f., 333f. Aristotle's expression "foresees and foretells the future" was later adopted by Posidonius in his definition of divination as "*praesensio et praedictio futuri*".

[53] Aristotle, *Peri tês kath' hupnon mantikês* 2, 464a5.

[54] Aristotle, *Fragmenta*, Ross; *Protrepticus*, fr. 9, p. 38, text of Iamblichus, *Protrepticus* 8 (45, 4-47, 4 Pistelli).

[55] Cf. Ph.J. Van Der Eijk ("Aristotle on 'distinguished physicians' and on the medical significance of dreams", in: *Ancient Medicine in its Socio-cultural Context*; Ed. Ph.J. Van Der Eijk, H.P.J. Horstmanshoff & P.H. Schrijvers — Amsterdam, 1995, p. 447-459), who prefers "distinguished" to "scientific" as a translation of *charientes tôn iatrôn*, referring to the tendency of these physicians to transgress the limits of their own discipline, a tendency for which they were praised by Aristotle.

[56] Aristotle, *Peri tês kath' hupnon mantikês*, 1, 463a4-7.

[57] Aristotle, *op. cit.*, 1, 463a8-17. Cf. also Wijsenbeek-Wijler, *op. cit.*, 235-237.

dreams to be both signs (*sêmeia*) and causes (*aitia*)? It appears to be possible — and this is the second kind of dream he accepts as intelligibly precognitive — but in rather specific circumstances: our occupation with certain actions during the day may cause us to dream about them at night, because the movements associated with these actions remain with us, and pave the way for the dream. Conversely, the movements set up in a dream may also prove to be starting-points (*archai*) of actions (*praxeis*) to be performed in the daytime:

> "(…) because the way has been paved for the intention to do these actions in dreams at night (*dia to proôdopoiêsthai palin kai toutôn tên dianoian en tois phantasmasi tois nukterinois*)"[58].

In this explanation of dreams as causes of action, Aristotle's psychological insight is revealed at its best. The same idea was formulated by the German philosopher of last century, Arthur Schopenhauer, when he said:

> "*Die Vernunft verdient auch ein Prophet zu heissen: hält sie uns doch das Zukünftige vor, nämlich als dereinstige Folge und Wirkung unseres gegenwärtigen Tuns*"[59],

and Ludwig Binswanger, in a short commentary on Schopenhauer's statement in this matter, in his *Wandlungen in der Auffassung und Bedeutung des Traumes von den Griechen bis zur Gegenwart*, added that this equally applies to the latent ideas appearing during our dreams ("*Ganz dasselbe, nicht mehr und nicht weniger, lässt sich hier und da auch von den latenten Traumgedanken vermuten*"). Today we say that certain unconscious drives are translated into dreams and vice versa. Nevertheless the widely different context should be taken into account[60].

Where dreams outside the two aforementioned classes prove to be veridical — and this is the third possibility for the explanation of dreams — Aristotle thinks it is probably coincidence (*sumptôma*)[61]; he thus thinks that the apparent truth of dreams in relation to ensuing events is purely incidental, is a matter of probability, much as a dice game is based on chance (*tuchê*), on sheer luck – "*hôsper arti-adzontes*", not unlike that of men who play at odd and even.

> "Consequently [so he concludes] many dreams have no fulfilment (*dio kai polla tôn enupniôn ouk apobainei*); for coincidences do not occur invariably or even usually (*ta gar sumptômata out' aei outh' hôs epi to polu ginetai*)[62].

Finally, so says Aristotle in *Peri tês kath' hupnon mantikês*:

> "as for dreams which involve not such beginnings (*archas*), but such as are extravagant (*huperorias*) in times or places or magnitudes; on those involving beginnings

---

[58] Aristotle, *op. cit.*, 1, 463a22-31.
[59] Schopenhauer, *Parerga und Paralipomena* II, §340, quoted by L. Binswanger, *Wandlungen in der Auffassung und Bedeutung des Traumes von den Griechen bis zur Gegenwart* (Berlin, 1928), 109.
[60] Cf. Wijsenbeek-Wijler, *op. cit.*, 237-238.
[61] The Greek word *sêmeion* means symptom, *sumptôma* means coincidence.
[62] Aristotle, *op. cit.*, 1, 463b1-12.

which are not extravagant in any of these respects, while yet the persons who see the dream (*tôn idontôn to enupnion*) do not have matters in their own hands: unless the foresight which such dreams give is the result of pure coincidence (*apo sumptômatos*), the following would be a better explanation than that proposed by Dêmokritos, who alleges phantoms and emanations as its cause (... *ê hôsper legei Dêmokritos eidôla kai aporroias aitiômenos*)"[63].

And he transforms this theory by way of an explanation based on his own theory of perception, whereby he replaces Dêmokritos' moving corpuscules by his own movements (changes) through a medium, using a particular theory of the mechanics of movement he provided for the explanation of the fact that sense-movements may be lingering,... even when the moving agent (the sensible object) is no longer present[64]. He illustrates this proces of lingering movements in the sense-organs by means of a comparison with the disturbances propagated in water or air:

> "When anything has stirred water or air, the part moved moves another,... and when the first impulse has ceased, a similar movement still continues up to a point, where the moving agent is not present (... *kai pausamenou ekeinou sumbainei tên taoiautên kinêsin proïenai mechri tinos, tou kinêsantos ou parontos*)"[65].

Definitely, Aristotle's whole approach to the problem may be considered "scientific", or if one prefers "rational",... and most certainly not religious[66]! In this approach, he stands far above his contemporaries, even those who have tried to give a rational account of the nature of dreams. In the course of studying the rather scant modern literature on the three remarkable treatises on sleep and dreams, one encounters comparisons with modern theories of dreams from the 19th century onwards. E.R.Dodds, in his magisterial book *The Greeks and the Irrational*, whose interpretations concerning "Dream-pattern" and "Culture-pattern" we strongly endorse, even went so far as to say that "(...) one may in fact

---

[63] Aristotle, *op. cit.*, 2, 464a1-6 (Oxford transl.).

[64] Aristotle, *Peri enupniôn*, 2, 459a24-8: "For the sensible objects corresponding to each sense-organ produce sensation in us, and the affection produced by them persists (*enuparchei*) in the sense-organs not only while the sensations are active (*ou monon... en tois aisthêtêriois energousôn tôn aisthêsiôn*), but also after they have gone (*alla kai apelthousôn*)".

[65] Aristotle, *Peri tês kath' hupnon mantikês*, 2, 464a6-9.

[66] Cf. D. Lee, *Plato: Timaeus and Critias* (London, 1977), 18: "Rational" and "scientific" are distinct. For though to be scientific one must be rational, to be rational is not, in itself, to be scientific.The scientific method evolved step by step in the later Middle Ages and after the Renaissance. Its essential component is, as Bacon pointed out, that of experiment. And the full implications of the experimental method are complicated, involving the deliberate observation of processes in artificial isolation, eventually in the artificial isolation of the laboratory; scientific knowledge is very largely laboratory-based knowledge. The laboratory in turn presupposes a far higher level of technology than any reached in the ancient world; it is impossible without some degree of the industrialization which it will itself accelerate and promote". Compare the rather more cautious judgement of S. Sambursky, *The Physical World of the Greeks* (London, 1956), 2: "With very few exceptions, the Ancient Greeks throughout a period of eight hundred years made *no attempt at systematic experimentation*." See also, G.E.R. Lloyd, *Methods and Problems in Greek Science* (Cambridge, 1991), 70-99.

doubt whether in this matter modern science has advanced very far beyond him"⁶⁷.

This, of course, should be considered as an overstatement, to say the least. For one thing, in Aristotle's "little treatises" any substantial theory of repression, symbolism and other concepts of psycho-analytic theories is lacking. The Stagirite's foremost concern was the connection between his "sensitive soul" (*aisthêtikê dunamis* of the *psuchê*) and the body, not between the mind (the *noêtikê dunamis* of the *psuchê*) and the body, as Wijsenbeek-Wijler has emphasized in her thoughtful, and well-documented study *Aristotle's concept of Soul, Sleep and Dreams*. For that reason he was not interested in the role played by thinking processes,... and they were forcibly excluded from his theory of dreams.

This limitation of the domain of dreams to the sensitive faculty of soul is significant in respect to his attitude to the many events which are today called mental. For Aristotle thinking soul means only that part of soul which reasons and deliberates, whereas today no such sharp distinction is made between the reasoning function of soul and the sensitive function in its Aristotelian meaning, which is in any case much too general a notion for our different concepts of feeling and perceiving.

Thus the "unawareness" caused by the inactivity (*adunamia*) of the common sense-faculty should not be confused with the Freudian "unconscious" (*das Unbewusste*). For that reason one should — as Wijsenbeek-Wijler perceptively remarks — carefully consider the differences rather than overrate the superficial resemblance between the psycho-analytical interpretation of dreams and Aristotle's remarkable analogy between dreams and reflections in water, in the final paragraph of *Peri tês kath' hupnon mantikês*⁶⁸:

> "The most skilful interpreter of dreams is the man (*technikôtatos d'esti kritês enupniôn*) who possesses the ability to detect resemblances (*hostis dunatai tas homoiotêtas theôrein*). Anyone may interpret dreams which are vivid and plain (*euthuoneirias*). By resemblances I mean that the mental pictures (*ta phantasmata*) are analogous to the forms reflected in water (*tois en tois hudasin eidôlois*).... In the latter case, if the motion in the water be great, the reflection has no resemblance to its original (*ouden homoia ginetai hê emphasis*), nor do the forms resemble the real objects (*kai ta eidôla tois alêthinois*). Skilful (*deinos*), indeed, would he be in interpreting such reflexions (*emphaseis*) who could rapidly discern (*diaisthanesthai*), and at a glance comprehend (*sunoran*), the scattered and distorted fragments of such forms (*ta diapephorêmena kai diestrammena tôn eidôlôn*), so as to percieve that one of them represents a man, or a horse, or anything whatever — Similarly, then, in the case of seeing what this dream means; for the internal movement effaces the clearness of the dream (*kakei dê homoiôs ti dunatai to enupnion touto; hê gar kinêsis ekkoptei tên euthuoneirian*)"⁶⁹.

---

[67] Dodds, *op. cit.*, 120.
[68] Cf. Wijsenbeek-Wijler, *op. cit.*, 173-174.
[69] Aristotle, *op. cit.*, 2, 464b7-17 (Oxford transl.).

Though Freud himself quoted this passage, he was quite aware that it should not be considered an anticipation of his own theory, already occuring in Aristotle's theory of dreams.

Indeed, Aristotle's attitude in this particular context (which does not mean his theory of soul as a whole) is much closer to David Hume and his empiricist theory of association than to the psycho-analytical theory of dreams providing a clue to the workings of the unconscious mind. The clue dreams might provide, according to this analogy, is to the interpretation of confused, lingering sense-perceptions. According to Aristotle, the only other occasions where dreams may possibly provide a clue are bodily states, because dreams might be symptoms of certain illnesses.

One should thus not overestimate certain superficial resemblances to modern science or even speculations, because the foundations of the theory in which these resemblances appear are totally different from the foundations on which modern theories are built. To gain the right impression of Aristotle's greatness, we should refrain from nourishing the desire to export our cultural theories to Antiquity, and view him in his own setting — that of ancient Greek thought[70].

Unfortunately later Antiquity did not go further than Aristotle. The religious view of dreams was revived by the Stoics, who were convicted that dreams contained an intimate truth because, as Homer and Pindar thought, during sleep the soul "goes back to speaking to the gods"; and it was eventually accepted even by Peripatetics like Cicero's friend Cratippus. As a matter of fact, according to Cratippus, the divine part of the soul goes back into contact with the logos of nature, and thus it can know events that are contained in it *ab aeterno*. In the considered opinion of Cicero, the philosophers by this "patronage of dreams" (*somniorum patrocinium*) had done much to keep alive a superstition whose only effect was to increase the burden of men's fears and anxieties[71].

But this protest went unheeded: the dreambooks continued to multiply, the most famous example being "The Interpretation of Dreams" (*Oneirokritika*) of Artemidorus of Ephesos, written in the second century C.E. at the height of the Roman Empire; the Emperor Marcus Aurelius thanked the gods for medical advice vouchsafed to him in sleep; Plutarch abstained from eating eggs because of certain dreams; and Dio Cassius was inspired by his *daimonion* in a dream to write history. Even so enlightened a surgeon as Galênos was prepared to perform an operation at the bidding of a dream, although his ideas about dreams resembled those of Hippokratês and Aristotle in many aspects. In spite of his evident respect for the popular beliefs of his contemporaries, the scholar of Pergamum, like his predecessors, discussed the diagnostic and prognostic aspect of dreams on a physiological basis and like Hippokratês, he used dreams as a medical diagnostic tool:

---

[70] Cf. Wijsenbeek-Wijler, *op. cit.*, 247-248.
[71] Cicero, *op. cit.*, 2.150; 1.71; 2.52-54.

"Among common symptoms dreams indicate a certain condition (*diathesis*) of our body. If one sees a firebrand in a dream, one is troubled with yellow bile. Smoke, mist or deep darkness comes from black bile. A rainstorm discloses an excess of cold moisture; likewise snow, ice and hail indicate cold phlegm. One also has to consider the seasons and the food consumed"[72].

Galênos also tried to separate the clinical interpretation of dreams corresponding to previous thought from the superstitious prognostication of self-styled diviners and *oneiropoloi* or *oneiromanteis* (interpreters of dreams), who mostly disagreed as much in their opinions as physicians in their own prognosis of illness. Definitely, Antiquity to the end refused to content itself with the pre-classical or archaïc "Gate of sawn Ivory". In the classical dream landscape there was also, sometimes and somehow, a "Gate of polished Horn". In other words, The Greek did not always consider dreams as "unmanageable" (*amêchanoi*) nor as "twaddlers" (*akritomuthoi*); everything depended on "the gate in which one slept".

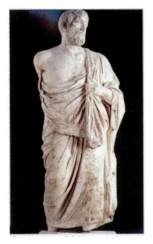

Statue of Hypocrates

---

[72] Galênos, *Peri tês ex' enupniôn diagnôseôs*, ed. C.G. Kühn, *Klaudiou Galênou Hapanta. Claudii Galeni Opera Omnia* (Leipzig, 1821-1833), vol. VI, 832-835.

Zur Bedeutung des Eros bei Platon

Dr. phil. Franz Schotten, Rommerskirchen *(Deutschland)*

Kein griechischer Gott hat so nachhaltig Auswirkungen und Ausstrahlung gezeigt wie der Liebesgott Eros, obwohl Eros nicht die Phalanx der großen Götter anführte. Von seinem Namen abgeleitete Begriffe wie erotisch, Erotik sind heute im Alltagsvokabular gebräuchlich. Eros heißt Liebe.

Der Begriff platonische Liebe, gebildet mit dem Namen des großen griechischen Philosophen Platon (427 v. Chr. — 347 v. Chr.), wird meist philosophisch unreflektiert gebraucht, man versteht darunter jene Art von Liebe, bei der sinnlichem Begehren keine Bedeutung zugemessen wird, sondern die Liebe als seelische Zuneigung eine Sublimierung erfährt. Es soll untersucht werden, ob diese Deutung dem platonischen Begriff des Eros gerecht wird. Dabei wollen wir uns von Freud darin bestärken lassen, dass diese Frage auch Ärzte und Psychologen angeht. Freud, der gesagt hat: »So mögen alle (...) sich erinnern lassen, wie nahe die erweiterte Sexualität der Psychoanalyse mit dem Eros des göttlichen Plato zusammentrifft.«[1]

Erst vor wenigen Wochen erschien in der FAZ ein Artikel mit der Überschrift: »Möge Freud nie seinen Platon finden- Ein Symposion in Delphi übt philosophische und psychoanalytische Selbsterkenntnis,[2] lesenswert war auch der Artikel in der FAZ mit der Überschrift »Eros lenke meine Zunge.- Es war eine Lust, in vorchristlichen Jahrhunderten zu philosophieren.«[3] Schließlich sei noch auf einen Artikel in der Süddeutschen Zeitung hingewiesen: »Der verfolgte Eros — Warum antike Skulpturen nicht nackt sein durften: Die Feigenblatt-Ausstellung in der Münchner Glyptothek«.[4]

Doch bevor wir zu Platon kommen, zunächst einige allgemeine Anmerkungen zum Eros bei den Griechen:

Eros ist ein Gott, vielseitig und schillernd, er gehört nicht zu den Gottheiten der Ilias oder Odyssee des Homer, aber sein zwiespältiges Wirken ist mehr als das der anderen Gottheiten in der griechischen Literatur, speziell in der Dichtung, besungen worden.

Der Begriff Eros ist zuerst belegt und für uns fassbar bei dem Dichter Hesiod (um 700 v. Chr.) in dessen Dichtung Theogonie, der Erzählung vom Werden der göttlichen Gestalten und Mächte in der Welt, etwa 100 Jahre nach Homers Werk.

---

[1] Ute Schmidt-Berger (Hrsg.), Platon, Das Trinkgelage oder über den Eros, Frankfurt/M 1985, S. 186.
[2] FAZ vom 23.08. 2000.
[3] FAZ vom 23.10. 1999.
[4] SZ vom 29./30.07. 2000.

In Hesiods Werk Theogonie ist Eros der älteste Gott, er ist elternlos. »Wahrlich, zu allererst entstand die gähnende Leere (Chaos), alsdann aber die Erde (Gaia), sicherer Sitz von allen, den Unsterblichen, und der dunstige Tartaros und Eros (das Liebesbegehren), der der schönste ist unter den todfreien Göttern, aller Götter und aller Menschen Sinn und verständige Absicht bezwingt er in ihrer Brust«.[5]

Es gibt also nach Hesiod drei Urmächte, die zuerst wurden. Zuallererst das Chaos, dann das erste weibliche und das erste männliche Wesen: die breitbrüstige Erde und Eros, der Bewegung und Entwicklung schaffende Liebesgott. Seine Macht wird seither gepriesen, ein Lobpreis, in den auch der Sirenenchor in der Klassischen Walpurgisnacht des Faust einstimmt mit seinem »So herrsche denn Eros, der alles begonnen!«[6]

Eros ist ein kosmisches Phänomen, Sinnbild für Zeugungskraft und Lebensfülle; das ist der eine Aspekt. Er bezwingt Götter und Menschen und bringt sie unter seinen Willen; das ist der andere Aspekt. Eros ist also beseligende, Erfüllung gewährende Macht, ebenso aber auch der gefährliche, Leiden bringende Bezwinger des Menschen.[7] Diese Doppeldeutigkeit des Eros bleibt bestehen, auch bei Platon.

Den Aspekt des Eros, Liebe als erfüllende und beglückende Kraft, soll uns ein Sappho-Gedicht verdeutlichen. Sappho von der Insel Lesbos, nördlich von Kos, war die bedeutendste griechische Dichterin. Hören wir Sappho aus dem 6. Jh. v. Chr.: »Die einen sagen, ein Reiterheer sei das Schönste auf der schwarzen Erde, die anderen, ein Heer von Fußvolk oder eine Kriegsflotte. Ich aber sage, es ist das, was einer lieb hat.«[8]

Dann wird Helena als Beispiel für die schönste Frau Griechenlands angeführt, die ihr Leben aufgab, um dem Paris zu folgen, nur von Liebe getrieben. So sehnt sich Sappho nach Anaktoria, die in der Ferne weilt. Dieses Mädchen findet sie am schönsten. Die Reflexion darüber, dass ihr dieses Mädchen im Augenblick, da sie spricht, mehr bedeutet und schöner erscheint als alles andere, führt sie zu der Einsicht, dass es die Liebe ist, die für den Menschen die Maßstäbe für das Schöne und Gute setzt, zwei Bereiche, die im Denken Sapphos einer sind. Für jeden ist das Schönste und Erstrebenswerte das, was er liebt. In einem ihrer Abschiedsgedichte tröstet Sappho ein Mädchen damit, dass die Erinnerung an die gemeinsam bei Spiel und Reigen verbrachten Stunden ein dauernder Besitz sei, und an anderer Stelle wendet sie sich an ein Mädchen, das sich in Sehnsucht nach der jetzt im fernen Sardes verheirateten Freundin verzehrt, indem sie daran erinnert, dass jene in diesem Augenblick ihre Gedanken nach Lesbos, zum Kreis der Freundinnen, richte.

Sappho und ihren Kreis kennen wir heute fast nur in der Konnotation »lesbisch«. Eine Definition von Lesbierinnen meint damit Frauen, die Frauen lieben,

---

[5] Hesiod, Theogonie 116 f. —Übersetzung Marg.
[6] Johann Wolfgang von Goethe, Faust, 2. Akt, Vers 8479.
[7] Albin Lesky, Vom Eros der Hellenen, Göttingen 1976, S. 11 ff.
[8] Zitiert in Albrecht Dihle, Griechische Literaturgeschichte, Stuttgart 1967, S. 68.

die sich Frauen aussuchen, um sie zu ernähren, zu unterstützen und eine Lebensumgebung zu gestalten, in der sich kreativ und unabhängig arbeiten läßt.⁹

Wer war Sappho und ihr Kreis? Sappho entstammte einem aristokratischem Geschlecht der Stadt Mytilene auf der Insel Lesbos und stand an der Spitze eines Mädchenbundes. Mädchenbünde (Thiasoi) traten allmählich neben die kriegerisch ausgerüsteten Männerbünde der Primitivgesellschaft. Unter der Leitung und im Haus einer vornehmen Dame verbrachten Mädchen aus der Oberschicht vor ihrer Verheiratung einige Jahre, um in den kultischen Traditionen und in den Künsten unterwiesen zu werden. Innerhalb dieser Thiasoi, die sich ganz der Verschönerung und Stilisierung der Lebensformen widmeten und in denen der ökonomische Alltag eine geringe Rolle gespielt haben dürfte, bildete sich natürlich ein dichtes Netz von Neigungen und Freundschaften zwischen den Mädchen und der Dame des Hauses. Derartige Beziehungen wurden emotional wohl stärker empfunden als die Verbindung von Mann und Frau in der Ehe, die unter den gesellschaftlichen Bedingungen jener Zeit ganz vorwiegend den Charakter eines Vertrages zwischen zwei Familien hatte.

Sehr früh schon ist in der griechischen Komödie von sexuellen Verirrungen gleichgeschlechtlicher Liebe bei Sappho und ihrem Kreis die Rede. Doch in Sapphos Dichtung gibt es keinen Hinweis darauf, dass es solche gleichgeschlechtlichen Beziehungen gegeben hat.

Die Wissenschaftler sind zurückhaltend, wenn es um die Frage von sexuellen Beziehungen im Kreis der Frauen um Sappho geht. In Sapphos Gedichten weist nichts darauf hin, und Aristoteles bezeichnet Sappho in seiner Rhetorik (384) als »reine, holdlächende Sappho«. Und auf einer Schale ist dargestellt, wie sich der Dichter Alkaios, ein Zeitgenosse Sapphos, vor Sappho in Ehrfurcht verneigt.

Zwischen Sappho, der Insel Lebos und dem, was wir heute unter »lesbisch« verstehen, muß man m. E. eine Trennungslinie ziehen. Mit Sicherheit hat bei Sappho der geistig-seelische Bezug und nicht der körperlich-physische die dichterische Aussage bestimmt. Sappho hat sich mit ihrem Thiasos (Mädchenbund) bewußt von den untereinander rivalisierenden Männerbünden und den kriegerischen Ambitionen der dominanten Männerwelt absetzen wollen und höhere geistige Ideale angestrebt. Sie war Dienerin der Musen und lehrte die Mädchen deren Künste und feine Lebensart. Diese Phase der Bildung und Lebensgemeinschaft endet für die Mädchen mit der Eheschließung und Hochzeit.

Die Ehe war die übliche griechische Lebensgemeinschaft von Mann und Frau. In der Aristokratie war sie die Institution, die die Verwaltung des oikos (Oekonomie), das Hauswesen im engeren und weiteren Sinn, trug und die Sicherung des Nachwuchses gewährleistete.

Aufgabe der Frau war die Haushaltsführung, die Aufzucht und Erziehung der rechtmäßigen Kinder, der Erben, die Sorge um die Leibeigenen, die Vorratshaltung und Verarbeitung der Agrarerzeugnisse, ganz besonders die Textilgewinnung.

---

⁹ B. W. Cook, in Signs 4 (1979), S. 718 (738).

Der Mann besorgte die Geschäfte außerhalb des Hauses: die Landwirtschaft, Viehhaltung und den Handel.

Unverheiratet und kinderlos zu bleiben, war ein Los, das nur als Fluch galt. Je größer die gesellschaftliche Verantwortung und die Macht des einzelnen war, desto zwingender wurde eine Heirat. Informationen über die Situation sozial niedrig stehender Gruppen haben wir kaum. Hesiod nennt als Vorzug der Ehe die Altersversorgung. Die Ehe war aber keine auf einem Rechtsakt beruhende Institution. Sie war philotes (Freundschaft) und eunä (Beilager). Lief einer der Partner weg (vgl. Helena-Menelaos-Paris), war die Gemeinschaft aufgehoben. Helena kehrte schließlich zu Menelaos zurück. Und Paris wurde nicht wegen der Verführung der Menelaosgattin Helena düspari = Unglücksparis genannt (Ilias, III,39), sondern weil sein Liebesbegehren Leid und Krieg über die Griechen gebracht hatte.

Vorstellungen einer festen Sexualmoral der Frühzeit waren z. B. Homer fremd. Monogamie als Forderung sexueller Norm gab es nicht. Liebschaften verheirateter Männer außerhalb des heimischen Bereiches, etwa im Krieg oder auf Reisen, waren unproblematisch; sie beeinträchtigten nicht den häuslichen Frieden. Es gab auch eine Reihe von vornehmen jungen Frauen, die uneheliche Kinder zur Welt brachten. Das war weder für die Mutter noch für die Kinder ein Makel. Die Vaterschaft unehelicher Kinder wurde regelmäßig einem Gott zugeschrieben, häufig Flussgöttern oder Poseidon. Das Wasser verkörperte sinnfällig die göttlich empfundene Umarmung. Es gab keinerlei Ressentiment gegenüber unehelichen Kindern.

Durch die Solonische Gesetzgebung im 5. Jahrhundert wurde Ehebruch schließlich geahndet. Wenig später wurden die Bestimmungen zur Ehe noch enger gefaßt: Legitime Abkunft bedeutete: der Vater mußte ein Athener Bürger, die Mutter zumindest frei geboren und ihre Ehe in der staatlich sanktionierten Form geschlossen worden sein. Noch strenger wurden die Bestimmungen unter Perikles: auch die Mutter mußte Athenerin sein. Mischehen waren nicht mehr möglich. Die Ehe war jetzt eine ausschließlich staatliche Institution, sie diente dem Schutz der Polisgemeinschaft.

Die griechische Frau war keine Rechtsperson, juristisch also nicht handlungsfähig. Sie besaß deshalb auch kein Bürgerrecht, sondern nur das positive Recht, dass sie geheiratet werden konnte, damit Kinder geboren wurden.

Die Hochzeit war Objekt väterlicher Verfügungsgewalt. Zwischen Vater und Bräutigam wurde ein Vertrag geschlossen, dadurch war die Frau gegen Willkür geschützt. Ehebruch war eine Verletzung des Besitzrechtes. Ehebrecher, die in flagranti ertappt wurden, durften getötet werden, eine Ehebrecherin durfte verstoßen werden. Eine Ehescheidung mußte der Mann lediglich vor Zeugen aussprechen, die Ehefrau mußte die Ehescheidung beim Archonten anzeigen.

Junge Mädchen, noch nicht verheiratet, mußten in strengster Abgeschiedenheit leben. Sie besuchten keine Schulen. Die strenge Abgeschiedenheit sollte die Jungfräulichkeit garantieren, die seit Solon gefordert war. Mädchen, die vor der Ehe Geschlechtsverkehr gehabt hatten, konnte der Vater in die Sklaverei verkaufen (Plut.Sol.23,2). Auch andere Rechte wurden ihnen entzogen. Sie durften keinen

Schmuck tragen und keine Heiligtümer betreten. Bei Zuwiderhandlungen konnte man sie schlagen oder mißbrauchen. Sie zu töten wäre ein Eingriff in das Besitzrecht des Vaters gewesen. Eine junge Frau sollte früh heiraten (mit 14-15 Jahren), ein Mann mit 30 Jahren.

Eine Frau lebte isoliert, die Nennung ihres Namens war ungehörig. Namen von Frauen in überlieferten Texten (Gerichtsreden) sind daher immer die Namen von Prostituierten.[10] Liebestolle Frauen waren in der Komödie geradezu ein Topos für Ausschweifung und Ehebruch. Liebe hielt man in der klassischen Zeit für eine Krankheit, für Mania (Raserei), die es zu mäßigen galt. Die Liebesleidenschaft zu bändigen, war ein Anspruch der damaligen Philosophen und Dichter. Da Frauen das ethische Niveau der Mäßigung und Enthaltung nicht zugestanden wurde, unterstellte man ihnen Triebhaftigkeit. Verknüpft war die Geringschätzung der weiblichen Ethik mit der Idee, die Entwicklung eines hohen Ethos sei gebunden an Aktivität, Macht, Männlichkeit und unvereinbar mit der Passivität und Unterlegenheit der Frau. Auf die Frage des Sokrates, ob er mit jemandem weniger spreche als mit seiner Frau, gibt Kritoboulos zu, dass sie kaum miteinander reden.[11]

Auch die Rolle der Geliebten gehörte nicht zum Funktionsbereich der Ehefrau. So selbstverständlich dem griechischen Mann das voreheliche Geschlechtsleben war, so wenig gab es irgendwelche gesellschaftlichen Normen, die ihn während seiner Ehe zum ausschließlichen Verkehr mit seiner Ehefrau verpflichteten. Auch die Ehefrau war nicht moralisch zur ehelichen Treue gezwungen, die rechtliche Reglementierung hatte ausschließlich soziale Gründe. Alleingelassene Frauen benutzten selbstverständlich den Olisbos, einen ledernen Ersatz.[12]

In der Zeit des Perikles zeichnet sich in der Literatur ein Wandel ab: die Ehe wird mehr und mehr nicht nur als Wirtschaftsbund und als Zeugungsinstitut, sondern als eine menschliche tiefe Lebensgemeinschaft empfunden. Damit geht eine allgemeine Aufwertung der griechischen Frau einher.

Wie lebte nun der Mann seine dominante Rolle in Griechenland?

Bei dem Historiker Thukydides heißt es in seiner Geschichte des Peloponnesischen Krieges 7,77,7: »Männer machen eine Stadt«, und wir erinnern uns an die Sappho-Verse. Die Männer lieben Reiterei und das Heer. Die Interessen der Männer galten ausschließlich ihrer Polis, ihrem Stadtstaat und dessen Verteidigung und Schutz, Schutz der Demokratie. Die politische Führung, die Leitung einer Polis, war ausschließlich Männersache, und somit war die Polis eine reine Männergesellschaft. Nicht nur die politische Öffentlichkeit fand unter Ausschluss von Frauen statt, auch in fast allen übrigen Bereichen des gesellschaftlichen Lebens blieben Männer unter sich. Die Frauen waren auf den oikos, das Haus, und seine Leitung, die Oekonomie, beschränkt. Nur als bezahlte Unterhaltungsspezialistinnen, als Hetären, hatten Frauen in der klassischen Zeit Zugang zu der männlichen Gesellschaft.

---

[10] Euripides, Heracl. 476-477.
[11] Carola Reinsberg, Ehe, Hetärentum und Knabenliebe im antiken Griechenland, München 1989, S. 42 ff.
[12] Carola Reinsberg, a. a. O. (Fn. 11), S. 44 ff.

Zwei charakteristische Einrichtungen der adligen Männerkultur, die seit dem 6. Jahrhundert mit der Ausweitung politischer Rechte von breiteren Kreisen der Bürgerschaft übernommen wurden, sollen kurz skizziert und nach ihrer Funktion befragt werden, die Knabenliebe und die sog. Symposien.

Während in homerischer Zeit die Heterosexualität die erotischen Beziehungen bestimmte, war homoerotische Liebe im klassischen Griechenland ein in der Öffentlichkeit präsentes, gesellschaftlich akzeptiertes und sogar gefordertes Phänomen. Dabei unterschied sie sich allerdings von heutiger Homosexualität in ihren Formen und in ihrer gesellschaftlichen Funktion deutlich:

1. Hinsichtlich der gesellschaftlichen Stellung der Beteiligten war sie als akzeptierte Erscheinung beschränkt auf Kontakte innerhalb der sozial oder rechtlich privilegierten Schichten der Bevölkerung: in archaischer Zeit auf den Adel, in klassischer Zeit auf die politisch berechtigten Vollbürger. Ein Gesetz Solons verbot z.B. ausdrücklich Knabenliebe zwischen Sklaven.
2. Das Alter der Beteiligten war verschieden. Der eine Partner war stets ein junger Mann, der andere ein erwachsener Mann: Eromenos (der geliebt wird) und Erastes (der Liebende). Die Beziehung war daher zeitlich begrenzt. Erotische Beziehungen zwischen Männern gleichen Alters galten als unrechtmäßig (adikos).
3. Das Rollenverhalten in der Beziehung war durch ein passiv/aktives Schema geprägt. Während der junge Mann (eromenos), der, der von jemanden begehrt wurde, zurückhaltend, distanziert und eher abweisend zu sein hatte, war der Erwachsene, der erastes, (der, der jemanden begehrt), der aktiv werbende, verliebte, die körperliche Nähe suchende Teil der Beziehung.
4. Wenn es zu sexuellem Verkehr kam, was nicht notwendigerweise der Fall sein mußte und ein freiwilliges Gewähren des Jungen zur Voraussetzung hatte, so erfolgte der sexuelle Verkehr intercrural, d.h. zwischen den Schenkeln des aufrecht stehenden eromenos. Aufrechte Haltung und »Lustlosigkeit« dokumentierten die Distanz zu einer als unmännlich und entehrend angesehenen weiblichen Unterwerfung. Anale Kopulation galt als Prostitution, die in klassischer Zeit den Verlust der Bürgerrechte zur Folge hatte.[13]

Bildliche und schriftliche Überlieferung zeigt uns bzgl. der Knabenliebe, dass es sich um eine genau geregelte gesellschaftliche Institution handelte, die durch Sanktionen gegen Abweichungen gesichert war. Es gibt einen Bericht aus Sparta, dass dort ein wohlhabender Mann der führenden Schicht keinen jungen Mann liebte. Er wurde bestraft, weil er keinen liebte und dadurch keinen jungen Mann zur Ähnlichkeit mit ihm selbst herangebildet hatte, also kein Vorbild war. Liebhaber können nämlich, wenn sie selbst würdige Männer sind, durch ihre Liebe sehr viel Gutes bei ihren Günstlingen fördern. Nicht die homoerotische Beziehung als solche stand im Vordergrund des päderastischen Liebesverhältnisses, sie war selbst eher ein Teil eines erzieherischen Verhältnisses, durch das die adligen Qualitäten des Liebenden, seine kriegerische Tapferkeit, seine Ehre und Tugend,

---

[13] Aloys Winterling, Die Männergesellschaften im archaischen Griechenland, in Universitas 45 (1990), S. 717 (721 ff.).

auf den Heranwachsenden übertragen wurde. Für einen jungen Mann und dessen Familie war es eine Ehre, wenn sich ein vornehmer Mann um ihn bemühte und ihm Förderung versprach. In Sparta hatte die Knabenliebe sogar die Funktion der Rekrutierung der politischen Elite innerhalb der Oberschicht. Die Päderastie hatte die Funktion einer Initiationsphase. Dass diese Phase bei kriegerischen Auseinandersetzungen fortbestand, zeigt sehr deutlich noch im 4. Jh. v. Chr. die heilige Schar der Thebaner, einer Elitetruppe von 150 »Liebespaaren«, die sich im Kampf gegenseitig zu höchster Tapferkeit ansporten und nichts mehr wünschten als für einander den Liebestod zu sterben.[14] Es war die Schlacht bei Chaironea (338 v. Chr.), als der Makedonenkönig Philipp II nach seinem Sieg das Schlachtfeld besichtigte und die 300 Toten der Heiligen Schar im Tod vereint sah. Als er erfuhr, dass das Liebende und Geliebte waren, da soll er in Tränen ausgebrochen sein und gerufen haben: »Elend sollten jene verderben, die vermuten, diese hätten etwas Schändliches getan oder gelitten«.[15] Der Schriftsteller Plutarch hat das im Sinne unbedingter Keuschheit verstanden.

Dasselbe Potential, das den Kampfgeist jener Truppen bestimmt, wirkte auch im Streben päderastischer Einzelpaare und befähigte sie zu großen politischen Taten, die außerordentlichen Wagemut und Einsatz erforderten. Musterbeispiel ist das Freundespaar Harmodios und Aristogeiton. Platon bezeichnet sie als Liebespaar. Sie wagten es, im Jahr 514 v. Chr. die Hand gegen einen der letzten athenischen Tyrannen, den Peisistratiden Hipparchos, zu erheben, um ihn zu töten. Beide kostete es das Leben. Der eine fiel bei dem Attentat, der andere wurde hingerichtet. Das Paar verkörpert für die Athener Demokratie und Freiheit und genoss dementsprechend tiefe Verehrung. Man setzte den beiden ein Denkmal auf der Agora.

Die Knabenliebe war, so kann man zusammenfassend sagen, in der griechischen Oberschicht eine Art Initiation und damit die entscheidende Institution, durch die die männlichen Jugendlichen außerhalb der Familie auf die Werte der adligen Männergesellschaft sozialisiert und in sie integriert wurden.

Das antike Griechenland wurde von Jacob Burckhardt als Zeitalter des »agonalen Menschen« bezeichnet. Knabenliebe und Symposien waren eingebettet in einen umfassenden Männlichkeitskult. Der Sieg im Wettkampf in Olympia, das sportliche Training der nackten männlichen Jugend in Gymnasien und Palästra, die Begeisterung für die Schönheit des jugendlichen männlichen Körpers und das Tugend-Ideal der Kalokagathia, des Schönen und Guten, waren die zentralen Werte der Adelsgesellschaft. Seit homerischer Zeit hatte das Kriegswesen deutliche Veränderungen erfahren. Im Verlauf des 7. Jahrhunderts war der adlige Reiterkampf von der Hoplithenphalanx, der Schlachtreihe des sich selbst ausrüstenden Bauernheeres, abgelöst worden. Damit sei der kriegerische Adel, so vermuten neuere Forschungen, zu einem »Adel der Muße« geworden, der luxuriöse Lebensstil habe der Kompensation des Distanzverlustes und das Symposion als exklusives männliches Refugium gedient. Ebenso habe der sich in der Knabenliebe

---

[14] Aloys Winterling. a. a. O. (Fn. 13), S. 722.
[15] Plutarch, Pelopidas 18.

manifestierende Schönheitskult des männlichen Körpers eine Ersatzfunktion für den seiner realen Kriegerfunktion beraubten Adel gehabt. Schönheit und sportliche Leistung seien zum entscheidenden Adelsprädikat geworden. Schon das Wort agon, mit dem die Griechen sowohl den sportlichen Wettkampf als auch die Schlacht bezeichneten, deutet darauf hin.[16]

Auch das griechische Symposion war eine reine Männerdomäne geworden. Zur Zeit Homers war es noch Gastmahl und Trinkgelage, die Gäste saßen auf Stühlen, die Anwesenheit von Frauen war üblich, und das Fest fand nicht in geschlossenen Kreisen statt. Seit dem 7. Jh. wurde das Gastmahl in zwei Teile geteilt: das Essen und das anschließende Trinken. Symposion hat die zwei Wortteile: syn = mit und pinein = trinken. In offensichtlicher Anlehnung an orientalische Vorbilder lagen ausschließlich Männer auf ihrer Kline (einer Art Couch), den linken Arm auf das unter dem Nacken liegende Kissen aufgestützt, den rechten Arm zur Bedienung frei. Frauen höheren Standes und Kinder waren vom Symposion ausgeschlossen. Man feierte verschiedene Anlässe und lud Gäste ein, in der Regel drei bis neun an der Zahl. Der Verlauf des mit Anbruch der Dunkelheit beginnenden Gelages war durch eine Reihe von religiösen Trinkritualen geprägt. Nachdem Tisch und Fußboden von den Speiseresten des vorausgegangenen Mahles gereinigt worden waren, wurde zunächst eine Schale mit ungemischtem Wein herumgereicht, aus der jeder einen Schluck nahm und ein Opfer brachte, indem er etwas Wein mit geschickter Bewegung überschwappen ließ. Anschließend wusch man sich die Hände, parfümierte sich und schmückte das Haupt mit einem Kranz aus Blumen, Myrten oder Efeu. Damit begann das eigentliche Trinken. Der Wein wurde in Krügen mit Wasser gemischt und in Trinkschalen eingeschenkt. Von den ersten drei Krügen wurden erneut Opfer dargebracht, den olympischen Göttern und den Heroen. Dazu sangen die vornehmen Herren alte religiöse Lieder, begleitet von Flötenklängen. Die Mischung des Weins, meist drei Teile Wasser zu einem Teil Wein, bestimmte der gewählte Symposiarch, der »König des Symposions«. Er legte auch die Trinkregeln fest. Neben verschiedenen Arten des Zutrinkens gab es das Trinken »nach Lust« und das »Trinken nach Zwang«. Bei letzterem war die Quantität vorgeschrieben. Als besondere Leistung galt das Heruntertrinken »in einem Zug«. Zur Unterhaltung während des Abends dienten verschiedene Würfel- und Brettspiele, Liedvorträge der Teilnehmer, Anekdoten, Witze und Rätsel. Vor allem gehörten zu einem richtigen Symposion Hetären, künstlerisch und literarisch gebildete Frauen, die gegen Geldzahlung zur Unterhaltung der Männer zur Verfügung standen. Sie begleiteten den Gesang mit Flötenspiel, nahmen an der Konversation, am Trinken und an allen Vergnügungen ebenso teil wie die Männer. Auf erhaltenen Vasen sind offen-erotische Beziehungen zwischen Männern und Hetären im Kreis der übrigen Teilnehmer bildlich dargestellt.

Der ausgelassene Charakter der Symposien, die oft mit einem Zug der angetrunkenen Teilnehmer durch die Stadt, dem Komos, endeten, läßt leicht die zentrale Funktion dieser Einrichtung übersehen. Es handelte sich bei den Zechern

---

[16] Aloys Winterling, a. a. O. (Fn. 13), S. 723.

nicht um irgendwelche Corps-Studenten, sondern um die gesellschaftliche und politische Elite der Polisgemeinschaft. Die Exklusivität und der Luxus, den sie auf ihren Symposien betrieb, distanzierte sie von allen übrigen Bürgern und von ihren Frauen. In den Gelagen, die Zeit und Reichtum voraussetzten, manifestierte sich der herausgehobene aristokratische Lebensstil, die Time, die Ehre, das heißt die adlige Interaktionsfähigkeit der Teilnehmer.[17]

Ist nun Platons Dialog »Symposion«, eine der größten Leistungen der Weltliteratur, eine Huldigung an diese griechische Männerkultur oder ist er eine Absage an diese oft als pervers bezeichneten Männerrituale?

Zunächst ist anzumerken, dass Platon die Vorbehalte gegenüber dem physisch erfüllten päderastischen Verhältnis nicht nur teilt, sondern verschärft. Bereits das Werk Politeia (Staat) deklariert die sexuelle päderastische Beziehung kurzerhand als »unmusikalisch« und »gemein« und fordert, dass eine päderastische Beziehung von jedem Schein eines sexuellen Verhältnisses freizuhalten und in eine wohlwollende Vater-Sohn-Beziehung zu transformieren ist. In den Nomoi wird das päderastische und homoerotische Verhältnis dann sogar als »unnatürlich« (para physin) bezeichnet; das »Gesetz über die Liebesverhältnisse« läßt allein den sexuellen Verkehr zwischen heterosexuellen Ehepartnern zwecks Zeugung von Kindern zu und fordert ansonsten sogar zwischen Eheleuten so weit wie möglich sexuelle Abstinenz. Im Rahmen seiner philosophischen Gesetzgebung für die durchschnittlichen Vollbürger in der antiken Polis verurteilt Platon eindeutig jede sexuelle Praktik im päderastischen Verhältnis.

Es hieße aber Platon einseitig und falsch verstehen, wenn man diese in seinen Spätwerken rational begründete philosophische Meinung allein gelten ließe.

Das Symposion, das zwischen 390 und 366 entstanden ist, gibt Gespräche bei einer Siegesfeier für den Dichter Agathon wieder, der 416 den Siegespreis in der Kategorie Tragödie erhalten hatte.

Der Tragödiendichter Agathon hat seinen Sieg bereits ausgiebig gefeiert, und nun feiert er ihn mit wenigen auserlesenen Gästen- unter ihnen Sokrates — bei einem Symposion noch einmal. Man hat bereits am Vortag kräftig gebechert, denn bei der Feier eines Dichters, der die drei besten Tragödien aufgeführt hat, verlangt Dionysos, der Tragödiengott, seinen Anteil. Heute aber will man nicht mehr nach Komment scharf trinken, und die Flötenspielerin, die schon angetreten ist, wird fortgeschickt.

Als Thema der Unterhaltung schlägt der Arzt Eryximachos, einer der elf Teilnehmer des Symposions, das Lob des Eros vor, da den Eros würdig zu besingen noch kein Mensch bis auf den heutigen Tag gewagt hat. So unbeachtet blieb dieser gewaltige Gott. Sogleich wird der Vorschlag angenommen, dass rechts herum jeder den Eros in einer Lobrede preisen solle. Sokrates unterstreicht seine Zustimmung mit der Aussage: »Ich selber könnte es nicht gut ablehnen, wo ich doch behaupte, mich auf nichts anderes zu verstehen als auf die Erotik«.

Der jugendliche Phaidros beginnt und feiert Eros als kosmische Kraft, die den Eros als einen kosmischen Gott charakterisiert hatte, und zitiert Parmenides mit

---

[17] Aloys Winterling, a. a. O. (Fn. 13), S. 718-720.

den Worten: »Als den ersten von allen Göttern ersann sie (die Schöpfungsgottheit) den Eros.« (I 28 B 13).

Der nächste Redner Pausanias nimmt in seiner Rede eine begriffliche Unterscheidung zwischen dem »gemeinen« (pandemos) und dem »himmlichen« (uranios) Eros vor.[18] Der gemeine, körperliche Eros ist unersättlich, unbeständig, allein auf körperliche Befriedigung des Liebhabers fixiert; der himmliche Eros spürt dagegen den vernünftigen Seelen nach und will die Geliebten besser machen.

Die dritte Rede hält der Arzt Eryximachos, der Asklepios als Begründer seiner Techne nennt. Für den einzelnen geht es um das rechte Maß des Eros, zu dem ein Arzt verhelfen kann, so dass Harmonie herrscht. In der Harmonie waltet der gute Eros.

Als vierter erzählt der Komödiendichter Aristophanes den Mythos von den Kugelmenschen. Aristophanes sieht den Grund des erotischen Lebens darin, dass die Natur des leiblich-seelischen Menschen krank ist. Er findet, dass der Mensch in seiner Erotik deshalb lächerlich ist, weil er von Grund auf anormal ist. Wenn aber dieses verrückte Wesen Mensch eigentlich anders sein sollte als es ist, dann muß dem Menschen eine ursprüngliche Verfassung seines Wesens zugrunde liegen, die jetzt nur verunstaltet ist. Aristophanes erzählt nun den Mythos von den ursprünglich drei Geschlechtern der Menschen: das männliche Geschlecht stamme von dem (männlichen) Helios ab, das weibliche von der (mütterlichen) Erde und das mannweibliche Geschlecht von dem (neutralen) Mond (190b). Ursprünglich heil und ganz waren die Kugelmenschen mit vier Armen, vier Beinen etc. In ihrer Kraft und ihrem Stolz lehnten sie sich gegen die Götter auf, wurden aber von Zeus zur Strafe für ihren Übermut zweigeteilt. Diese Teilung ist der Ursprung des Eros; denn seither sucht jeder seine andere Hälfte. Das Menschengeschlecht wäre nach dieser Teilung zugrundegegangen. Um aber weiter Opfergaben von den Menschen zu bekommen, ließ Zeus die Genitalien der Menschen nach innen versetzen und ermöglichte den Liebesgenuß ineinander. Durch ihn wird die Sehnsucht zusammenzusein befriedigt, und die Menschen können wieder ihren normalen Geschäften nachgehen, wieder etwas Vernünftiges tun. Von der Teilung her ist die Liebe zueinander den Menschen angeboren, damit sie ihre urspüngliche Natur wiederherstellen können; die Liebe versucht, aus zweien eins zu machen. Jeder von uns ist ein Stück von einem Menschen, ein Symbolon. Ein Symbolon (symballein=zusammenfügen) ist ein Ganzes, das aus zwei Stücken zusammengefügt ist. In der griech. Antike war ein Symbolon ein Erkennungszeichen. Beim Abschied zerbrachen z.B. Gastfreunde eine Münze in zwei Hälften, jeder erhielt ein Teilstück, so dass man sich später beim Zusammenlegen der Teile wiedererkennen konnte.

Aristophanes' Eros hat es mit Verlust zu tun, mit einer unaufhebbaren Defizienz der nicht mehr runden Menschen. Trennung, Bedürftigkeit, Schwäche, kurz Fragilität ist Voraussetzung des Eros.

Zweisamkeit ist das Ziel des Eros, die so einzigartig ist, dass sie der Einheit der ursprünglichen Kugelmenschen des Mythos ähnelt. Die Form der Zweisamkeit

---

[18] Plat Symp. 180d-181a.

kann heterosexuell, homophil oder lesbisch sein. Aristophanes erteilt damit der Vorliebe für päderastische Verhältnisse eine Absage. Letztlich sollen die Liebenden zu einer Existenzweise finden, die des Eros nicht mehr bedarf. Ernst Konrad Specht schreibt: »Es ist überraschend, dass die Aristophanes-Erzählung in der Psychoanalyse recht bekannt geworden ist«.[19] Specht's Deutung ist folgende:

»In diesem Mythos wird zunächst das Grundprinzip einer genetischen Restitutionstheorie des Eros entwickelt: Ursprünglicher Zustand der Einheit zweier Individuen — traumatischer Verlust der Einheit und Bildung zweier getrennter Individuen — partielle Restitution des verlorenen Einheitszustandes durch sexuelle Vereinigung. Andere Einzelheiten der Erzählung gestatten uns, dieses Grundprinzip im Sinne bestimmter psychoanalytischer Theorien des Eros zu deuten. Der Nabel als Merkzeichen der Trennung verweist symbolisch auf die Geburt als die traumatische Urtrennung (Rank,1924, Ferenczi,1924). Die merkwürdigen Macht- und Vollkommenheitsgefühle der Urdyaden und ihr hybrider Wunsch, die Götter anzugreifen, die Schwächung des Vollkommenheitsgefühls durch Trennung und die partielle Heilung durch den Eros geben uns einen Hinweis auf die narzißtischen Vollkommenheitsphantasien, deren Verlust und deren Wiederherstellung in der Verliebtheit, wie Freud sie in seiner Narzißmustheorie zu erklären versuchte. Schließlich ist noch ein ganz wichtiger Zug am Erklärungsmodell des Aristophanes zu beachten: Der Eros ist zwar Sexualität, an die Vereinigung der Zeugungsglieder gebunden, steht aber im Dienste des viel tieferen und grundlegenderen Bedürfnisses nach einer restitutio ad integrum. Freud hat diesen Gedanken schon in den«Drei Abhandlungen zur Sexualtheorie»(1905) aufgegriffen, ihn aber erst in seinen späteren Arbeiten zum zentralen Erklärungsprinzip der Verliebtheit ausgestaltet.«[20]

Nach Aristophanes spricht der Gastgeber, der Sieger im Tragödienwettstreit, der Symposiarch Agathon. Seine Rede ist Poesie. Agathon bezeichnet den Eros als einen vollkommenen Gott, er ist der schönste unter den Göttern, jung, zart und geschmeidig, der duftende Orte liebt, der jedem Leben Glanz verleihen kann. Er ist der »beste« Gott, von dem nicht Gewalt ausgeht, sondern Schöpferkraft, nicht Einengung, sondern Autonomie. Sie ist die Gabe des schönsten Spiels, in dem wir ganz Mensch sein können, die höchste Potenzierung menschlichen Lebens.

Nun ist Sokrates an der Reihe. Er knüpft an die letzte Rede des Agathon an; er fragt: Liebe ist doch immer Liebe zu etwas im Sinne von etwas begehren, einer Sache bedürftig sein? Eros ist immer nur auf das begehrend ausgerichtet, dessen er bedürftig ist. Geht aber der Eros auf die Schönheit aus, wie zuletzt Agathon formuliert hat, dann ist der Eros der Schönheit bedürftig und hat sie nicht. Mit dieser Dialektik zerstört Sokrates die Position des Agathon. Wenn Eros nach dem Schönen strebt, so heißt das, dass er selbst nicht schön ist. Sein Wesen muß sich folglich anders zeigen lassen.

An dieser Stelle bricht Sokrates sein Fragen ab und zitiert die Rede der Priesterin und Seherin Diotima, die ihm, wie er sagt, über den Eros berichtet habe.

---

[19] Ernst Konrad Specht, Verliebtheit bei Freud und Platon, in Psyche 2 (1977), S. 101 (105).
[20] Ernst Konrad Specht, a. a. O. (Fn. 19), S. 101 (105).

Ob Diotima eine geschichtliche Persönlichkeit war, soll hier offenbleiben. Diotima ist durch Platon unsterblich geworden, Hölderlin hat seiner Geliebten, Susette Gontard, ihren Namen gegeben und die Geliebte Hyperions so genannt. Das Symposion erreicht durch die Einbeziehung der Diotima eine gewisse Komik. In dieser männlichen Gesellschaft, die in männlicher Liebe die höchste Stufe des Eros erblicken will, offenbart nun eine Frau als Trägerin geheimnisvollen Wissens die Wahrheit. Sokrates gibt seine Erinnerung so wieder, dass Diotima den Dialog mit ihm fortsetzt. Diotima widerspricht dem Sokrates, der die gleiche These vertreten hat wie Agathon, dass nämlich Eros ein großer Gott sei, der Gott des Schönen. Sie macht ihm klar, dass Eros nicht der an sich Schöne sei, da er ja nach Schönheit verlange. Natürlich ist er aber auch nicht häßlich, also steht er in der Mitte (metaxy). Das Überraschende ihrer Erklärung: Eros ist gar kein Gott, denn die Gottheit ist, anders als Eros, im Besitz des Vollendeten. Was aber ist er dann? Ein großer Daimon, Mittler zwischen Göttlichem und Sterblichem. Die Unterscheidung zwischen einem Gott (Theos) und einem Daimon (daimon) macht im Griechischen Schwierigkeiten; bei Homer ist ein Daimon ein Gott. Für Platon vermittelt alles Dämonische zwischen Göttern und Menschen, weil die Götter mit den Menschen nicht verkehren und in eine jenseitige Ferne gerückt sind. Bei Homer sind die Daimones noch etwas Unbestimmt-Unheimlich-Bedrohendes. Zur Zeit Platons gelten sie als Schutzgeister der sterblichen Menschen oder sind neben- oder untergeordnete Götter. Wir erkennen, dass wir im Dialog jetzt in einen religiösen Bereich eintreten. Die Frage des Sokrates nach den Eltern des Eros veranlaßt Diotima zu ihrer mythischen Erzählung vom Werden des Eros.

»Als nämlich Aphrodite geboren war, schmausten die Götter, und unter ihnen auch Poros (der immer einen Weg findet, Ausweg, Reichtum). Als sie nun abgespeist waren, kam, um sich etwas zu erbetteln, auch Penia (die Armut, die Bedürftigkeit). Poros nun, berauscht vom Nektar, denn Wein gab es noch nicht, ging in den Garten des Zeus hinaus, und schwer und müde wie er war, schlief er ein. Penia nun, die ihrer Dürftigkeit wegen den Anschlag faßte, ein Kind mit Poros zu erzeugen, legte sich zu ihm und empfing den Eros. Deshalb ist auch Eros der Aphrodite Begleiter und Diener geworden, wegen seiner Empfängnis an ihrem Geburtsfest, und weil er von Natur ein Liebhaber des Schönen ist und Aphrodite schön ist. Als Sohn des Poros und der Natur seiner Mutter Penia gemäß geht es Eros so: er ist immer arm und bei weitem nicht fein und schön, wie die meisten glauben, vielmehr rauh, unansehnlich, unbeschuht, unbehaust. Und seinem Vater folgend stellt er dem Guten und Schönen nach, ist tapfer, klug und unternehmend, nach Einsicht strebend, sinnreich, sein ganzes Leben lang philosophierend, ein Zauberer und Sophist, und weder wie ein Unsterblicher geartet noch wie ein Sterblicher, bald aber auch hinsterbend. Was er sich aber schafft, geht ihm immer wieder fort, so dass Eros nie weder arm ist noch reich und auch zwischen Weisheit und Unverstand immer in der Mitte steht.«[21]

---

[21] Plat. Symp. 203 b — 204 a, Übersetzung nach F. Schleiermacher.

Eros ist ein Dämon, schwankend zwischen Sterblichen und Göttern, ein Zwischenwesen zwischen Unwissenheit und Wissen (sophia). Somit trifft auf ihn die Definition des Philosophen zu, der zwischen Wissen (sophia) und Unwissenheit (amathia) schwankt: Eros ist ein Philosoph. Die Götter streben nicht nach Wissen, sie sind die Wissenden. Die Unwissenden wissen nicht einmal, dass sie unwissend sind, und fühlen sich deshalb gar nicht des Wissens bedürftig. Somit bleiben nur noch die zwischen beiden stehenden Mittelwesen (metaxy) übrig. Das also ist die Natur des Eros: er ist ein Daimon, von seiner Genesis her ein eron, ein Liebender. Sein Werk ist die Zeugung des Guten in einem anderen Schönen.

Nach diesem Mythos der Diotima schildert Sokrates die Wirkung des Eros auf die Menschen und wie Eros sein Ziel zu erreichen sucht. Eros will das Gute und Schöne, das er anstrebt, auch für immer besitzen. Weil nun aber der Mensch sterblich und vergänglich ist, treibt Eros ihn an, im Schönen zu zeugen und fortzupflanzen, damit er durch Zeugung und Geburt und durch die nachfolgenden Generationen Unsterblichkeit erlange. Diese betrifft zunächst die körperliche Zeugung, durch die neue Menschen gebildet werden. Die wirkt Eros auch in den Tieren. In den Menschen drängt Eros aber auch zum geistigen Zeugen, sofern durch geistige Schöpfung Kenntnisse, Kunstwerke, Gesetz usw. zustande kommen, die die Zeiten überleben.

Doch damit ist der Mythos noch nicht ausgeschöpft. Eros ist Sohn des göttlichen Poros, und darum strebt er letztlich zum Göttlichen empor. Die echte Erotik findet im Weltimmanenten keine volle Erfüllung, sie strebt darüber hinaus zum Transzendenten. Erst die Bezogenheit auf die Überweltlichkeit, auf das Jenseitige enthüllt das Wesen des Eros, wie er zutiefst den Menschen beherrscht und ihn auch charakterisiert. Sokrates beschreibt den Weg dieser eigentlichen Erotik: wer die tiefsten Geheimnisse der Liebe verstehen und erfahren will, muß auf folgender Stufenleiter (ep-anabasmos) emporsteigen. Zunächst wird er einen schönen Körper lieben, bald wird er erkennnen, dass die Schönheit in den verschiedenen Körpern eine einzige ist; nun wird er nicht mehr einen schönen Körper, sondern die Schönheit aller schönen Körper lieben. Sodann wird ihm aufgehen, dass die Schönheit der Seelen größer ist als die Schönheit der Leiber und dass selbst in kümmerlichen Leibern eine schöne Seele wohnen kann, und er wird die schönen Seelen lieben. Von da steigt er zur Liebe zu den schönen Gedanken und Gesetzen und Wissenschaften empor. Wenn sich ihm diese Fülle von Schönheit zeigt, dann wird ihn nichts mehr von dem fesseln, dem früher seine Liebe galt und er wird bestrebt sein, schöne Gedanken und Reden zu finden. Schließlich steigt er zur höchsten Vollkommenheit der Liebe empor und schaut und liebt »das Schöne, das ewig Schöne, das weder wird noch vergeht, weder zunimmt noch abnimmt, das Schöne, das sich nicht als Antlitz, als Hände oder sonst etwas Leibliches offenbart, nicht als ein Wort oder eine Erkenntnis, auch nicht als etwas, das im Tier, auf Erden, am Himmel oder anderswo zu finden ist: das Schöne, das an und für sich, unwandelbar, von ewig gleicher Gestalt ist«.[22]

---

[22] Plat. Symp. 211 a — 211 b.

Nur wer diesen Weg der Liebe aufwärts geht, empfängt wie in einem Kult die letzten Weihen, und nur diese letzten Weihen machen das Leben lebenswert. Ein solches Leben vollbringt auch wahre Tugend; es wird von Gott geliebt und der Unsterblichkeit teilhaftig. Führer auf dem Weg ist der Daimon Eros, er führt auf dem Weg zur Eu-daimonia, zur Glückseligkeit.

In der Rede des Sokrates wird die Nähe von Psyche und Eros deutlich. Psyche und Eros liegen zwischen dem Sinnlichen und dem Ewigen; sie entstammen dem Ewigen und bleiben dem Ewigen zugewandt. Ihr Unterschied ist, dass Psyche ein individuelles Wesen, Eros aber eine kosmische Macht ist.[23]

Eros' Wirken umfaßt demnach die leibliche Seite und den geschlechtlichen Zeugungsdrang ebenso wie die seelisch-geistige Seite und den Drang zu kulturschöpferischer Tätigkeit und letztlich das Streben nach der ewigen Schönheit selbst. Der Eros des Menschen ist Drang zum Unsterblichen im Vergänglichen und letztlich zum Unvergänglichen selbst. Er führt den Menschen vom Niederen zum Höheren und schließlich zur Transzendenz (Schau der Ideen). Eros ist letztlich Jenseitsbezogenheit und Bezogenheit auf das Urschöne und Urgute. Für uns Heutige ist die Identifikation von gut und schön befremdlich. Aber gerade diese Ineinssetzung entspricht griechischem Denken. Das Ästhetische verschmilzt mit dem Ethischen in der Kalokagathia—Vorstellung. Ethik umfasst immer auch den Intellekt. Gutsein, Tugend setzt Verstand voraus, Weisheit ist die höchste Tugend. Sehr häufig steht das Schöne für das Vollendete. Der Anblick des Schönen läßt der Seele Fittiche wachsen. Sie wird vom Eros ergriffen, und Eros erscheint auch im Bild des »Geflügelten«. Für Platon sind Lust und Liebe nicht nur, wie Goethe sagt, »Fittiche zu großen Taten«, sondern vor allem Flügel zur höchsten Erkenntnis (Theoria). Nicht zufällig betont Platon, der im Symposion seine Ideenwelt erstmals darstellt, die Idee des Schönen. Der Aufstieg geht vom unmittelbaren Anschauen aus, und er gipfelt in einem geistigen Akt des Schauens. Die Wörter für sinnliches und geistiges Schauen, nämlich »sehen«, »wissen« und »Idee«, haben im Griechischen dieselbe Wurzel »(v)id«. »Idee« meint im vorphilosophischen Wortgebrauch nichts anderes als die anschaubare, schöne Gestalt; für Platon wird sie zur reinen Urgestalt der Wirklichkeit.

Das Schöne und Gute übersteigt alles Irdische und verschmilzt mit der Gottheit. Die Schönheit, die »am hellsten strahlt«, vergegenwärtigt den Glanz des ewig Seienden. Sie zeigt sich als Aletheia, als Unverborgenheit, als ein offenes Zu-Tage-Liegen und Sich-Zeigen, wie Heidegger es in seiner Abhandlung über »Platons Lehre von der Wahrheit« betont hat.

Damit wird der tiefere Sinn der »platonischen Liebe« deutlich. Sie ist nicht einfach ein Abdrängen oder Verdrängen des sinnlichen Begehrens. Sie läßt vielmehr diesem sein Recht, sie überschwingt es in eine höhere Form des Verlangens hinein[24]: höchstes Ziel ist letztlich die Schau der Idee. Vor ihrer zeitlichen

---

[23] Hans Pfeil, Die Weisheit der Antike und der moderne Mensch — aufgezeichnet an Platons Mythen, in Hörmann (ed.), Vom Menschen in der Antike, München 1957, S. 159.
[24] Wilhelm Weischedel, 34 große Philosophen in Alltag und Denken, 13. Auflage, München 1989, S. 52.

Existenz haben die Seelen die Ideen geschaut. Im Dialog »Phaidros« hat Platon in einem weiteren Mythos erzählt, wie die Seelen im Gefolge der Götter oberhalb des Himmelsgewölbes einherfahren und dabei die Urbilder alles Wirklichen erblicken. Zeus zieht als erster aus, er ordnet alles und sorgt für alles. Ihm folgt ein Heer von Göttern und Dämonen. Ihnen schließen sich auch die menschlichen Seelen an als Zweigespanne mit einem Wagenlenker. In ihrer Umfahrt sehen sie die wahren Dinge. Nach ihrem Sturz nach unten (Geburt) sehnen sich die Menschen nach dieser Schau, die ihnen in ihrer Präexistenz gewährt war. Sie wollen sich von der Verfangenheit in die sinnlichen Begierden freimachen und wollen die Ideen schauen. Und wenn sie etwas erblicken, was den Dingen, die sie dort oben gesehen haben, ähnlich ist, dann geraten sie außer sich und sind nicht mehr ihrer selbst mächtig. Sie geraten in Enthusiasmos (en theo). Der Weg zu diesem Enthusiasmos ist die Philosophie. Indem sie den Menschen herausreißt aus seinem alltäglichen Dasein und ihn hinaufreißt zu den Urbildern, gleicht sie zwar dem Wahnsinn (mania), aber von dieser Art des Wahnsinns sagt Platon, dass er herrlicher sei als jede Art der Besonnenheit; denn diese habe ihren Ursprung im Menschen selber, der Wahnsinn des Eros zur Idee hin sei ein Werk der Götter. Schließlich sagt Platon, Eros sei selber vom Wesen her Philosoph.

Das also hat es mit der platonischen Liebe auf sich. Sie ist die Leidenschaft des Philosophierenden, und ohne sie gäbe es kein wahres Suchen nach dem Ewigen. In diesem Sinn sagt Rousseau, die Philosophie Platons sei die wahre Philosophie für Liebende.

Der Eintritt in den innersten Bereich der unverhüllten Wahrheit ist nur dem gestattet, der wie bei Mysterien in die innersten Geheimnisse der Erotik eingeweiht ist. Die Priesterin Diotima ist legitimiert, von diesem Bereich zu berichten. Sie ist Mystagogin, Führerin in das Mysterium des Eros. Wer das Letzte erkennen will, muß die Augen verschließen (müein-schließen), um in diese Mysterien stufenweise eingeführt zu werden, bis ihm schließlich das Meer des Schönen eröffnet wird. Wer so weit gekommen ist, der wird plötzlich (exaiphnes) wie in einem Blitz das Ziel des mystischen Weges, auf dem Eros führt, schauen: das Schöne an sich, das den Kategorien der Zeit, des Werdens und Vergehens, überhaupt jeder Relaviät entzogen ist, das ewig und unveränderlich dauert. Hier sind wir in jenen Bereich des Absoluten vorgedrungen, den Platons Ideenlehre eröffnet. Die großen Mystiker des Neuplatonismus wie Plotin (204-270 n.Chr.), Proklos (410-485 n.Chr.), Meister Eckhart (1260-1328 n.Chr.), Nikolaus von Kues (1401-1464 n.Chr.) nahmen diese Grundgedanken in ihre Mystik auf. Was man über die letzten Dinge, das Absolute, sagen kann, drücken sie wie bereits der nichtswissende Sokrates durch Negation aus; sie sagen, was das Letzte nicht ist (negative Theologie). Doch platonische Erotik lehrt nicht ausschließlich wie diese Mystiker als höchstes Ziel das Sichaufgeben des Menschen und seine Identifikation und Verschmelzung mit dem Göttlichen, Homoiosis to theo; (»Laß mich an Deiner Schönheit sterben«). Nach Platon ist die menschliche Seele dem Göttlichen verwandt. Zwischen dem Erkennenden und dem Erkannten besteht eine Wesensverwandtschaft.

Goethe hat es in den Versen ausgedrückt:

»Wäre nicht das Auge sonnenhaft,
Die Sonne könnt' es nie erblicken.
Läg nicht in uns des Gottes eigne Kraft,
Wie könnt' uns Göttliches entzücken?«[25]

Zum Wesen des Eros, dem Sohn der Penia, gehört aber auch das Bewußtsein der endeia, der Bedürftigkeit, des Mangels, der Endlichkeit.

Hölderlin hat das in seinem Hyperion zum Ausdruck gebracht: »Als unser ursprünglich unendliches Wesen zum erstenmale leidend ward und die freie volle Kraft die ersten Schranken empfand, als die Armuth mit dem Überfluß sich paarte, da ward die Liebe. Fragst du, wann das war? Plato sagt: Am Tag da Aphrodite geboren ward. Also da, als die schöne Welt für uns anfing, da wir zum Bewußtsein kamen, da wurden wir endlich«.[26]

Literaturangaben

Benutzte Textausgaben

Platon	- Platonis opera, 5. Bände, (Gesamtausgabe, griech.), ed. by Ioannes Burnet, Oxford 1900, Bd. II.
Platon	- Das Gastmahl, in: Platon, Sämtliche Werke 2, deutsche Übersetzung von Friedrich Schleiermacher, herausgegeben von W. F. Otto, E. Grassi, G. Plamböck, Hamburg 1959, S. 203- 250.
Platon	- Das Trinkgelage, übertragen und erläutert von Ute Schmidt-Berger, Frankfurt a.M. 1985.

Sekundärliteratur

Bormann, Karl	- Platon, München 1973.
Cook, B.W.	- »Women Alone Stir my Imagination: Lesbianism and the Cultural Traditions«, Signs 4, 1979, 718-739.
Davidson James N.	- Kurtisanen und Meeresfrüchte, Berlin 1999.
Detel, Wolfgang	- Macht, Moral, Wissen; Frankfurt 1998.
Dihle, Albrecht	- Griechische Literaturgeschichte, Stuttgart 1967.
Foucault, Michel	- Sexualität und Wahrheit, Bd. 2, Frankfurt 1986.

---

[25] Johann Wolfgang von Goethe, Schöne Seele, Zahme Xenien, Band 3.
[26] Friedrich Hölderlin, Hyperion, Große Stuttgarter Ausgabe Band 3, S. 192.

Glucksmann, André	- Vom Eros des Westens, Stuttgart 1988.
Graefe Steffen	- Der gespaltene Eros, Diss. Hamburg 1986.
Hadot, Pierre	- Philosophie als Lebensform, Berlin 1991.
Halperin David M.	- One hundred years of homosexuality, New York, London 1990.
Kranz, Walther	- Die griechische Philosophie. Zugleich eine Einführung in die Philosophie überhaupt, Basel 1955.
Krüger, Gerhard	- Einsicht und Leidenschaft, Frankfurt 1948.
Lesky, Albin	- Vom Eros der Hellenen, Göttingen 1976.
Oeing-Hanhoff, L.	- Platon über die Liebe, in: Stimmen der Zeit, 220,1984, S. 762-774.
Pfeil, Hans	- Die Weisheit der Antike und der moderne Mensch- aufgezeichnet an Platons Mythen, in: Hörmann (ed.), Vom Menschen in der Antike, München 1957.
Piras, Claudia	- Vergessen ist das Ausgehen der Erkenntnis, Diss. Düsseldorf 1996.
Reinsberg, Carola	- Ehe, Hetärentum und Knabenliebe im antiken Griechenland, München 1989.
Schadewaldt, Wolfgang	- Das Schönste, in: Eisenhut, W., Antike Lyrik, Darmstadt 1970, S. 74ff.
Scheer, Tanja	- Forschungen über die Frau in der Antike. Ziele, Methoden, Perspektiven, in: Gymnasium 107 (2000), S. 143-172.
Schmalzried, E.	- Die Sokrates-Diotima-Rede im »Symposion«, in: ders. (Hrsg.), Platon, Der Schriftsteller und die Wahrheit, München 1969.
Specht Ernst-Konrad	- »Verliebtheit« bei Freud und Platon, in: Psyche, 2 (1977) S.101-141.
Tischmeyer, Frank	- Erotik als Einsicht, Diss. Berlin 1992.
Weischedel, Wilhelm	- 34 große Philosophen in Alltag und Denken, 13. Auflage, München 1989.
Winkler John J.	- Der gefesselte Eros, Marburg 1994.
Winterling, Aloys	- Die Männergesellschaften im archaischen Griechenland, in: Universitas 45 (1990), S. 717-739.

Vom herakliteischen 'panta rhei' zum Paradigmenbewusstsein in der Integrativen Therapie und ihrem Leibansatz

Dr. A. Tsomplektsis, Köln *(Deutschland)*

Die Integrative Therapie (IT) ist ein Verfahren phänomenologisch und tiefenhermeneutisch begründeter Behandlung, die den Menschen in seiner Ganzheit — seiner körperlichen Realität, seinen seelischen Regungen, seinen geistigen Strebungen und seinem sozialen und ökologischen Eingebundensein im Raum-Zeitkontinuum — zu erreichen sucht. Sie gründet auf der anthropologischen Annahme, daß die Person als Ganzes der Leib ist. Der Begriff Leib umschließt die *Leib-Dimensionen* Körper, Seele, Geist, Sozialität und Ökologie im Raum-Zeitkontinuum. In diesem koinzidieren Subjekt und Objekt in dem Sinne — und darin stimmen auch die Leibphilosophen Plessner, Buytendijk und Schmitz überein — daß der Mensch immer nur ein Leib sei und nicht einen Leib habe.

Perls und Moreno haben mit ihren Arbeiten den Grundstein der Tiefenpsychologie und Tiefenhermeneutik als besonderes Charakteristikum der IT gelegt. Perls betonte in seiner Gestalttherapie die Gegenwartsbezogenheit im Hier und Jetzt und die Strukturierung erlebnisaktivierender Praxis durch tiefenpsychologisches Denken.

Moreno versucht in seiner psychodramatischen Arbeit mit einem verstehenden Ansatz einer Tiefenhermeneutik nicht nur in das Erschließen eines sprachlich gefaßten Sinnes, sondern auch in den sprachlosen Raum prä- und transverbaler Erfahrung vorzudringen.

Ferenczi führte durch seine aktive und elastische Technik der Psychoanalyse zur Begleitung im prozessualen Geschehen und damit zu neuen Wegen, Methoden und Techniken, die in der IT ein weiteres Fundament darstellen. Aber auch die Atem- und Bewegungstherapie um Elsa Gindler sowie fernöstliche Bewegungsmeditationen fanden in der IT einen Platz.

Petzold und andere Mitarbeiter des FPI entwickelten in den vergangenen 28 Jahren die Integrative Therapie, die heute in mehreren europäischen Ländern gelehrt und praktiziert wird. Ihre Ausübung besteht in der gezielten und theoriegeleiteten Beeinflussung von Haltungen, Verhalten und sozialen Kontexten, d.h. von somatomotorischen, emotionalen, kognitiven und sozialen Stilen des Leibsubjektes — wie *Merleau Ponty* und *Gabriel Marcel* es verstehen — im Rahmen einer therapeutischen Beziehung. In dieser arbeiten Therapeut und Klient zusammen daran, Sinn er erfahren, miteinander die Einsicht zu gewinnen und ein Klima herzustellen, in dem korrigierende leibliche Erfahrungen möglich werden, so daß Krankheit geheilt, Leiden gemindert, Gesundheit aufgebaut und persönliches zwischenmenschliches Wachstum gefördert wird. Die Entwicklung der perzeptiven, memorativen, reflexiven und expressiven Fähigkeiten und Fertigkeiten des Leibes als Leibfunktionen, wo immer sie beeinträchtigt oder verloren wurden, ist eines der Hauptziele der Behandlung, die auf Veränderung von Verhaltensformen und Persönlichkeitsstrukturen gerichtet ist, wie sie sich z.B. in muskulären Verspannungen der funktionalen Atmungs-, Bewegungs- und Kommunikationsmuster als Niederschlag pathogener biographischer Erfahrungen zeigen.

Konzepte

In der IT wird der Mensch als Leibsubjekt bildhaft in Figur-Hintergrund-Relation dargestellt. Bei diesem Bild steht der Mensch im Mittelpunkt der Gegenwart und trägt alle Ereignisse seiner Vergangenheit und die Möglichkeiten seiner Zukunft in sich. Gegenwärtig steht er in einem sozio-kulturellen und ökologischen Kontext, der jeweils aus einer Mikro-, Meso-, Makro- und Supraebene besteht.

Der Klient trägt in jedem Moment seiner Gegenwart die Ereignisse seiner Vergangenheit und die Möglichkeiten seiner Zukunft in sich. Er ist als Person nur in diesem *zeitlichen* Kontinuum zu begreifen. In gleicher Weise steht er in einem sozio-kulturellen (Volks- und Schichtzugehörigkeit) und einem soziophysikalischen (Land, geographische Region) Kontext, der sich als gestaffelte Figur/Grund-Relation erweist und als Bezugsrahmen die aktuale „Hier-und-Jetzt-Situation", die Familie, die allgemeine Lebenssituation (Beruf, Freundeskreis etc.), die soziale Schicht und den Kulturkreis umfaßt. Für jeden dieser Bezugsrahmen findet sich wiederum ein Zeitkontinuum; denn jedes aktuale Geschehen, jede Familie, jede Lebenssituation, jede Kultur hat Geschichte und Zukunftsperspektiven. Ohne dieses Zeitkontinuum ist ein Verständnis von Struktur und Verhalten der genannten Systeme (Person, Familie, Schicht usw.) nicht möglich.

Er steht also — sozio kulturell — mit seinem Leib in einer Hier-und-Jetzt-Situation, mit dem Hintergrund seiner Familie, mit dem Hintergrund seiner allgemeinen Lebenssituation, mit seiner Schicht und mit seinem Kulturkreis in Verbindung. In ökologischem Zusammenhang steht er mit seinem Haus, seinem Dorf, seiner Stadt, seiner Region, Land und dieser Erde. Im Zeitkontinuum hat jeder dieser Bezugsrahmen Vergangenheits-, Gegenwarts- und Zukunftsperspektive. Das heißt, der Mensch als Person ist nur in diesem Raum-/Zeitkontinuum zu begreifen.

Bewegung

Naturwissenschaftlich hat per Definitionem ein lebendes System folgende Fähigkeiten:
a) der Energieaufnahme und -abgabe
b) der eigenen Reproduktion und
c) der Bewegung.

In der menschlichen Ontogenese ist die erste Bewegung die innere Bewegung der befruchteten Eizelle, die zum Mehrzellstadium führt, zur Schichtung der Keimblätter, zur Bildung von Organsystemen, zur Bewegung des Embryos, später zur Bewegung des Kindes, das im Laufe seines Lebens ein Höchstmaß an Bewegung erreicht, um am Ende des Lebens die Bewegungsformen des Leibes beim Sterben zu verlieren. Betrachtet man die Dimensionen des Leibes unter dem Gesichtspunkt der Bewegung, so muß man konstatieren, daß parallel zur körperlichen Bewegung *auch* die geistige, emotionale und soziale „heranwachsen" und den Menschen dadurch dazu befähigen, mit sich, seinen Mitmenschen und seiner Umwelt in Kontakt und Auseinandersetzung zu treten, um eine Innen-Außen-Homöostase auszutarieren.

Entwicklung und Pathogenese

Holographisches Lernen befähigt den Menschen bei adäquater Stimulierung seiner Leibdimensionen aus der totalen Abhängigkeit des intrauterinen Lebens über die Selbstphase, die Ichphase zur Identitätsphase zu gelangen, in der er — lebensphasenspezifisch — ein Höchstmaß an leiblichem Wohl, Wachstum und Gesundheit erreichen kann.

Ist diese Wachstumsstimulierung — und somit der Bewegungsimpuls — in ihrer Charakteristik inadäquat für eine oder mehrere der Bewegungsformen des Leibes, so kann Dissoziation, also Krankheit, *während der gesamten Lebensphase* des Menschen entstehen und nicht nur in der Kindheit, wie z.B. in anderen Therapieverfahren angenommen wird. Konsequenterweise führen Bewegungsimpulse, die die Menschheit dissoziativ treffen, zu *anthropologischen* Krankheitserscheinungen, zusammengefaßt unter dem Oberbegriff: multiple Entfremdung (z.B. Entfremdung des Menschen von seinem Körper, seiner Arbeit, der Natur usw.). Bewegungsimpulse, die den einzelnen Menschen treffen, führen zu *klinischen Krankheitserscheinungen*. Hierzu unterscheiden wir folgende pathogene Konstellationen: Defizite, Traumata, Störungen und Konflikte, wobei es nicht um die monokausale Wirkung geht, wie die lineare Kausalität anderer Verfahren, sondern vielmehr um das Ineinanderfließen von Lebensgeschichte und krankheitsstimulierenden Faktoren. Dabei ist ausschlaggebend die Gesamtresultierende aus dem Zusammenwirken aller positiven, negativen und defizitären Erfahrungen. Die Folgen sind: Störungen der perzeptiven, momorativen, reflexiven und expressiven Fähigkeiten und Fertigkeiten des Menschen im Sinne von psychosomatischen Erkrankungen, Neurosen und Psychosen.

Holographische Gesetzmäßigkeiten

Auch in der IT gehen wir davon aus, daß Gesehenes, Gehörtes, Empfundenes, Fremd- und Selbstwahrnehmung und die Reaktionen des eigenen Leibes auf das

Geschehen in der Szene ringsum holographisch bearbeitet und gespeichert werden, wie die Pribram es bereits 1979 formulierte. Ein Charakteristikum der holographischen Gesetzmäßigkeit ist, daß sich selbst noch aus dem Detail die Atmosphäre des Ganzen evozieren läßt. So können Atmosphären, Stimmungen, Qualitäten, Szenen, Stücke ganzheitlich aufgenommen werden, deren Flair noch am Detail haftet. In der Therapiesituation werden auch die multiple Stimulierung des Leibes unter anderem Details stimuliert, die die Atmosphäre des Ganzen reaktivieren. Dabei ist der körperliche Ansatz mindestens genau so wichtig wie der rationale, emotionale und soziale.

Praxeologie

Als Voraussetzung für eine praxeologisch orientierte Arbeit in der IT gilt die Bewegung und die Auseinandersetzung in einem Korrespondenzprozeß zwischen Klient und Therapeut. Nach Petzold (1988) ist Korrespondenz ein synergetischer Prozeß direkter und ganzheitlicher Begegnung und Auseinandersetzung zwischen zwei Subjekten auf der Körper-, Gefühls- und Vernunftsebene über ein Thema unter Einbeziehung des jeweiligen Kontextes mit dem Ziel, Konsens zu konstituieren und kooperatives Handeln zu finden. Dieser Prozeß ist charakterisiert durch ein wechselseitiges Experimentieren mit den Möglichkeiten von Beziehung, Nähe und Distanz. Diese Beziehung charakterisiert ein hohes Maß an Mutualität, d.h. der Therapeut teilt sich zum einen mit selektiver Offenheit unter Berücksichtigung der aktuellen Belastbarkeit des Klienten so weit mit, daß dieser handlungsfähig bleibt. Anderseits erhält sich der Therapeut durch seine partielle Teilnahme seine persönliche Tragfähigkeit und die Übersicht über das Geschehen, um seine Wahrnehmungs- und Handlungsfähigkeit nicht zu beeinträchtigen.

Sieht man den Körper als expressives Gesamtorgan des Leibes, so stellen seine Bewegungen diagnostische Möglichkeiten und therapeutische Ansätze dar. Darin greifen die Modalitäten der IT wie das übungszentriert, erlebniszentriert und aufdeckende Vorgehen ein. Im folgenden, vereinfachten Fallbeispiel aus einer IT-Weiterbildungsgruppe wird jede Phase näher charakterisiert.

a) *übungszentriert*

Bei einer Partnerübung soll der Triceps des Oberarms beider Partner gleichzeitig geübt werden.

Dazu stehen sich beide Partner mit ausgestreckten Armen gegenüber, die Handflächen berühren sich. Beide stützen sich an den Händen des Partners ab, neigen gleichzeitig ihren Körper nach vorne und beugen und strecken die Arme. Das Einüben funktioneller Abläufe und Trainieren von Muskeln, Bändern und Gelenken ist hierbei das Ziel.

b) *erlebniszentriert*

Bei gleicher Übungsfolge wie a) sollen die Partner zusätzlich darauf achten, welche Muskelgruppen sie mit der gleichen Übung zusätzlich mitbeanspruchen und wie sie sich und ihren Partner erleben. Bei dieser Übung wird die sensorische, emotionale und reflektive Selbst-Wahrnehmung in den Mittelpunkt gestellt.

c) *aufdeckend*

Die Partner sollen die Übung wie in b), aber mit geschlossenen Augen und langsamer ausführen, um sich „inneren Raum" für innere Bilder, Erinnerungen und Gefühle aus ihrer Lebensgeschichte zu geben.

In dieses Vorgehen können die in b) gemachten Selbstwahrnehmungen zu den dazugehörenden aufgekommenen lebensgeschichtlichen Erfahrungen in Beziehung gesetzt werden, die somit zur Gegenwart einen Zugang finden und bearbeitet werden können.

Als Fallbeispiel sei der Teilnehmer MH ausgeführt, der sich über die Übung a) freute, da er gerne für seine Armmuskulatur etwas tue. In der Übung b) erlebte er seinen Partner als stark und resolut, während er sich als schwach und vorsichtig vorkam, in c) tauchten Bilder aus dem Sportunterricht in der Grundschule auf, wo er sich nicht nur vorsichtig, sondern auch sehr zaghaft empfand und wieder einmal seine Mutter sagen hörte, er solle nicht wie die anderen über Stock und Stein hüpfen, denn er könnte sich dabei die Knochen brechen. Die Ängstlichkeit und Übervorsichtigkeit dieser Mutter hat das bisherige Leben des MH über große Teile geprägt, einschließlich seines schwachen Triceps.

Tetradisches Modell

Diese o.a. drei Modalitäten eröffnen und greifen in den folgenden therapeutischen Prozeß, der vierstufig im Sinne des tetradischen Modells ablaufen kann. In der diagnostisch anamnestischen Initialphase geht es um das Sammeln von Daten, um Formulierung des Problems, um Identifizierung auf der Sach- und Affektebene, z.B. das lebensgeschichtliche Material des Teilnehmers MH, an das er durch die Modalitätsübungen kam.

Tetradisches Modell der Integrativen Therapie

In der Aktionsphase kommt es zur Auseinandersetzung aller Beteiligten über Daten und Problemstellung. Bei einem Rollenspiel entdeckte der Teilnehmer MH, daß seine Mutter ihn nicht wegen eventueller Spielverletzungen von den anderen Kindern fernzuhalten versuchte, sondern weil sie ihn auch dazu benutzte, ihre Einsamkeit zu überbrücken. Dazu belohnte sie ihn mit Mutterliebe, wenn er blieb und bestrafte ihn mit Liebesentzug, wenn er spielen ging. Im Wechsel von Wimmern, Weinen und zornigen Wutausbrüchen mit Beschimpfungen und Beleidigungen durchlebte er — mit dem Therapeuten als Vaterersatz zur Seite, der Vater hat ihm wegen seiner chronischen Depression nie zur Seite stehen können — einen Teil pathogener Kindheit in einem abgesicherten, ihn stark machenden Kontext der Gegenwart.

In der Integrationsphase wird das Material der Aktionsphase zu konsequenzgegründeten Konzepten integriert. Er habe manches Mal mit Tränen in den Augen den Kindern beim Spielen zugesehen. Wurde er ärgerlich, dann habe ihm die Mutter ein Glas mit Honig mit gesüßter warmer Milch bereitet. Leider sei daran nichts zu ändern. Aber heute will er sie nicht mehr immer dann besuchen müssen, wenn sie für ihn etwas Schmackhaftes gekocht habe, sondern wenn es ihm danach sei.

In der Neuorientierungsphase werden diese Konzepte in die Praxis umgesetzt und die Lebenssituation wird zu verändern gesucht. Er wird also häufiger Sonntags alleine sein müssen. Und seine Wäsche will er auch alleine waschen, trocknen und bügeln lernen; dabei könne seine Freundin ihm helfen. Bei diesem Gedanken wurde er still. Er schwieg eine Weile, und dann sagte er etwas leise vor sich hin, daß er auch dies lieber lasse, wenn er endlich sicherer und unabhängig in seinem Leben werden wolle. Diese Neuorientierung schafft unter Umständen eine neue Lebenssituation, die eventuell erneute Probleme in der Umsetzung schafft. Im Sinne des tetradischen Systems mit der Initialphase, Aktionsphase, Integrationsphase und der neuen Neuorientierungsphase wiederholt sich der Zyklus erneut, spiralförmig, immer wieder, bis adäquate Lebensveränderungen und Lebensumstellungen erreicht werden. Es wird die hermeneutische und die therapeutische Spirale in der Integrativen Therapie.

Modell der therapeutischen Tiefung

Während das tetradische System bildlich in einer horizontal verlaufenden Spirale abläuft — die Zeit als Vektor —, greift senkrecht dazu in den einzelnen Phasen das Tiefungsmodell, bzw. das Modell der therapeutischen Tiefung wie folgt ein. Auf der Ebene der Reflektion kommen Erinnerungen als gedankliche Inhalte ohne sichtbare emotionale Beteiligung ins Bewußtsein. Auf der 2. Ebene des Bilderlebens setzt der Klient sich mit der damit evozierten emotionalen Beteiligung auseinander. Auf der 3. Ebene der Involvierung erlebt er die ihn erfassende, überwiegende Innenwelt stärker. Ohne plötzliche Regression wird sein Körper an starkem Gefühlsleben wie Zorn, Angst, Schmerz oder Freude beteiligt. Auf der 4. Ebene der autonomen Körperreaktionen ist die Involvierung derart verdichtet, daß der Körper autonom zu reagieren beginnt, mit z.B. tiefem Atmen, Konvulsionen, Würgen und Weinen als äußere Erscheinungsbilder. Die kognitive Kontrolle ist partiell ausgeschaltet, charakteristisch aber ist der Rapport zum Therapeuten und ein Rest beobachtenden Ichs.

Zusammenfassung

Nach den Vorstellungen der IT spielen sich Heilung und Wachstum im Durchleben, Differenzieren, Integrieren und Neuorientieren reaktivierter Lebensverläufe bis zum Lebensende ab. Diesen Prozeß versucht sie in Gang zu bringen, neu zu entwickeln, aufrecht zu erhalten.

Dieser Vortrag ist ein Versuch, primär auf der akustisch optisch rationalen Ebene die subjektiv wichtigsten Konzepte und Modelle der IT zu erläutern. Dabei kann leider nur ein Teil des Ganzen verstehbar gemacht werden.

Wichtig ist zum Schluß, daß diese Konzepte und Modelle Strukturierungshilfen von therapeutischen Prozessen und nicht rigide Klassifizierungsschemata darstellen.

Transkulturelle Medizin

A. Krautschik, Mülheim *(Deutschland)*

I. *Deutsche studenten 1946 und 1944*
Die Medizin versus offizielle und inoffizielle Medizin

1946, nach dem 2. Weltkrieg, studierten wir deutschen Studenten **die** Medizin. Das war eine Medizin, die uns in überfüllten Hörsälen von deutschen Professoren als fortschrittlichste Heilkunde naturwissenschaftlichen Denkens dargestellt wurde. So sah es auch der Professor für Medizingeschichte. Lehrbücher gab es nicht, allenfalls solche aus der Vorkriegszeit oder hin und wieder Skripte unserer Professoren. Reisen waren nicht möglich. Die Welt jenseits der Grenzen hatten die männlichen Studenten nur als Soldaten kennen gelernt. Die Studentinnen waren verschüchtert, weil sie ihre Studienplätze ohnehin nur gegenheftigen Widerstand erobert hatten. Sie nahmen ja den sog. »Kriegsheimkehrern« die Studienplätze weg. Diese hatten ihre Uniformen nun gegen weiße Kittel vertauscht und hofften, möglichst schnell mit Hilfe **der** Medizin zwischen Trümmern sich eine andere Existenz aufzubauen als die verlorene.

1994, fast 50 Jahre später, fragten mich Bonner Studenten, ob ich ihnen etwas über **alternative** Medizin vortragen könne. Ihre Fachschaft plane eine Vortragsreihe zu diesem Thema. Sie hätten schon einen Kurs organisiert für Akupunktur und einen Inder gewonnen, der über Ayurveda sprechen werde. Ich wusste nicht, was das war. Aber ich würde ihnen — wenn sie das meinten — vielleicht etwas über die offizielle und die inoffizielle Medizin hier bei uns in Deutschland erzählen können, etwas über Heilpraktiker und Heiler. Ich hatte gerade in Berlin miterlebt, wie MARTINA BÜHRING ihre Dissertation über »Heiler und Heilen durch Handauflegen und Besprechen« in einer heißen Diskussion vor Dekan und Professoren der Technischen Universität in Berlin verteidigt hatte. Außerdem würden sie sich vielleicht für meine Erfahrungen interessieren, die ich vier Jahre zuvor bei einer Fahrt zu den Medizinmännern Nordamerikas gesammelt hatte oder für meine Beobachtungen als Patientin eines tibetanischen Lamas, der offenbar tibetische Volksmedizin (KAUFMANN) praktizierte. Ja, das war genau das, was die angehenden Kollegen interessierte.

Den Titel des Vortrags nannte ich »Offizielle und inoffizielle therapeutische Systeme: Schulmedizin versus Alternative Medizinen, Schamanismus, Heiler.« Er fand in einem kleinen Hörsaal statt. Es kamen etwa 40 Hörer, darunter Professor Schott mit zwei Assistentinnen vom Institut für Geschichte der Medizin. Er steuerte in der Diskussion sein Wissen über englische Heiler und Mesmerismus bei. Eine Professorin, die jahrelang bei Professor VITHOULKAS in Athen

Homöopathie studiert hatte, erklärte den Wirkungsmechanismus homöopathischer Verreibungen von Pharmaka mit Milchzucker oder durch Verschütteln mit Weingeist, der eher subatomaren als chemischen Reaktionen entspricht. Auch berichtete sie von wissenschaftlichen Erfolgsergebnissen. Die Studenten interessierten sich insbesondere für die Methode, mit der Navajo-Medizinmänner in nächtlichen Ritualen Angstzustände zu heilen suchen und wie das sog. *Sandbild* aussieht, das sie dazu benutzen. Ich hatte entsprechende Dias mitgebracht.

Was mich in dieser Veranstaltung am meisten beeindruckte, war der Wandel, der in diesen fast 50 Jahren in deutschen Hörsälen stattgefunden hatte, nämlich der Wandel von **der** Medizin, der einzig denkbaren, die wir 1946 vorfanden, zu dieser neuen, weltumspannenden, exotisch schillernden Medizin. Ich war fasziniert von diesem Paradigmenwechsel, zu dem ich nun offenbar selber noch etwas beisteuern konnte.

In meinen BALINTgruppen, an denen einige dieser Studenten teilnahmen, berichteten sie von ihren Famulaturen in aller Welt, von der Meisterschaft englischer Ärzte bei der manuellen Untersuchung — sie hatten in Afrika gelernt, ohne Röntgenapparate auszukommen. Eine junge Ärztin hatte nirgendwo so viel gelernt wie in Neuseeland bei einem indischen Arzt, der stolz gewesen war, einer deutschen Kollegin so viel Neues allein durch sein Erfahrungswissen vermitteln zu können.

II. Medizin in den U.S.A. 1990

In meinem Vortrag erzähle ich den deutschen Studenten auch von einer **indianischen Studentin,** die ich 1990 in den USA auf meiner Reise durch die Indianerreservate getroffen hatte. Tammy Borts aus Santa Clara, einem Dorf der Pueblo-Indianer bei Santa Fé, lernte ich damals in Taos kennen, im Touristenzentrum nahe dem bekannten Indianer-Pueblo gleichen Namens. Tammy Borts war dort in einer Kunstgalerie für die Töpferkunst zuständig. Sie stammte aus einer Familie berühmter Töpferinnen. Die Erzeugnisse ihrer Großmutter standen in Museen, die der Mutter kosteten Tausende von Dollars. Tammy war 18, verheiratet mit einem Indianer, und studierte in Albucerque an der Staatsuniversität von New Mexico Vergleichende Religionswissenschaften. Nachdem ich beim Kauf von Navajo-Schmuck schon so viel von ihr erfahren hatte, erzählte ich ihr, ich sei in Deutschland als Ärztin tätig und interessiere mich für indianische Heilmethoden; wie sie denn behandelt werde, wenn sie krank sei. Sie antwortete: »Der (weiße) Doktor gibt mir Medizin und der Medizinmann betet für mich.«

Als ich später ins Reservat der **Zuni**-Indianer kam, waren früh morgens um $\frac{1}{2}8$ die Straßen der Ortschaft Blackrock noch menschenleer. Ich hoffte dort einen Medizinmann kennen zu lernen, stieß aber schließlich nur auf einen jungen Weißen. Wie sich herausstellte, ein Kollege: »*Intern*« am staatlichen Hospital. Er war von Oklahoma hergekommen, weil diese staatlichen Hospitäler gut dotierte Intern-Stellen anboten. Junge Ärzte gingen sonst kaum in solch einsame Gegenden. Ihm gefiel die Arbeit mit den weißen Kollegen und den indianischen

Zuni-Patienten. Nein, einen Medizinmann hatte er noch nie getroffen. Aber ja, es gab sie, aber sie machten Hausbesuche, während die Ärzte nur für Krankenhaus und Ambulanz zuständig waren, also keine Hausbesuche machten. Diese doppelte Behandlung war seines Wissens völlig unproblematisch. Jedenfalls hatte er nie von Konflikten gehört.

In Oraibi, im **Hopi**-Reservat, traf ich auf eine **Medizinfrau**. Ich lernte sie durch eine Amerikanerin kennen, die gleich mir seit Tagen trotz glühender Hitze von früh bis spät den Tänzen der Hopi-Männer beiwohnte. Sie war aus Deutschland, hatte einen Amerikaner geheiratet, kannte Karl Mays Indianergeschichten und die Indianerleidenschaft der Deutschen. Und sie kannte auch eine Medizinfrau: Theodora Sockyma (Säkweima) in Kykotsmovi — zu erfragen beim dortigen »Hopi Kiva Arts and Crafts Center«.

Und nun zitiere ich aus meinem Tagebuch vom 16. 4.1990: »Um $^1\!/_2 9$ war ich in Kykotsmovi am Kiva Arts und Crafts-Center, um nach Theodora Sockyma zu fragen. Ein gut gekleideter Mann von vielleicht ende 40 öffnete gerade das Geschäft und empfing mich in gepflegtem Englisch. Es war Michael Sockyma, der Ehemann von Theodora, Silberschmied. Ich erklärte ihm mein Anliegen. Er holte um die Ecke seine Frau und begab sich mit einem kleinen Lötkolben an die Arbeit. Am Fenster des Verkaufsraums war sein schmaler Arbeitstisch mit vielen Werkzeugen. Auch Theodora zeigte ein ausgesprochen gepflegtes Äußeres: üppiges dauergewelltes Haar, winzige Löckchen, die ihr vollmundiges Gesicht adrett einrahmten und noch weit über die Schultern herabreichten: eine Frau mit einem angenehm natürlichen Auftreten: freundlich zugewandt ohne irgendwelche Attitüden. Dennoch scheint sie darum zu wissen: sie sagte später, es sei wichtig, natürlich und offen zu sein, damit die Menschen (sie meinte Patienten) sich einem öffnen können. Ich erzählte ihr, daß ich Probleme mit dem Altwerden habe. Was sie wohl einem solchen Patienten sagen könne. Sie sagte: Heute zu leben und wahrzunehmen, daß man mit dem Alter weiser werde. Das sei doch etwas sehr gutes am Altern. Ja, sie fühle sich auf diese Weise glücklich. […] Sie betrachte ihre Fähigkeit zu heilen als angeboren: sie stammt aus einer Familie, in der diese Gabe häufig vorkam. Sie wurde von ihrem Vater darin eingeführt und gibt nun ihr Wissen an ihren einzigen Sohn weiter. Obwohl sie in ihrem Geschäft viele Dinge verkauft, die man als Devotionalien bezeichnen könnte und daneben den gediegenen Silberschmuck ihres Mannes trägt, verziert mit dem Bärenemblem ihres Clans, hält sie nichts von Amuletten, Türkisen o. ä. zur Unterstützung ihrer Heilkräfte. Sie betonte mehrfach, sie habe dies Werkzeug inwendig in sich und klopfte mit der rechten Faust oben auf ihre Brust. Ihr Mann z. B. habe diese »Power« nicht. Ich interessierte mich für die Erschöpfbarkeit dieser Kraft und erzählte ihr, wie »burnt out« ich oft sei ob der allzu vielen Patienten. Sie weiß, wie man wieder zu Kräften kommt, weiß es inwendig. Außerdem respektieren die Leute, daß sie von 9 — 5 ihren Laden hat. Sie kommen nur abends zwischen 7 und 9. — Spontan erzählte Theodora gleich zu Anfang — wie alle Indianer-Heiler — sie arbeite mit den Ärzten zusammen. Ja, sie bereite auch Menschen aufs Sterben vor. Das gehöre selbstverständlich zu ihren Aufgaben. Sie hat vier

Kinder und sieben Enkel. Ihre älteste Tochter hilft beim Bedienen, stillt aber auch zwischendurch in einer Ecke des Ladens das 1¼ jährige jüngste Kind. Ein anderes schmust während unseres Gesprächs mit der Großmutter: alles harmonisch und zwanglos, während zugleich in der anderen Ecke des etwa 20 qm großen Geschäftsraums der Großvater seine Kunstwerke schmiedet. So ganz nebenbei erfahre ich noch, daß er zur Gilde der Hopi-Silberschmiede gehört und ein eigenes Zeichen führt, das im Buch über Hopi-Silber verzeichnet ist: Eine Maispflanze, zugleich das Zeichen seines Clans. — Beim Abschied gibt mir Theodora ihre Visitenkarte. Hinter ihrem Namen steht: ‚*Traditional Healer*'. Sie lädt mich ein, wiederzukommen.«

Im Gespräch schien mir diese Tochter eines Medizinmanns keine traditionelle Medizinfrau zu sein, wie ich sie mir vorgestellt hatte, — eher wie eine Kollegin, eine Psychotherapeutin. Hatte sie gespürt, was ich gebrauchen konnte? Hatte sich diese einfühlsame »Traditional Healer« so auf mich eingelassen, als sei ich ihre Patientin? — Die »Power«, von der sie sprach, hatte sie also ererbt. Ähnlich hatten auch die drei Navajo-»Singer« (wie sich bei den Navajo-Indianern die Medizinmänner nennen) ihre traditionellen Gesänge von Vater oder Großvater geerbt. Auch die »Mudangs«, die ich in Korea kennen lernte, hatten die Tänze und Gesänge (und die dazugehörige Ekstase) von Frauen ihrer Familien gelernt. Lediglich ein junger Mann, der drei von ihnen als Lehrling zu einem öffentlichen »Kut« begleitete, hatte die sog. »Schamanenkrankheit« durchgemacht, bevor er sich entschloss, seiner Berufung zum Schamanisieren zu folgen. Näheres mochte er nicht erzählen. Laut Literatur handelt es sich bei der Schamanenkrankheit um einen Zustand mit meist depressiven oder paranoiden Symptomen. Bewusstseinsveränderungen und fremdartige Sinneswahrnehmungen, die als Vorzeichen ekstatischer Fähigkeit aufgefasst werden, begünstigen den Kontakt mit Göttern und Geistern (COVELL, ELIADE, HALIFAX, CHO HUNG-YOUN, KALWEIT, MÜLLER, SCHADEWALDT).

Dieser schamanistische Aspekt, überhaupt alles Magische oder Religiöse, kam in Theodora Sockymas Selbstdarstellung ihrer Arbeit als »Traditional Healer« nicht vor. Ich vermute, diese Seite des Medizinmann-Erbes spielt sich in der unterirdischen »Kiwa« ab, dem Ritualraum des Bären-Clans: entweder durch sie oder durch einen männlichen Medizinmann, den ich bei den Tänzen beobachtet hatte.

1986 wurde in einer Tageszeitung der Universitätsstadt Tucson in Arizona angekündigt, ein Medizinmann der Comanchen werde demnächst Sprechstunden im St. Mary's-**Hospital** abhalten. Bevor ich 1990 wieder nach Tucson kam, schrieb ich an diesen Medizinmann, dessen Anschrift in der Zeitung gestanden hatte, erhielt aber keine Antwort. Obwohl ich pünktlich zur angegebenen Sprechzeit im Hospital war und stundenlang wartete, konnte ich ihn schließlich nur telefonisch erreichen. Er war etwas kurz angebunden: Weiße Personen behandele er nicht, nur »native people«. Für »western people« biete er jedoch Ende Mai und im September einen Kurs zur Einübung spiritueller Lebensweise an. Leider würde ich dann wieder bei meinen Patienten in Deutschland sein müssen. War er beleidigt? Es gehe nicht um Religion, es gehe um Spiritualität. Ich hatte das unangenehme Gefühl, ihn sprachlich nur schwer erreichen zu können: einmal wegen der vermutlich bewussten Beschränkung des Gesprächs aufs Telefon, vor allem aber war da eine Distanz, ja Diskrepanz — zwischen Indianerstolz und Europäerneugier? Zwischen Medizinmann und Ärztin? Wahrscheinlich hatte er vor allem Furcht vor monotheistischer Überheblichkeit! Oder hatte da vielleicht mein Vorurteil eine Rolle gespielt? Hatte ich nicht schon als Achtjährige bei Karl May von den Comanchen gelesen, wie hinterhältig die damals waren — zumindest dem edlen Apachenhäuptling Winnetou gegenüber? Als ich später an der Universität den indianischen Soziologieprofessor Thomas kennen lernte, meinte der, ich habe da wohl nichts versäumt. Er bezeichnete den Medizinmann als einen »sich prostituierenden Synkretisten«, der persönlichen Begegnungen vermutlich ausweiche, wenn er sich seiner Überlegenheit nicht sicher sei.

III. Heilungsrituale und Tanz und Trommel

Der **Tanz** — angefeuert von Trommeln und Gesängen — gilt bei unterschiedlichsten archaischen Kulturen weltweit als wichtige Vorbedingung für die Kommunikation zwischen den Schamanen und den Göttern und Geistern ihres magischen Systems (ELIADE, SCHADEWALDT, LAUBIN, SWEET).

1990 erlebte ich auf meiner Indianerfahrt im Pueblo von *Santo Felipe* in New Mexico als weiße Besucherin den Tanz, der zu Ehren des christlichen Patronatsfests auf dem weiten Marktplatz von den indianischen Einwohnern veranstaltet wurde. Abends schrieb ich in mein Tagebuch: »Der rasselnde Rhythmus von viel hundert stampfenden Füßen, Rasseln und Glöckchen und von der einen unermüdlichen ‚Drum' machte mich erst erregt, dann zunehmend schläfrig, fast schlief ich ein, aufgemöbelt immer wieder von den Sandböen des kalten Winds in der mittlerweile heißen Sonne.«

Zehn Tage später im *Hopi*-Reservat: »Um sieben bin ich früh in Mushangovi, sehe die Vorbereitungen für den ‚Corndance' (von dem ich am Tag zuvor in Hotevilla gehört hatte). Ein seriös wirkender älterer Mann bedeutet mir: ‚White visitors are not allowed. We pray for rain.' Als ich später den Silberschmied neben dem Supermarkt von Mushangovi frage, wo ich ohne zu stören den Tänzen beiwohnen kann, betont er immer wieder: ‚Die Tänze sind für alle! Nein, nicht nur für die Indianer, auch für die Weißen!' Er gehört zum Schlangenclan von Sibaulovi bei Mushangovi und zum Adlerclan von Hotevilla. Als ich ihm mein Erlebnis erzähle, sagt er: ‚Sie waren zu früh, gehen Sie um 11 hin. Die waren noch auf dem Weg zu den Zeremonien in der Kiva!' Um $1/2$11 bin ich genau richtig, um einen ganz herrlichen Tanz von etwa 100 Männern zu erleben, die fast eine Stunde lang in der unerträglichen Hitze sehr engagiert tanzen und eine halbe Stunde später noch einmal. Alle in braunen Wildleder-Stiefelmokassins mit Messingbeschlägen und weißen oder bräunlichen Wildlederröckchen. Alle mit einem Fuchsfell, vom Gesäß herabfallend, und kostbarem Türkisschmuck, auch Perlenstickerei. Auf dem Kopf beidseitig eine große Federreihe, das Haar mindestens bis über die Schulterblätter lang, viele bis zum Gesäß. Gürtel mit Silberbeschlägen, rot-weiß-grünen Maske, auch an Oberkörper und Knien bemalt. Als Attribute diesmal zwei geflochtene Schalen, von denen eine in Sockymas Galerie $ 100,- kostet. Hier wird die eine in der linken Hand gehalten samt einer Flaumfeder, während die zweite an der Hüfte befestigt ist. Die Begleitmusik wird wieder von einem Mann mit großer ‚Drum' bestimmt, der den Rhythmus angibt, den die zweihundert Männerbeine zu stampfen haben, an denen wohl tausend Schellen befestigt sind, und im gleichen Rhythmus dann der Schlag von hundert Rasseln und in diesen Tausende von getrockneten Samen oder Kristallen, die da auf die harten Kürbisschalen rasseln und dazu der durch die Masken gedämpfte dumpfe Ton der rituell monotonen Melodie und nach jeder Sequenz eine Art Gestöhn oder Gebrumm oder Geheul: immer der gleiche rätselhafte Ton, eine Art ‚Amen' vielleicht. Einschläfernd für mich — wie neulich in Santo Felipe, hier noch gefördert durch die brütende Hitze. [...] Im Hotel muß ich mich duschen und hinlegen, um wieder zu mir zu kommen.«

Vier Jahre später in Korea: Der Tanz der »*Mudang*« im Wald nördlich von Seoul bei strömendem Regen zum Klang der Sanduhrtrommel, des Gongs und der Rasseln: und wieder erzeugt der monotone Rhythmus erst Schauer der Erregung und dann die Benommenheit: meine Wahrnehmung veränderte sich, ich fühlte mich wie betrunken.

Die heilende Wirkung von Indianertänzen hat der aus Deutschland stammende Psychiater JILEK an den nordamerikanischen *Salish* beobachtet und wissenschaftlich untersucht. Zunächst hatte er bei jungen Indianern, die alkohol- und drogenabhängig aus städtischer Berufsarbeit in ihre Familien zurückgekehrt waren, mit dem Eintritt in Tanzgruppen ihres Stammes gute Erfahrungen gemacht. Regelmässiges Üben und genügsames Leben waren für das Gelingen der öffentlichen Auftritte wichtig. Die Gemeinschaft band und kontrollierte ihre Mitglieder. Die »Akkulturation« — das Lebe im Niemandsland zwischen zwei Kulturen — führt oft zu Identitätsverlust und häufig zur sog. »anomischen Depression«, diese wiederum bei Indianern meist zu Alkoholismus und/oder Drogenkonsum. JILEK dehnte deshalb die Indikation weiter aus. Die Ergebnisse seiner Forschungen wurden in Nordamerika stark beachtet, denn der psychische und somatische Verfall der Indianer kostet die Staaten Unsummen, die Unterstützung kultureller Rituale dagegen kaum etwas. JILEK fasst seine Arbeit über »Veränderte Wachbewußtseinszustände in Heiltanzritualen nordamerikanischer Indianer« folgendermaßen zusammen: »An drei Beispielen von Tanzzeremonien nordamerikanischer Indianer (Geister- Sonnen- und Kürbistanz) wird die Induktion kollektiver veränderter Wachbewußtseinszustände (VWB) zu religiösen und Heilzwecken dargestellt. Kandidaten zur Geistertanzinitiation sind Menschen, welche an Depressionen (besonders sog. anomische Depression), Angst, Körperbeschwerden, verschiedenen Verhaltensstörungen, Alkohol- und Drogenproblemen leiden — was die therapeutische Komponente des Geistertanzes schon in der Tendenz beleuchtet. Solche VWB zu erzielen, ist eine universale Fähigkeit des Menschen verschiedener außereuropäischer Kulturen. Die Phänomene weisen gewisse gemeinsame Grundmuster des Erlebens wie in der Trance auf, welche in Anlehnung an LUDWIG dargestellt werden. Die Erzeugung von VWB ohne Zuhilfenahme von haluzinogenen Drogen geschieht durch Variation der Wachheit, der Reizzufuhr, Hyper-, Hypoventilation, rhythmische akustische Stimulation und Bewegung. Kollektive Trancezustände haben eine sozial einende, spannungslösende, integrative und adaptive Funktion, sie induzieren Heilkräfte durch die Wirkung kulturell validierter Symbole. Möglicherweise ist das neuroendokrine System (endogene Optioide) das biochemische Substrat von VWB.«

Aber JILEKs Beobachtungen gelten nicht nur für Naturvölker. Zur akustischen Stimulation der *Beobachter* von Ritualen und Zeremonien durch rhythmische Geräusche zitiert er HUXLEY: »Kein Mensch, wie hoch zivilisiert immer, kann für eine sehr lange Zeit afrikanischem Trommeln zuhören, oder dem indianischen Gesang, […] und dabei seine kritischen Funktionen und das Bewußtsein seiner selbst intakt halten.[…] Wenn lang genug dem Tom-Tom und dem Gesang ausgesetzt, würde schließlich jeder von unseren Philosophen mit den Wilden herumhüpfen und heulen.«

IV. Inoffizielle medizin in Deutschland heute

Uns kommt diese Art der Heilung fremd vor, wir vertrauen lieber »unserer« Medizin. Oder doch nicht? Die »Roten Listen« der Pharmaindustrie werden dick und dicker, die warnenden Beipackzettel lang und länger — die Rezepte der Krankenkassenärzte (noch haltern sie das offizielle Medizinmonopol) — ihre Rezepte werden immer monotoner.

VERONIKA HACKENBRUCH, eine der Studentinnen von 1994, heute Ärztin und Medizinjournalistin, fragte mich im Mai 2000: »Was haben Sie eigentlich für Erfahrungen mit **Placebos**?« Ich konterte ärgerlich: »Das machen doch nur Wissenschaftler!« Doch später schwand meine Sicherheit: Der Arzt ein »Halbgott in Weiß«? Die Tablette ein Amulett für die Handtasche? Erzeugen Tranqilizer Trance? Sind Wiederholungsrezepte schon Sucht? Doktoren Dealer?

Muss der Patient daran »glauben«, dass ihm sein (mein?) Medikament »hilft« (oder schadet)? »Glaube« ich einem Patienten zu »helfen«, wenn ich ihm Medikamente verschreibe, deren Nebenwirkungen ich ihm verschweige, während sie mir selbst Angst machen? Wenn ich als Arzt dem Patienten Nebenwirkungen verschweige, ist das feig? Klug? Verantwortungsvoll? Wenn ich mich an seiner Stelle ängstige, ihn aber entsprechend kontrolliere? »Glaube« ich selbst als Patientin, die kleinen bunten Dinger des ärztlichen Kollegen werden mir »helfen« — nur weil er Professor ist?

Schon 1994 hatte ich meinen Vortrag vor den Bonner Studenten mit folgendem Zitat aus der »Ärztlichen Praxis« (einer von der Pharmaindustrie finanzierten Tageszeitung für Ärzte — vom 18.1.94) eröffnet: »30 Milliarden werden schätzungsweise pro Jahr in Deutschland für **Paramedizin** aufgebracht […] fließen an der Medizin vorbei.« Inzwischen gibt es in Deutschland eine Gesundheitsreform durch das Gesundheitsministerium. Der Staat sorgt dafür, dass die öffentlichen Krankenkassen ihre Mitgliederbeiträge nicht ins Unermessliche steigern und zwingt stattdessen die Ärzte zu Einsparungen für die offizielle Medizin. Dadurch sind die Ausgaben der Patienten für die inoffizielle Medizin natürlich gestiegen: Statt zum geizig gewordenen Krankenkassenarzt gehen viele jetzt eher zum Heilpraktiker, der schon immer kostenbewusster behandelte, oder zum illegalen Heiler, dem die Liquidation von Rechts wegen untersagt ist.

In meiner Heimatstadt leben 174.954 Einwohner, davon sind 717 Ärzte, die zu je etwa einem Drittel in eigener Praxis, als angestellte Krankenhaus- und Behördenärzte oder nicht (mehr) arbeiten. Laut Auskunft des städtischen Gesundheitsamtes sind 70 Heilpraktiker registriert, d. h. bei 222 niedergelassenen Ärzten kommen in unserem Stadtgebiet auf jeweils drei Ärzte ein Heilpraktiker. Dem leitenden Obermedizinaldirektor ist in seinem Amtsbereich kein Heiler bekannt, ebenso wenig Konflikte mit Heilpraktikern.

Ich kenne in unserer Stadt zwei *Heiler*. Der eine ist als Heilpraktiker für Psychotherapie niedergelassen und arbeitet mit klassischer Homöopathie, fühlt sich jedoch als »Kanal« für spirituelle Kräfte, als eine Art Werkzeug. Früher war er als kaufmännischer Angestellter erfolgreich. Die Heilerin glaubt an die »Kraft« ihrer Hände, die sie erst seit ihrer erfolgreichen tiefenpsychologischen Behandlung von 80 Stunden wegen einer Spinnenphobie bemerkt. Vorher glaubte sie bei jeder Schwangerschaft, das Kind in ihrem Leib sei eine sie bedrohende Spinne. So trieb sie unter panischen Ängsten mehrmals ab. Seit der Therapie hat sie ein Kind und spürt therapeutische Kräfte. Früher hat sie als Suchttherapeutin gearbeitet.

Ein Heiler besonderer Art war 1991/92 in Deutschland tätig: der **tibetische Lama** Dorye Ryaltsen Rimpoche. Ich traf ihn auf einem Bauernhof am linken Niederrhein bei einem buddhistischen »Retreat«. Nach einer Lesung von Sutren und einer Predigt, die von einem Dolmetscher ins Englische übersetzt wurde, hielt er eine Sprechstunde ab. Ich suchte ihn wegen Grünem Star und Augenmuskellähmungen auf. Er spuckte mir seinen Speichel in die Augen und lutschte vorsichtig mit der Zunge an den Lidrändern herum. Dann ließ er mich durch den tibetischen Dolmetscher fragen, was ich denke, was er da gemacht habe. Ich antwortete: »Ich war voriges Jahr bei amerikanischen Medizinmännern. Einige von ihnen saugen so die Krankheit aus dem Kranken heraus und sagen dann: Das war das Böse.« (SPICER). Ich durfte wiederkommen. Beim nächsten Mal wiederholte er die Prozedur und fragte anschließend nach dem Beginn meiner Augenbeschwerden. Ich nannte eine Virusencephalitis vor 20 Jahren, nach dem Tod meines Mannes. Er empfahl mir, Kontakt im Gebet mit dem Toten aufzunehmen und ein neues Leben zu beginnen. Dann gab er mir ein paar Safranfasern, die er ausgiebig mit seinem Atem behauchte und in ein safranfarbenes Papierchen verpackte. Safranfarben war auch sein Mönchsgewand. Dazu erhielt ich die Anweisung, daraus Augentropfen herzustellen und täglich damit die Augen zu tropfen. Eine Besserung des Augeninnendrucks war nicht festzustellen.

Als mir eine Krankenschwester diesen Tipp gegeben hatte, erzählte sie mir, der Lama habe einer Frau mit Darmkrebs wunderbar geholfen. Der Krebs sei nie wiedergekommen, seit er ihr in den After gebissen habe. Vorher habe er sein Gebiss aus dem Mund genommen. Das hatte natürlich meine Wissbegierde beschäftigt. Einige Jahre nach meinen Besuchen bei ihm hörte ich von derselben Krankenschwester, der Lama sei an einem Gallenblasen-Karzinom gestorben, obwohl seine amerikanischen Anhänger ihm in den berühmtesten Kliniken Behandlung durch die besten Ärzte ermöglicht hätten. Trotz seiner auffallenden Vitalität war er »nur« 75 Jahre alt geworden. Aber die Jahre in chinesischen Gefängnissen, die Ausweisung aus Tibet, das ständige Reisen um die Erde: das alles habe ihn wohl aufgezehrt. Hatte er außerdem vielleicht zu viel Krankes geschluckt?

V. Fliegen

Vor 100 Jahren suchten die Reichen in Deutschland auf den Spuren ihrer Regenten Heilbäder auf — wie schon die Römer — heutzutage allenfalls die eher armen Rentenversicherten. Die Reichen **fliegen** heute zur Aslan-Kur nach Rumänien, zur Ayurveda-Kur nach Indien, zum Heiler nach Armenien oder zur Behandlung mit Traditioneller Chinesischer Medizin nach China. Das aber ist gar nicht mehr nötig: asiatische Ärzte und Heilpraktiker praktizieren asiatische Medizin längst in Deutschland, deutsche Ärzte studieren in China TCM (HEISE), und die Anzahl der Akupunktur praktizierenden Ärzte und Heilpraktiker ist in den letzten Jahren geradezu explodiert.

Die kranken Menschen fliegen ihrer Gesundheit hinterher. Je weiter und teurer, desto besser und heilsamer. Ist Fliegen gesund? Sie fliegen zu den Schamanen, ohne zu wissen, dass deren Fähigkeit das innere Fliegen in der **Ekstase** ist. Berühmt dafür sind von jeher die sibirischen Schamanen. Ihr Schamanismus gilt in seiner heutigen Form unter Sachverständigen (ELIADES, FINDEISEN, MÜLLER, SCHADEWALDT u. v. a.) als der ursprünglichste. Nahe Verwandte sind die koreanischen Schamaninnen, die »Mudangs«. Reste von ekstatischem Schamanismus sind noch in den Tänzen der Indianer aufzuspüren und in den Tänzen mancher afrikanischer Medizinmänner (ELIADE).

Eine Ahnung vom **Yorubakult** (KARADE) in Nigeria vermittelte mir ein junger Deutscher in Trier in seinem Andachtsraum. Auf dem Altar standen Yoruba-Götter aus Holz. Eine Treppe tiefer schnitzte »Engel« afrikanische Trommeln. Er ist Initiant des Yoruba-Fetischpriesters Okonfo Rao Kawawa aus Osogbo in Nigeria. Dieser hatte zunächst als gelernter Kfz-Mechaniker in Deutschland gearbeitet; dann in Essen studiert, ein »Afrika-Haus« gegründet und geleitet. Schließlich kehrte er mit seiner deutschen Frau und den gemeinsamen Kindern in die afrikanische Heimat zurück. Seine Eltern hatten ihn als Moslem erzogen. Aber inzwischen hatte er die Lehren seiner Ahnen wieder entdeckt. Er wurde zum Fetischpriester geweiht und eröffnete in Osogbo ein »Jungle Communication Center«. Von dort aus exportiert er seine Tänze und Trommeln, seine Lehren vom gesunden, naturnahen Leben und vom Heil nach Yoruba-Art, außerdem allerlei Volkskunst. Im »Jungle Communication Center« bietet er zehn verschiedene Kurse an, darunter einen für »Traditional **healing ceremonies**«. Alle zwei Jahre macht er eine Tournee durch Deutschland. Ich erzähle das so ausführlich, weil ich die Aktivitäten von Okonfo Rao Kawawa (der sich »Fetischpriester, Medizinmann, Trommler, Tänzer und Dichter vom Stamme der Yoruba« nennt) für exemplarisch halte: Sein Versuch, exotische Kunst-Heilkunst-Religion nach Deutschland zu exportieren, ist kein Einzelfall.

So hatte ich in einem kleinen Küstenort an der koreanischen Küste südlich von Seoul (zusammen mit einem koreanischen Arzt und seiner Schwester, die in Deutschland als Psychotherapeutin arbeitet) ein Gespräch mit drei **koreanischen Schamaninnen** (»Mudangs«) und ihrem Helfer (s. o.). Obwohl diese durch einen großen, tagelang andauernden öffentlichen »Kut« beansprucht waren, luden sie uns in das Haus der einen ein, zeigten uns den privaten Andachtsraum mit einer Buddhastatue und dem Bild der »Drei Geister« (»Three Spirits«, »Sam-Shin« oder »Sam-Bul« lt. COVELL). Nahmen sich über eine Stunde Zeit, um bereitwillig auf unsere (meine) vielen Fragen einzugehen. Zum Schluss war klar, warum: Sie hätten gern auch in Deutschland solch einen großen »Kut« vorgeführt.

Das konnte ich gut verstehen: die Konkurrenz im Schamanisieren ist groß in Südkorea — zumal viele aus dem Norden geflohene Mudangs eingewandert sind. In Südkorea gab es 1986 370.000 organisierte Mudangs; davon 95% Frauen, die sich in ihren ekstatischen Praktiken mit den vornehmlich männlichen »Hilfsgeistern« vereinen. Anders gesagt: in einem traditionell konfuzianisch orientierten, sexuell für Frauen überaus restriktiven Land mit 40 Mio. Einwohnern ist etwa jeder 100. Einwohner eine Schamanin (COVELL). Der Markt für Schamanismus ist also im eigenen Land sehr eng. Da verheißt eine interessierte Deutsche eine Marktlücke in einem Land, das den Koreanern als reich, aber schamanistisch bisher unerschlossen gilt.

VI. Gespräche über transkulturelle Medizin

1994 flog ich mit einem Referat über **transkulturelle BALINTgruppen** für Ärzte nach **Korea** zum XVI. Internationalen Psychotherapie-Kongress. Ich hoffte gemeinsam mit der in Deutschland arbeitenden klinischen Psychologin Worl-Sheon Rhee-Park eine solche Gruppe in Seoul zu veranstalten. Wie hermetisch sich dort die Universitätsmedizin gegenüber der Volksmedizin abschirmte, ahnte ich nicht. Meine naiven Fragen nach dem hiesigen Schamanismus versickerten bei koreanischen Psychiatern in höflich-freundlichem Schweigen, Schulterzucken oder verächtlichen Gesten. Ich hatte mit meiner neugierigen Frage offensichtlich in ein »Fettnäpfchen« getreten. Nach meinen so völlig konträren Erfahrungen wenige Jahre vorher in den USA war ich überrascht.

Allmählich wurde mir deutlich, dass die koreanische Psychotherapie bestimmt wurde vom Präsidenten einer Gesellschaft, die nur aus Psychiatern bestand. Dieser Präsident, ein bejahrter Herr, repräsentierte noch ganz die alte patriarchale

Tradition dieses Landes, obwohl er als junger Arzt nach dem Koreakrieg mehrere Jahre mit seiner Frau in den USA gewesen war. Er lehnte Volksmedizin und Magie ab, ähnlich wie die meisten europäischen und amerikanischen Professoren seiner Generation. Das Ehepaar hatte sich — wie mir schien — als Krönung seines ärztlichen Lebenswerkes vorgenommen, bei diesem Kongress Ost und West, Taoismus und Psychoanalyse miteinander zu versöhnen und zu integrieren. Außerdem lag ihnen daran, ein psychotherapeutisch orientiertes Konzept für die Versöhnung ihres geteilten Landes im Gespräch mit den deutschen Psychotherapeuten zu entwickeln. Diese hatten ja gerade Erfahrung mit der Zusammenführung zweier Landesteile gemacht, die ähnlich lange durch Mauern und Stacheldraht voneinander getrennt gewesen waren.

Korea aber litt seit seinem Bruderkrieg nicht nur unter der politischen Teilung. Auch die Hoffnung, nach einem Jahrhundert der Unterdrückung durch japanische Eroberer und amerikanische Besatzer als Nation endlich mithalten zu können mit internationalen Standards, war auf diesem Kongress deutlich zu spüren. Anders als in Deutschland hatte es in Korea nie eine Hexenverbrennung gegeben, die die Tradition magischer Medizin ausrottete. Im Gegenteil war hier durch den fortbestehenden Ahnenkult der Schamanismus mit der Volksmedizin eng verknüpft. Wie die Geister der Ahnen verehrt wurden, so auch die Götter, die sich die Koreaner — wie die meisten Völker in urtümlichen Kulturen — eher als Naturgeister vorstellen, die die Umwelt animistisch beleben — oder als Heroen im Sinne der griechischen Antike. Diese Tradition interessierte mich brennend. Vielleicht bin ich ja eine späte Tochter von einst verbrannten Hexen. Just aber das Schamanen-Thema sollte auf einem Kongress mit dem Titel »Psychotherapy East and West — Integration of Psychotherapies« ein Tabu sein?

Nur einer hatte Verständnis für mein Anliegen: der Psychiater Professor KIM Kwang-Iel von der Hanyang-Universität in Seoul. Er hatte nicht nur die sensible Einfühlsamkeit, die bei gebildeten Asiaten so häufig ist. Er versteckte sie nicht, wie üblich, hinter einem Schild starrer Förmlichkeit, sondern konnte flexibel und offen mit natürlicher Selbstsicherheit auf einen zugehen. Das nützte unserem Kontakt sehr — zumal dieser hochgebildete Mann hervorragend Englisch sprach. Zwar winkte auch Professor Kim zunächst schmunzelnd ab, wenn ich wieder auf mein Lieblingsthema »Volksmedizin« zu sprechen kam, insbesondere, wenn ich etwas über die koreanischen Schamanen wissen wollte. Aber es war offenbar für ihn kein Tabu, nein, es stellte sich dank meiner Beharrlichkeit heraus, dass auch er sich mit diesem Thema beschäftigt hatte. Er war übrigens auch der einzige koreanische Psychiatrieprofessor, der sich nicht nur für die BALINTgruppe interessierte, sondern auch daran teilnahm.

Schließlich bekam ich von ihm eine Adresse: weit, weit draußen in den Wäldern um Seoul, wo ich »Mudangs« antreffen könne. Später freute er sich, als ich ihm so begeistert von den Tänzen berichtete. Ich hatte sie stundenlang im Regen beobachtet, obwohl mich das wieder auf solch besondere Art ermüdet hatte.

Zum Abschied schenkte Professor Kim mir ein Buch. Ein koreanisches. Von ihm? Nicht einmal das wusste ich zu entziffern aus diesen fremden Schriftzeichen. Vielleicht könne Frau Rhee-Park es lesen und mir davon berichten, meinte er. Inzwischen weiß ich: Der Titel lautet auf Deutsch »Eine psychoanalytische Studie über die traditionelle koreanische Kultur«. Und nun dazu Worl-Sheon Rhee-Parks Kommentar:

»In seinem Buch versucht Professor Kim u. a. die Phänomene des Schamanismus psychoanalytisch zu deuten, was in meinen Augen zwar interessant ist, weil die oft mystisch-abhebenden Aspekte des Schamanismus auf persönlicher Ebene fassbar gemacht werden. Aber durch den Paradigmenwechsel können viele Aspekte ihre tiefe Bedeutung verlieren und werden nur oberflächlich behandelt.

Nun zu einigen Themen in seinem Buch: Die Initialträume der Schamaninnen (Beispiele aufgeführt) seien meistens ‚durch eine Heirat mit einem Gott' gekennzeichnet. Er deutet dies psychoanalytisch als die Wunscherfüllung kindlicher Inzestwünsche, als Identifikation mit dem Kind, als Überwindungsversuche der Minderwertigkeitskomplexe der Betroffenen.

Die Shin-Byong-Krankheit (Krankheit des Gottes oder Geisterkrankheit) ist eine Krankheit, von welcher die Betroffene nur geheilt werden kann, wenn sie ihren Gott offiziell empfängt und zur Schamanin wird. Eine Person wird krank ohne sichtlichen Grund, fühlt sich schwach, kann nichts essen, sieht Halluzinationen, träumt viel und träumt ihren Initialtraum. Sie ist von einem Gott oder einem Geist besessen.

Kim nennt diese Phänomene psychopathologisch und deutet sie als die Projektion der inneren Konflikte und Unzufriedenheit der Schamanin auf die kulturell anerkannten schamanistischen Werte. Der Weg zur Schamanin sei zugleich der Konfliktlösungsweg dieser Frau.

Darüber hinaus gibt es in dem Buch einige andere Bereiche — wie die koreanische Mythologie und die Religion — die Herr Kim versucht, psychoanalytisch zu deuten.«

Den Psychiater HAMMERSCHLAG lernte ich auf ganz andere Art kennen: durch sein Buch »The dancing healers«, das ich in der Universitätsbuchhandlung in Tucson entdeckte. Ich fand es gleich zu Anfang meines 7000 km-Trips, der mich in einem wackeligen alten Autochen zu solchen »dancing healers« führen sollte.

In seinem Buch schilderte der Autor anhand von Fallberichten seine sehr persönlichen Erfahrungen als Arzt und später Psychiater. Beklommen las ich die Geschichte eines deutschen Juden, der mit fünf Jahren samt Eltern in die Neue Welt kam und als junger Arzt (wie jener »Intern«, den ich in Blackrock im Zunireservat getroffen hatte) in den »Wilden Westen« ging als angestellter Arzt des staatlichen »Health-Service« für die medizinische Versorgung der Indianer.

Meine findige Schwiegertochter hatte bei meiner Rückkehr seine Adresse in Phoenix ausfindig gemacht. Zu einem Treffen mit diesem begeisterten Liebhaber der alten, untergehenden Indianer-Kultur kam es leider nicht. Aber schon bei dem Bemühen um ein »Date« bekam ich einen beeindruckenden Einblick in ein reiches Arztleben zwischen den medizinischen Subkulturen Nordamerikas. Hier gab es nicht die Tabus zwischen Volksmedizin und Universitätsmedizin, wie ich sie vier Jahre später in Seoul kennen lernte.

An den drei Tagen, die mir in Phoenix blieben, hatte ich mehr Kontakt mit der deutsch sprechenden russisch-jüdischen Sekretärin als mit ihrem Doktor. Der flog nach Idaho, um dort einen Vortrag zu halten, fuhr mal eben bei 40 Grad Celsius Hitze die 1½ Stunden von Phoenix nach Tucson, um (zwischen den Patienten in Phoenix) an der University of Arizona seine Vorlesung zu halten, schrieb natürlich schon wieder an einem neuen Buch, denn die Erinnerungen an die Zeit in den Reservaten und an seine dortigen Indianerpatienten ließen ihn auch in seiner privaten Großstadtpraxis nicht los.

Hammerschlag machte seinem deutsche Namen alle Ehre: er, der dem Holocaust entronnen war, kämpfte nun wie der germanische Gott Thor mit seinem legendären Hammer für Gesundheit und Glück einer anderen Minderheit, deren Kultur dahinsiecht. Über seinem Engagement im Dienste der US-Regierung für die indianischen Patienten war sein Interesse an deren traditionellen Gebräuchen entstanden und auch an ihren religiösen Riten. Schließlich hatte dies zu seiner persönlichen Entwicklung beigetragen: weg von der typischen Fortschrittsgläubigkeit des naturwissenschaftlich ausgebildeten Mediziners hin zum alten Glauben seines jüdischen Volkes. Den Ausschlag dazu hatte in Santa Fé die Teilnahme seiner Kinder am ortsüblichen katholischen Gottesdienst gegeben. Da erinnerte er sich an seine Wurzeln als Jude. Von nun an ging er mit seinen Kindern regelmässig in die Synagoge. Doch hinderte ihn das nicht, für die verstorbene Grossmutter einer weinenden Indianerin auf dem Heiligen Berg der Sioux für den Geist der Verstorbenen nach indianischem Ritus zu beten: »Every day, in many ways, in unexpected places, you can hear a new tune and learn another step in your dance.«

Als ich ein Jahr später für den XV. Internationalen Psychotherapie-Kongress in Hannover ein Referat angekündigt hatte über die »Psychotherapeutische Versorgung in Indianer-Reservaten Arizonas und New Mexikos«, schrieb ich an Professor Hammerschlag und bat ihn um sein Statement. Er schrieb:

»Da ist mehr und mehr guter Wille bei uns allen in den westlichen Medizin-Disziplinen, jene Dinge zu würdigen, die traditionelle Heiler seit Jahrhunderten benutzt haben und sogar die Erwägung, sie unseren eigenen Heilungsparadigmen einzuverleiben.«

Am Ende meiner Fahrt zu den indianischen Heilern fand ich in der University of Arizona in Tucson einen Anschlag: der Professor für **Soziologie** Robert K. **Thomas** kündigte ein Seminar über »Amerikanisch-indianische und westliche Medizin« an. Als ich ihn endlich telefonisch erreiche, weit weg von Tucson auf dem Land, hörte ich, das Seminar sei mangels Nachfrage leider nicht zustande gekommen, aber er würde mich gern gleich am nächsten Morgen treffen. Im Social-Science-Building traf ich schon vor der vereinbarten Zeit einen älteren, resignierten Schnauzbärtigen mit indianischen Emblemen: perlenbestickte Brosche statt Krawatte, türkisbesetzte Gürtelschnalle und Cowboyhut aus edelstem Filz. Wir sprachen 1½ Stunden lang miteinander. Zunächst zeigte er sich an Einzelheiten meiner Begegnungen mit Medizinmännern interessiert. Es war nicht zu erkennen, ob er Dorothea Sockyma kannte, die Hopi-Medizinfrau, oder Michel

Mitchell und Arnolito Wilson, die in Taile bei Chinle im Navajo-Community-Center lehrenden Navajo-Medizinmänner oder gar Alfred Yazzie (von dem ich in einem Museums-Shop eine Kassette mit rituellen Gesängen gefunden hatte und sogar eine Ankündigung am schwarzen Brett der Universität Tucson für einen Vortrag über Märchen und Mythen der Navajo).

Als ich erwähnte, es sei mir eindrucksvoller gewesen, die indianischen **Heiler** kennen zu lernen als ihre **Heilswege**, erzählte er von dem berühmten Kinderpsychoanalytiker Bettelheim, den er wohl kannte. Er berichtete von Bettelheims unkonventionellen Kinderbehandlungen. Völlig individuell — von Fall zu Fall — pflegte er die Kinder zu behandeln. Ich kam dadurch auf eine Untersuchung über die Effektivität verschiedener psychotherapeutischer Methoden zu sprechen, die deutlich machte: Der Behandlungserfolg hängt mehr vom Behandler ab — von seiner Persönlichkeit — als von seiner Methode.

Besonders ausführlich erzählte ich von Theodora Sockyma, die davon überzeugt ist, dass sie die »Power« usw. ihrem Vater verdankt. Diese »Kraft« (dieses Selbstbewusstsein, diese Ausstrahlung), die die meisten Medizinmänner einem »Erbe« zu verdanken glauben (während sie ihre lange Lehrzeit kaum erwähnen) — sie ist offenbar all unseren Titeln und Diplomen überlegen.

Schließlich kam der Professor auf sein eigentliches Interessengebiet zu sprechen: das Religiöse, das er als Basis jeglicher Gemeinschaft sieht und dessen Verfall als Ursache für den Verfall jeder Gesellschaft: im Kulturellen und Sozialen wie im Religiösen. Dreimal erwähnte er die vier ersten Bücher des Neuen Testaments als Basis für eine beständige Sozialisation, klagte über die Bindungslosigkeit moderner Amerikaner. Insofern konnte ich ihm sagen, dass nicht nur Amerika von seinen »Natives« lernen könne, sondern die europäischen Völker nicht minder. Wir Deutschen z. B. hätten seit fast 150 Jahren dank einer sozialen Gesetzgebung die persönliche Nächstenliebe zugunsten von Beitrags- und Steuerzahlungen längst anonymisiert. Wir schieden recht pessimistisch. — Später hörte ich, der Soziologieprofessor Thomas sei ein Cheroqee-Indianer.

Zehn Tage vorher hatte ich in der Einsamkeit der »Mesa Verde« die 1000-jährigen Höhlenwohnungen der **Anasazi**-Indianer besucht. Im Museum war das Medizinbündel eines *Medizinmannes* von damals zu sehen. Abends schrieb ich in mein Tagebuch:

»'**Magische Medizin**' möchte ich diese Spur nennen, die mich wegführt vom psychoanalytischen Wortkampf um Bewußtheit. Unbewusst-unbekannte Bereiche in uns zu harmonisieren: da mag Bewußtheit eher stören als heilen, Traum eher nützen als all die akribische Wortklauberei! Die heilende Wirkung von Pflanzen und Tieren, Landschaften, Rhythmen, Bewegung, von Kindern und Kunst: empirisch von jeher bekannt, doch nur partiell genutzt. Wie unmittelbar leuchtet doch ANNA WALTERs wichtigste Grundannahme ein: alles hängt voneinander ab, beeinflußt einander. Gift meiden in allem, heilsame Nahrung essen: auch heilsame Menschen aufsuchen und ‚zu sich nehmen': ganz unmittelbar, nicht [...] über notierbare Aussprüche von ihnen! Was alles fressen diese Amerikaner in sich hinein aus ihren Supermärkten und Fernsehapparaten: die reinsten Giftküchen. Was auch freß ich tagtäglich in mich hinein: fresse Leid und Leiden unverdaubar... Ich möchte nicht mehr Opfer sein einer wahllosen Heilsucht, sondern wahre Heilerin für Leidende, die in Wahrheit suchen nach einem Weg... Selbstdisziplin nannten alle indianischen Heiler als wichtig. Annie Kahn, eine von BOBETTE PERRONEs Heilerinnen, argwöhnte beim ersten Gespräch mit BOBETTE: ‚Sie wollen mich ausnehmen' (empty me out), ausleeren. Wie oft fühle ich mich ausgenommen, ausgeleert, empty, meiner besten *Kraft beraubt*. Dorothea Sockyma spricht von ihrer Kraft, die sie hat, ihr Mann aber nicht. Auch sie muß sich hüten: Wenn sie im Laden arbeitet, respektieren die Patienten das. Zwei Stunden nur — abends — benutzt sie ihre ‚*Power*'. Solch einen ‚Laden' müßte man haben!« und weiter im Tagebuch:

»In diesem Zusammenhang spricht Carl Hammerschlag zweimal davon, die Patienten nur »out of the *fond*« zu »nähren«, um nicht auszubrennen. »Nähren« war mein Wort — aber was war mit »out of the fond« gemeint? Dieses Wort tauchte in der nächsten Nacht wieder auf im Traum: würde das bedeuten, gerade noch tiefer, noch »gründ-licher« in die Arzt-Patientenbeziehungen einsteigen zu sollen? Sich noch intensiver zu verausgaben? Oder meinte er »fund«: nur aus dem »Fundus«? Das sei ein Schutz? Sich nur auf Patienten einzulassen, wenn ein Fundus von Sympathie besteht? Ich habe es nicht verstanden.«

Aus meinem Tagebuch: »19.5.90. Im Traum trug ich ein Gedicht in ein Buch ein, fand aber keinen Raum mehr, weil schon zwei Gedichte auf der Seite standen. Ich versuchte nun, ob ich, vom anderen Ende des Blattes herkommend, das neue Gedicht doch noch auf dem Blatt würde unterbringen können. — Von welchem anderen Ende her? Wie würde ich die unterschiedlichen Medizinen in meinem Lebenswerk verwirklichen können? Wieviel Kraft und Zeit bleiben mir?« (Nach Medizin und Psychologie nun noch Magie?)

Am 14.5.: »Ich rufe den (Hopi-)*Dichter* Ramson Lomatewama an: Aber der tut sich schwer, heilsame Wirkung von Sprache anzunehmen [...] will mir Bücher über Hopisprache empfehlen — Einführungen — wo mir an heilsamer Sprachmelodie liegt: wie sie in den Tänzen und Gesängen [...] intendiert ist, wenn ich diese recht verstanden habe. Erst recht scheint ihm meine Vorstellung zu psychologisch, daß *Gedichte* heilsam sein könnten. [...] Wir müssen von unserer wissenschaftlichen Medizin zu neuen Medizinen finden: zur magischen Medizin und zur **Heilung durchs (magische!) Wort** — wie ich's vergeblich in meinem Gespräch mit dem (Englisch schreibenden) Hopidichter zu entwickeln suchte. Ich fürchte, die Sprachwissenschaftler (für die er an der Universität in Flagstaff die Hopisprache lexikalisiert) vergessen die Wirkung der Wortmusik. Sie denken nur an den Transport von Wortinhalten. Wenn mir die Wirksamkeit der Indianergesänge während der Tänze in Santo Felipe und Shulongovi so unmittelbar deutlich wurde, so geschah das vornehmlich über den tranceartigen Zustand, den diese bewirkten. Der Inhalt blieb meinem Bewußtsein fremd. Allenfalls Ahnungen waren vorhanden. Aber gerade diese unstrukturierte Bewußtseinssituation begünstigt den Einfluß aufs Unbewußte, für den Sigmund Freud nur den Weg der Bewußtmachung wusste. Die Heilung durchs Lied kennen wir in unserer Kultur doch auch von altersher — wie meine Mutter: ‚Heile, heile Segen/ drei Tage Regen/ drei Tage Sonnenschein / wird's schon wieder besser sein!' Oft genug wissen wir Psychotherapeuten nicht mal derartigen Wortsegen zu vermitteln aus Rhythmus und Reim!«

VII. Schlussfolgerungen

Ich schilderte hier vielfältige Facetten von erlebter Medizin: vielleicht eine verwirrende Vielfalt. Zugleich versuchte ich eine Entwicklung in der deutschen Medizin und in fremder Volksmedizin in Beziehung zu bringen. Dabei blieb ein aktuelles Thema — die interkulturelle Therapie von Immigranten (HEISE) — unberücksichtigt.

Aus persönlicher Erinnerung schilderte ich, wie sich innerhalb von 50 Jahren das Interesse deutscher Studenten wandelte und analog dazu das der Patienten: Wie im zerstörten Deutschland nur eine — »die« — Medizin wahrzunehmen war. Damit meinte ich die naturwissenschaftlich fundierte, an den Universitäten etablierte Medizin. Mittlerweile hat sich jenseits der damals engen Grenzen und neben der international offiziellen Medizin ein bunter Markt transkultureller Volksmedizinen aufgetan, der die Patienten der offiziellen Ärzte weltweit zu zahllosen inoffiziellen Möglichkeiten einer Heilkunde von Heilern verlockt. Diese fühlen sich nicht durch das Zertifikat einer Universität berufen, sondern durch eine innere Heilkraft. Mit dieser verbinden sich unterschiedliche Vorstellungen: Entweder eine »Spirituelle/geistige Berufung« (durch einen Gott/Götter/Geister o. ä.) oder- öfter -eine Familientradition (»Erbe«).

Zwar gestattet uns Ärzten unsere staatliche Approbation und die Lobby zahlreicher ärztlicher Institutionen das zufriedene Gefühl, sicher etabliert zu sein. Wir fühlen uns umworben von kapitalkräftigen Pharmatrusts, genießen die Garantie regelmäßiger Einkünfte durch ein seit 150 Jahren funktionierendes Krankenversicherungssystem. Wir könnten also die Augen schließen im Vertrauen auf gewährte Gewohnheiten.

Aber nicht nur die staatliche Gesundheitsreform rüttelt an diesem rigiden System überalterter medizinischer Spätkultur. Auch die Patienten wandern ab: immer mehr Patienten zu immer mehr Heilpraktikern im eigenen Land und zu Heilern jenseits der Grenzen.

Wer sich nun fragt, was für alternative Medizinen es sind, die deutsche Patienten in die Fremde locken und was diese Patienten bei den eigenen Medizinangeboten vermissen, so meine ich:
- Die naturwissenschaftliche Perfektion von Apparatemedizin und Chemomedikation ist für lebensbedrohliche Zustände fraglos unübertroffen.
- Aber die Sehnsucht vieler Patienten sucht nach sanfteren Formen der Therapie als die von »Stahl und Strahl«, sucht nach einer möglichst natürlichen Form von Gesundheit, sowie nach der gleichen Beziehungsharmonie mit anderen Menschen und der Natur wie die (sog. wilden, sog. primitiven) Naturvölker.
- Diese Sehnsucht sucht nach der Enttäuschung an statistisch optimierten Therapien nach dem Wunder: sucht dies zunehmend in Wallfahrten zu Heilern und traditionellen Heilmethoden.

Was ist von den traditionellen Volksmedizinen jung gebliebener Kulturen zu lernen?

Die wohlige Geborgenheit, die charismatische Persönlichkeiten und magischer Abwehrzauber dem vermitteln, der über seiner offiziell austherapierten Krankheit aus Verzweiflung und Angst allmählich regrediert ist zu kindlich-archaischem Erleben. Diese Situation ist es ganz besonders, die Fortschrittsgläubigkeit und Wissenschaftskult misstraut und sich nach ursprünglicheren Formen von Kult und Gläubigkeit sehnt. (vgl. »Die Mutter als Medizinfrau«)

Literatur

BALINT, Michael (1976) Der Arzt, sein Patient und die Krankheit. Klett, Stuttgart. 1964: The doctor, his patient and the illnes. Pitnom Medical, London

BECK, Peggy V./WALTERS, Anna O. (1977) The Sacred. Ways of Knowledge Sources of Life. Navajo Community College Press, Tsaile (Navajo Nation) AZ

CHO HUNG-YOUN (1982) Koreanischer Schamanismus. Eine Einführung. Wegweiser zur Völkerkunde Heft 27, Hamburgisches Museum für Völkerkunde im Selbstverlag

COVELL, Alan Carter (1986) Folk Art and Magic. Shamanism in Korea. Hollym Internat. Publ., Elizabeth, N.J.-USA 3. Printing und 1993 Seoul, Korea

ELIADE, Mircea (1975) Schamanismus und archaische Ekstasetechnik. Suhrkamp Taschenb., Frankfurt a. M. 1. Aufl. 1975, 6. Aufl. 1989

FINDEISEN, Hans/GEHRTS, Heino (1983) Die Schamanen. Jagdhelfer und Ratgeber, Seelenfahrer, Künder und Heiler. Diederichs Gelbe Reihe, Eugen Diederichs, Köln

HACKENBRUCH, Veronika (2000) Nichts hilft besser. Pillen ohne Wirkstoff — auf wundersame Weise kann der Placeboeffekt heilen. Nur die Medizin und die Pharmaindustrie macht er krank. Süddeutsche Zeitung, Magazin. 28. 7.2000

HALIFAX, Joan (1981) Die andere Wirklichkeit der Schamanen. Erfahrungsberichte von Magiern, Medizinmännern und Visionären. O. W. Barth-Scherz, Bern München

HAMMERSCHLAG, Carl A. (1988) The dancing Healers. A Doctor's Journey of Healing with native Americans. Harper & Row Publ., San Francisco

HEISE, Thomas (1996) Chinas Medizin bei uns. Einführendes Lehrbuch zur traditionellen chinesischen Medizin. VWB-Verlag für Wissenschaft und Bildung, Berlin

HEISE, Thomas (2000) Transkulturelle Beratung, Psychotherapie und Psychiatrie in Deutschland. Das transkulturelle Psychoforum Bd. 5, VWB-Verlag für Wissenschaft und Bildung, Berlin

JILEK, W. G.: Veränderte Wachbewußseinszustände in Heiltanzritualen nordamerikanischer Indianer. In: DITTRICH, Adolf und SCHARFETTER, Christian (Hg.) (1987) Ethnopsychotherapie. Forum der Psychiatrie hg. Von GLATZEL, J., KRÜGER, H. und SCHARFETTER, C., Ferdinand Enke, Stuttgart

KALWEIT, Holger (1984) Traumzeit und innerer Raum. Die Welt der Schamanen. O. W. Barth — Scherz, Bern München Wien

KARADE, Baba Ifa (1998) Yoruba. Handbuch der afrikanischen Mystik. Windpferd, Aitrang

KAUFMANN, Richard (1985) Die Krankheit erspüren. Tibets Heilkunst und der Westen. Piper, München

KIM KWANG-IEL (1984) (Koreanisches Buch — Titel auf deutsch:) Eine psychoanalytische Studie über die traditionelle koreanische Kultur. Poet, Seoul

KRAUTSCHIK, Adeleid (1995) Ethnic Factors in Psychotherapy/Psychosomatic Medicine: particularly in BALINT-Groups. In: Psychotherapy East and West — Integration of Psychotherapies. Prodeedings of the 16th International Congress of Psychotherapy. Korean Academy of Psychotherapists, Seoul, Korea S. 476-478

KRAUTSCHIK, Adeleid (2000) Heterogene contra homogene BALINT-Gruppen. Ein Erfahrungsbericht aus der praktischen BALINTarbeit. In: Transkulturelle Beratung, Psychotherapie und Psychiatrie in Deutschland S. 363-368

LAUBIN, Reginald and Gladys (1976) Indian Dances of North-America. Their Importance to Indian Life. University of Oklahoma Press, Norman and London

MÜLLER, Klaus E. (1997) Schamanismus. Heiler, Geister, Rituale. C. H. Beck, München

PERRONE, Bobette/STOCKEL, H. Henrietta/KRUEGER, Victoria (1989) Medicine Women, Curanderas, and Woman Doctors. University of Oklahoma Press, Norman and London

SCHADEWALDT, Hans (1968) Der Medizinmann bei den Naturvölkern. J. Fink, Stuttgart

SPICER, Edward H. (Ed.) (1977) Ethnic Medicine in the Southwest. The University of Arizona Press, Tucson, Arizona, 2. printing 1979

SWEET, Jill D. (1985) Dances of the Tewa Pueblo Indians. School of American Research Press. Santa Fé, New Mexico

VITHOULKAS, Georgos (1979) Medizin der Zukunft. Homöopathie. Georg. Wenderoth, Kassel. 18. Aufl. 1999

Die Mutter als Medizinfrau

A. Krautschik Mülheim*(Deutschland)*

I. Hausmedizin und Hausarztmedizin

Die **Hausmedizin** wird meist von den Frauen bestimmt. *Hausmittel* gehören in aller Regel zur *Volksmedizin*, die weltweit ähnlich ist: Kräutertees, Wärme- und Feuchtigkeitsanwendungen, Schwitzen, Diät. Aber es gibt auch Spezialitäten, die in manchen Regionen und manchen Familien Traditionen begründen. In meiner Familie waren es der Essigumschlag meiner Urgroßmutter, der bei allen Bauchbeschwerden Wunder wirkte — so heiß wie nur möglich und von der Achselhöhle bis zur Leistenbeuge — und ihre Kartoffelsäckchen, die im Wechsel über Wasserdampf heiß gemacht und auf die entzündete Stirnhöhle gelegt wurden. Ich war die erste in der Familie, die Medizin studierte: die in unserer Familie unbekannte Medizin der Ärzte. Später, als Allgemeinärztin, hatte ich stets besonderen Erfolg, wenn ich die Medizin meiner Urgroßmutter empfahl: Eine Ärztin mit solch einer Urgroßmutter, die musste ja was vom Handwerk verstehen!

Warum aber spreche ich hier von der Mutter als **Medizinfrau**? Die sog. Medizinmänner der Naturvölker (SCHADEWALDT) benutzten neben Kräutern aus dem Angebot der sie umgebenden Natur vor allem **magische Rituale**, und das tat meine Mutter — ohne es zu wissen — auch.

Ich greife hier vor allem auf die persönlichen Beobachtungen meiner Kindheit zurück. Auch später, bei meinen ärztlichen Hausbesuchen, begegnete mir die Hausmedizin. Doch ich hatte den Eindruck: immer seltener. Die Hausmedizin starb aus. Mittlerweile dominiert die **Hausarztmedizin**.

II. Die Medizin ohne Arzt meiner Großeltern: »Gesund Leben«

Meine **Großeltern** gingen nicht zu Ärzten. Ich lebte als Kind im Nebenhaus. Ärzte kamen nur, um die Totenscheine auszustellen: wegen *Altersschwäche*. Und im Krankenhaus waren sie natürlich auch nie. Die Großmutter hat einmal in den 1930er Jahren in Kettwig an der Ruhr in einem »Felke-Jungborn«, einem einfachen Sanatorium, nach den Grundsätzen des »Lehm-Pastors« Felke vom linken Niederrhein, gekurt. Laut *Jütte* war die Felke-Bewegung eine medizinkritische Laienorganisation.

Meine Großeltern lebten »**gesund**«. Im Krankheitsfall beteten sie füreinander. Ihr Hausspruch hieß:

»Wer bei Gott weiß fest zu stehn,
kann nicht aus den Fugen gehn«.

Gesund leben war für sie: Täglich kalt waschen »von oben bis unten« und »Bewegung an frischer Luft«, was hieß: möglichst flott spazieren gehen. Zum Frühstück war Kornkaffee oder Kräutertee gesund, dazu Schwarzbrot mit gekratzter Butter, einem Hauch hausgemachter Marmelade mit Obst aus dem eigenen Garten, »Klatschkäse« (Quark), oft auch selbstgemacht von Milch aus der Nachbarschaft.

Zum zweiten Frühstück gab es »gegen Verkalkung« Grahambrot mit Knoblauchscheiben und einem winzigen Gläschen Madeira. Das Essen war mager, salzarm, ungewürzt. Für's Kreuz trug die Großmutter im Korsett ein Katzenfell und oberhalb einen wollenen »Seelenwärmer«. Bohnenkaffee »bekam« ihr nicht, war aber hilfreich bei Kreislaufschwäche. Daneben nahm sie als Dauermedikation Weissdorntropfen, homöopathisch: Crataegus D6 und bei Schlafstörungen $1/4$ Luminalette. Aus Sicht normaler Hausärzte lauter Placebos!

Großmutters Tausendgüldenkrauttee gegen Magenverstimmung ist Legende: Urenkelin Christiane, Pfarrerin im Hessischen, erinnert sich: »Der war so bitter — da musste man ja gesund werden!«

III. Die Medizin meiner Mutter

Meine **Mutter** legte Wert auf **Reinigungsrituale** — wie sie in vielen Religionen üblich sind, z. B. bei den Moslems vor dem Betreten der Moschee. Bei ihr war es neben dem täglichen *Waschen von oben bis unten* der *Durchzug* nach jeder Mahlzeit (d. h. entgegengesetzte Fenster wurden geöffnet). Dabei ging es ihr weniger um die Sauberkeit als um *Abhärtung*. Wenn Urgroßmutters Essigumschlag bei Magenbeschwerden nicht half, steckte die Mutter uns den Zeigefinger tief in den Schlund, damit wir kotzten. Bei Fieber war *Schwitzen* das Allheilmittel: Nach Lindenblütentee, Packungen, vielleicht einem heißen Vollbad, hieß es »unter die Decke«! Die wurde mit den Oberbetten der Eltern zu einer regelrechten »Schwitzhütte« — wie ich sie später bei den Navajo-Indianern in Verbindung mit exorzistischen Ritualen zur Vertreibung der bösen Geister kennen lernte. Wurden wir Kinder bei der Prozedur »knatschig«, insbesondere nachts, sang die Mutter fromme Schlaflieder.

Bevor ich die Heilungsriten der Navajo-Medizinmänner näher beschreibe, insbesondere deren Gesänge, möchte ich noch einen meiner Mutter beschreiben, dessen magische Suggestion ihr fremd war. Sie schrieb seine Wirkung der *Ablenkung* zu, die er beim Kind bewirke — was sicher ebenfalls zutreffend war. Hatten wir uns z. B. den Daumen geklemmt, pustete meine Mutter auf ihn und sang diesen **Heilspruch**:

»Heile heile Segen,
drei Tage Regen,
drei Tage Schnee,
tut's Däumchen nicht mehr weh.«

Genau so wie die hausmedizinischen Gebräuche meiner Familie damals weit verbreitet waren, waren es auch deren Heilsprüche: In ENZENSBERGERS Kinderreimen, die er offensichtlich in Süddeutschland und der Schweiz gesammelt hat, findet sich der Heilspruch meiner Mutter ebenfalls. Ganz ähnlich klingen die Sprüche von magischen **Heilern** in Berlin (BÜHRING). Sie haben den gleichen leiernden Rhythmus und die gleiche beschwörende Form einer Zauberformel, z. B. zur Behandlung der Gürtelrose:

>»Die Rose
>und der Drache
>die zogen
>übern Bache
>Die Rose
>verschwand
>der Drache
>ertrank.«

Oder zur Blutstillung:

>»Jesus und
>Petrus
>die bauten
>ein Dämmchen
>Das Dämmchen
>war gut
>stillte Adern
>und Blut.«

Diese »Geistheiler« heilen mit *Handauflegen* und *Besprechen* Krankheiten, die auf die Heilmittel der offiziellen Medizin nicht angesprochen haben: Warzen, Gürtelrose — also Hautkrankheiten — und natürlich oft psychosomatische Krankheiten, besonders dann, wenn Ärzte mit Apparatemedizin »nichts« finden konnten und der Patient sich deshalb von ihnen nicht ernst genommen fühlt. Die Heiler scheinen mit ihren magischen Ritualen — ähnlich wie die Mütter der Hausmedizin — die letzten Medizinmänner zu sein, also Überreste archaischer Heilkulturen, in unserer naturwissenschaftlich aufgeklärten Zivilisation.

IV. Schwitzen und nächtliche Heilgesänge

An die Schwitzprozeduren meiner Mutter und an ihre nächtlichen frommen Gesänge erinnerte ich mich, als ich 1990 bei den **Navajo-Indianern** drei sog. »Singer« (oder Hatali) kennen lernte — wie sich dort die Medizinmänner nennen. Alle drei waren Lehrer: Zwei lehrten an der Navajo-Hochschule in Tsaile bei Chinle/Arizona, der dritte, der über die alten Navajo-Legenden und -Gesänge Vorträge an den Universitäten hielt, war Leiter einer zweisprachigen Heimschule für Navajo-Kinder, die neben dem üblichen Englisch auch ihre indianische Muttersprache als Schriftsprache lernten. Alle drei »Singer« hatten die alten Gesänge von ihren Großvätern oder einem alten Medizinmann gelernt, fanden aber keine Zeit mehr, eine komplette Gesangfolge — wie der Ritus es vorsieht — neben ihrer Berufstätigkeit durchzuführen. Schade, fand ich. So kaufte ich mir einige von den zahlreichen Büchern, in denen Professoren der Staats-Universität von Arizona die von ihnen aufgezeichneten Navajo-Gesänge veröffentlicht haben.

Schwitzhütten, niedrige Rundhütten aus Holz, die mit im Feuer erhitzten Steinen aufgeheizt werden, konnte ich noch sehen. Dort beginnen (oder begannen?) die nächtlichen Heilungsrituale mit dem Exorzismus, der Vertreibung der bösen Geister. Dem folgt die Reinigung des Patienten durch Schwitzen, Haarwaschungen und mit der inneren Reinigung durch Erbrechen und Durchfall mit Hilfe von Kräuterabkochungen.

Über den berühmten »**Nachtgesang**« (oder »Nachtweg«) schreibt BIERHORST in seinem Buch »Four Masterworks of American Indian Literature« 1974: »Der Nachtgesang umreißt den Mythos der Navajos. [...] Er dient einer Form der Therapie, ausgeführt von einem Schamanen (dem Hatali oder Sänger) zugunsten des Hauptteilnehmers, der gewöhnlich in anthropologischen Schriften als ‚Patient' bezeichnet wird. [...] Dies wird Anlass einer allgemeinen religiösen Wiederbelebung.« Weiter schreibt BIERHORST: »Die Zeremonie beginnt bei Sonnenuntergang und endet achteinhalb Tage später bei Sonnenaufgang«. Er beschreibt dann, wie während der ersten vier Nächte der Patient sich unter Gesängen reinigt und den Göttern beschwörende Geschenke macht. In der vierten Nacht erwachen um Mitternacht die schlafenden Götter. Während die Gesänge fortdauern, steigen die Götter aus ihrer Heimat in der Höhe hernieder, um in den *Sandmalereien* zu erscheinen. Diese »*sandpaintings*« (REICHARD) sind Bilder, die der »Singer« während des Tages mit bunten Pulvern auf den Boden der Hütte gestreut hat: eine Art Mandala aus geometrisch stilisierten Gestalten, die die »Götter« darstellen sollen. Wir würden eher von Naturgeistern sprechen. Mit der fünften Nacht beginnt der eigentliche Heilungsritus, bei dem der Patient die im Sandbild anwesenden Göttergestalten mit seinem Körper berührt, »sodass dieser ihre Kraft aussaugen kann.« (Nach LUCKERT, einem anderen Professor, der ein anderes neun Nächte dauerndes Zeremoniell, den »Coyoteweg«, veröffentlichte, wird der Patient regelrecht in das Sandbild gesetzt). Zu Beginn der neunten Nacht erreicht mit dem Ruf des Donners der »Nachtgesang« seinen Höhepunkt. »An diesem Punkt der Zeremonie kommt der Durchbruch: Die Spannung birst«, die sich unter der enormen Akkumulierung von positiven und negativen Ladungen aus den Gesängen der vorhergehenden acht Nächte angesammelt hat. Sie fließt über im pausenlosen Gesang und Tanz dieser »Nacht der Nächte« — bis bei Sonnenaufgang der Patient mit Blick nach Osten »wiederbelebt die Brise der Morgendämmerung einatmet«. Er verlässt die Hütte mit Angehörigen und Freunden unter dem Segen des Sängers:

»So wunderschön wird es sein -
so in Schönheit wandel dahin, mein Enkel!«

In diesem Zusammenhang betont BIERHORST folgendes: »Die Methode des Zeremoniells ist zwiefältig: Einerseits vertreibt das Ritual ‚Böses', andererseits zieht es ‚Heiliges' an...« Es geht hier also wie bei aller Magie — zumindest bei der weißen, die das Gute, Heilsame intendiert — stets um die Erlösung von einem bösen Zauber oder einer bösen Schuld. Fremder Schadzauber oder eigene Schuld werden als Ursache von Krankheit angenommen: Nicht nur von den Navajo-»Hatali«, sondern ganz ähnlich von koreanischen »Mudangs« (COVELL), südamerikanischen »Curanderos« (RÖSING) und afrikanischen »Nganga« (DE ROSNY), denn magische Riten gibt es weltweit trotz aller Aufklärung und staatlich geschützter Hochreligionen, durch die magische Praktiken oft verfolgt wurden.

Meine **Mutter** sang:

> »Weißt du, wie viel Sternlein stehen
> an dem blauen Himmelszelt?
> Weißt du, wie viel Wolken gehen
> weithin über alle Welt?
> Gott, der Herr, hat sie gezählet,
> dass ihm auch nicht eines fehlet
> an der ganzen großen Zahl,
> an der ganzen großen Zahl.«

Oder:

> »So legt euch denn, ihr Brüder,
> in Gottes Namen nieder;
> kalt ist der Abendhauch.
> Verschon uns, Gott, mit Strafen
> Und lass uns ruhig schlafen.
> Und unsern kranken Nachbarn auch!«

Das erzeugte als Kind in mir eine Stimmung, die nun wieder aufsteigt, wenn ich die Gesänge der Navajos mit all ihren anschaulichen Naturbildern »mir zu Gemüte führe«. Verstärkt wird dies durch mein Wissen vom Weltbild der Navajos, deren höchstes Götterpaar »Changing Woman«, die Erde, und »Talking Man« heißen. Letzterer bekämpft Böses und Krankes und feiert im »Nachtgesang« mit der Morgendämmerung den Sieg der Sonne.

Laut REMPLEINS Lehrbuch der *Entwicklungspsychologie* meiner Studienzeit ist für Kinder zwischen dem vierten und siebten Lebensjahr das **magische Denken** typisch. Wenn ich als Kind krank war, dachte ich oft, das wäre die Strafe vom »lieben Gott«, weil ich ein »böses Kind« gewesen war. Dann waren die nächtlichen Gesänge meiner Mutter besonders tröstlich. Zwar habe ich heute andere Vorstellungen, wenn mich ein Infekt niederstreckt oder Großmutters niedriger Blutdruck. Aber den Trost, den ein kranker Navajo aus den Gesängen seines Hatali sog, den kann ich mir noch heute gut vorstellen.

(Nicht nur bei den Navajo in Arizona spielen Gesänge die tragende Rolle beim Ritual. Auch von einem Schamanen der amerikanischen Nordwestküste berichtet VONDERAU (in: ROSENBOHM): »Isaac Tens — derzeit bereits Christ und nicht mehr als Swanassu tätig — besaß drei Gruppen von Gesängen, insgesamt 23, die im Mittelpunkt seiner Trance standen. Die Verbindung von Gesang und Meisterung der Geistkontakte scheint offensichtlich: Jeder Geist gab dem Schamanen seine Melodie. Von der Zahl der Geister hing seine Kraft ab. [...] In anderen, älteren Berichten findet die Begegnung mit dem Hauptschutzgeist, z. B. dem

Landotter, [...] Erwähnung. Nachdem der Schamane den Otter, vielleicht durch einen besonders kraftvollen Blick, getötet hat, schneidet er ihm einen Teil der Zunge ab. Er bittet den Tiergeist, ihm bestimmte Kräfte zu übertragen und so eine Verbindung herzustellen. Der Geist teilt ihm dann die Lieder für den rituellen Gebrauch mit. Das Zungenstück bewahrt der Schamane auf. Die Zunge als Hauptmittel der Kommunikation erscheint in Darstellungen wie Masken oder Rasseln oft herausgestreckt. Sie ist ein Zeichen von Trance und leitet beim Tod die Lebenskraft hinüber«.)

V. Ritueller Tanz einer koreanischen »Mudang« in Seoul für eine Koreanerin in Tokio. Die helfenden Gedanken meiner Mutter

Wie ich die Schwitzprozeduren der Navajos gut nachvollziehen konnte, so waren mir auch die Ängste einer aus Nordkorea nach Japan ausgewanderten Koreanerin vertraut. Sie bangte um ihren Arbeitsplatz in Tokio. Deshalb überwies sie Geld im Wert von mehreren tausend Mark nach Seoul in Südkorea, damit dort eine »**Mudang**« einen »Kut« für sie tanze. Ich habe 1994 mehrere Stunden lang den Tänzen vor einem Altar — voll hochgetürmter Früchte für die Hilfsgeister der Mudang — zugesehen, habe Trommel- und Gong-Musik gelauscht und in einer Pause auf Einladung der Mudang mit ihr und den Helferinnen aus zahllosen Schüsselchen koreanisch gespeist. Dabei erfuhr ich durch eine englisch sprechende Helferin die Geschichte der Spenderin und ihrer Not. Ich sah auch, wie dies alles für die Koreanerin in Tokio, die nicht dabei sein konnte, pausenlos gefilmt wurde.

Auch das erinnert mich an Erfahrungen mit meiner **Mutter**: Hatte ich Angst vor einer Klassenarbeit, fragte sie nach dem Termin und sagte: «Ich denk dann an dich!« Das beruhigte mich so, dass ich konzentrierter bei der Sache war. Noch heute sage ich manchmal zu Patienten, die etwas Aufregendes zu überstehen haben: »Ich werde an Sie denken!« Das ist zwar schlechte Psychotherapie, wenn ich's durch die Brille meiner Lehrer betrachte, aber solch suggestive Magie ist bei Zuständen kindlicher Regression zumindest hilfreich.

VI. Aberglaube

Es gibt eine ganze Reihe von tröstlichen Hilfsmittel magischer Art, die bei den frommen Müttern meiner Familie verachtet waren, weil sie zum »**Aberglauben**« gehörten. Ich denke an die uralten Angebote einer geradezu magischen Industrie: An Amulette, Talismane, Fetische, Maskottchen, an astrologische und sonstige Wahrsagerei. Andererseits bin ich von außergewöhnlichen parapsychologischen Fähigkeiten einzelner Menschen seit entsprechenden Erfahrungen überzeugt.

Überrascht war ich dagegen, als mir meine japanische Schwiegertochter von ihrem stundenweiten Flug nach Los Angeles zur Wahrsagerin berichtete. Sie hatte kurz zuvor mit gutem Erfolg an einer staatlichen Universität Nordamerikas ihr Master-Degree erworben, nun aber Schwierigkeiten bei der Stellensuche. Sie sagte zur Wahrsagerei: »Das ist bei uns in Japan üblich.« Die Adresse hatte sie von einer Algerien-Französin, die ihr Studium abgebrochen und einen reichen Amerikaner geheiratet hatte. Seit der Bestärkung durch die Wahrsagerin war die Freundin sicher, die richtige Entscheidung getroffen zu haben. Obwohl Yumiko, meine Schwiegertochter, keine Wahl zwischen zwei Möglichkeiten hatte, war ihr Pessimismus durch die optimistischen Prophezeiungen der Wahrsagerin geheilt worden.

Glück und Unglück sind Schlüsselworte magischen Denkens. Glück ist dem Guten, der Weißen Magie, dem Abwehrzauber zugeordnet, Unglück dem Bösen, der Schwarzen Magie, dem Schadenszauber. Einem Feind, der mir schaden will, gilt der Abwehrzauber — nicht nur der von Zauberritualen, Zaubersprüchen und Beschwörungen, auch der von Amuletten. Meine Klassenkameradinnen trugen geweihte Kreuzchen. Ihre Korallenohrringe, die ich altmodisch fand, seien fürs »gute Sehen« — sagten sie. Aus der Türkei brachte mir eine psychotische Patientin ein Amulett gegen den »Bösen Blick«. Hexenhaft böse beschrieb sie mir die ebenfalls paranoide Mutter. Hatte die Patientin Sorge, mit bösen Gedanken der eigenen Ärztin zu schaden, die just Mutters Alter hatte, oder fürchtete sie meinen »Bösen Blick«? Magisches Denken begegnet uns oft bei paranoiden Patienten.

Der Unterscheidung von »gut« und »böse« helfen Mütter in der **Erziehung** oft mit Mitteln nach, die an Schwarze Magie erinnern. Einige degradieren den Vater zum bösen Geist: »Warte, wenn du nicht folgst, sag ich's dem Vater!« Früher wurde mit dem »Schwarzen Mann« gedroht, der die »bösen Kinder« holt. In meiner Heimat wurde er »Buhmann« genannt. Heutige Patientinnen erzählen von ihren Müttern häufig: »Sie sagte immer: ,Was sollen denn die Nachbarn von dir/uns denken?'« In ENZENSBERGERS Sammlung von Kinderreimen findet sich folgender, der an den Knecht Ruprecht des Nikolaus erinnert:

> »Es kummt ein Mann,
> der hat ein langen Mantel an
> und sieben große Taschen drin.
> Was hat der Mann denn bloß im Sinn?
> Ich sehs ihm an den Augen an:
> Wenn einer nit will artig sein,
> so packt ern in die Taschen ein.
> Der Mann geht fort
> und schwimmt bis in den Rhein.
> Gell, Bub, da willst artig sein?«

Noch vor dieser Zeit sprachlicher »Auseinander-Setzung« liegt die der averbalen körperlich-symbiotischen Kommunikation von Mutter und Kind. Wenn dieser frühe Zauber zerbricht, wenn das Kind die Trennung von der Mutter schmerzlich wahrnimmt, die Mutter immerzu wegrennt, das Kind aber noch nicht hinter ihr her laufen kann, dann wird die Mutter dem kleinen Schreihals Tröstliches zurufen oder zusingen, wenn sie z. B. grad nebenan in der Küche den Brei warm macht. Aber vielleicht weiß sich das zehn Monate alte Kind schon selbst zu trösten mit seinem Püppchen, seinem Teddy. Auch solch ein sog. **»Übergangsobjekt«** (WINNICOTT) ist eine Art Amulett, ein Abwehrzauber, weiße Magie (HAUSMANN & KRISS-RETTENBECK). WINNICOTT spricht vom »frühesten Besitz«, der als

»Nicht-Ich« erlebt wird. Er ist ein An-Denken, in das die abwesende Mutter, die es dem Kind gegeben hat, vom Kind hineingedacht wird. LEVY-BRUHL würde es gar der »Participation mystique« zuordnen.

Ähnlich geben Kinderpsychotherapeuten, wenn sie in Urlaub gehen, d. h. bevor Therapiestunden ausfallen, ihren Patientenkindern als Trost und zur Bekräftigung des Wiedersehens, ein kleines »Übergangsobjekt« mit nach Hause: Vielleicht das Lieblingstier des Kindes aus dem Sceno-Baukasten, vielleicht auch nur eine weiche Wollquaste, mit der sich das Kind streicheln kann.

Überall sehe ich Mütter, die wie gelernte »Medizinfrauen« sich »Abwehrzauber« einfallen lassen gegen frühe Trennungs- und Einsamkeitsangst, bis die Kinder gelernt haben, sich gegen böse Gespenster und alles Feindliche selbständig zur Wehr zu setzen.

Übrigens: Der Begriff »**Medizinmann**« rührt nicht etwa daher, dass dieser als Heiler seinen Patienten Medizin im Sinne von Medikamenten gab. Nein: Seine »Medizin« waren die magischen Gegenstände, die er in einem Medizinbeutel neben der Friedenspfeife, dem »Kalumet«, an einer Schnur immer bei sich trug, also eine Art Fetisch, der wie ein Akku ihm seine magische Kraft garantierte (SCHADEWALDT). Früher trug jeder Indianer solch einen Beutel um den Hals. Damals bedeutete der Verlust des Medizinbeutels den sicheren Tod. Das habe ich schon als Kind bei *Karl May* gelesen. Sollte es seine Romanerfindung gewesen sein, so trifft sie jedenfalls hervorragend das magische Denken, ähnlich wie die modernen Schilderungen von *Carlos Castaneda*.

VII. Schlussfolgerungen

Gibt es eine **Schlussfolgerung** für das hier Dargestellte? Für mich gibt es zwei:
1. Kluge **Mütter** könnten mit den magischen Ängsten und Sehnsüchten ihrer Kinder besser umgehen, wenn sie den Medizinmännern einiges absehen würden, solange deren archaische Kultur noch nicht gänzlich verschwunden ist.
2. Wir **Ärzte** könnten von den Müttern einiges lernen. Unsere Patienten regredieren im Krankheitsfall oft zu kindlichen Erlebnisweisen. Sie wandern dann häufig zu den Heilpraktikern und Heilern ab, die in ihren medizinischen Paradigmen mehr magisches Denken und Wissen bewahrt haben als wir Ärzte.

Literatur

BIERHORST, John (1974) Four Masterworks of American Indian Literature. Quetzalcoatl — The Ritual of Condolence — Cubec — The Night Chant, Farrar, Straus, and Giroux, New York. 1984: The University of Arizona Press, Tucson

BÜHRING, Martina (1993) Heiler und Heilen. Eine Studie über Handauflegen und Besprechen in Berlin. Dietrich Reimer, Berlin

CASTANEDA, Carlos (1973) Die Lehren des Don Juan. Ein Yaqui-Weg des Wissens. Fischer Taschenbuch Nr. 1457. 2000: 31. Aufl. 1968: The Teachings of Don Juan: A Yaqui Way of Knowledge. University of California Press, Berkeley, Los Angeles

COVELL, Alan Carter (1986) Folk Art and Magic. Shamanism in Korea. Hollym Internat. Publ., Elizabeth, N.J.-USA, 3. Printing 1993 Seoul, Korea

ENZENSBERGER, Hans Magnus (1974) Allerleirauh. Viele schöne Kinderreime. Versammelt von Hans Magnus Enzensberger. Suhrkamp, Frankfurt a.M. Insel Taschenb. 115

HAUSMANN, Liselotte & KRISS-RETTENBECK, Lenz (1977) Amulett und Talisman. Erscheinungsform und Geschichte. Georg D. W. Callwey, München

LÉVY-BRUHL, zit. nach HAUSMANN & KRISS-RETTENBECK

LUCKERT, Karl W. & COOKE, Jonny C., Navajo Interpreter (1979) Coyoteway — a Navajo Holyway Healing Ceremonial. The University of Arizona Press, Tucson & the Museum of Northern Arizona Press, Flagstaff

REICHARD, Gladys A. (1977) Navajo Medicineman Sandpaintings, Dover Publications Inc., New York, Republication of 1939

REMPLEIN, Heinz (1949) Die seelische Entwicklung in der Kindheit und Reifezeit. I. & S. Federmann, München

RÖSING, Ina (1988) Dreifaltigkeit und Orte der Kraft. Die weiße Heilung: Nächtliche Heilungsrituale in den Hochlanden Boliviens. (2 Bd.) Franz Greno, Nördlingen

DE ROSNY, Eric (1994) Heilkunst in Afrika: Mythos, Handwerk und Wissenschaft. Peter Hammer, Wuppertal

SCHADEWALDT, Hans (1968) Der Medizinmann bei den Naturvölkern. J. Fink, Stuttgart

VONDERAU, Christoph: Wege und Orte der Geister: Erfahrung des Schamanen in Nordamerika. In: Rosenbohm, Alexandra (Hg.) (1999) Schamanen zwischen Mythos und Moderne. Militzke, Leipzig

WINNICOTT, D. W. (1958) Von der Kinderheilkunde zur Psychoanalyse. Aus den »Collected Papers«. Kindler, München Fischer Taschenb. 1983. 1958: Through Paedatrics to Psycho-Analysis.

Heilpraktiker und Heiler in Deutschland

A. Krautschik, Mülheim *(Deutschland)*

I. Einleitung: Medizin in Deutschland heute

Für Menschen, die sich wegen einer Krankheit behandeln lassen möchten, gibt es heute in Deutschland drei Arten von Behandlern:
1. Die an Universitäten ausgebildeten **Ärzte**. Ihre ärztlichen Leistungen werden in der Regel von staatlich kontrollierten Krankenkassen bezahlt, es sei denn, die Patienten sind Angestellte von Krankenhäusern oder Behörden.
2. **Heilpraktiker**. Ihre Behandlungen müssen die Patienten in der Regel aus eigener Tasche bezahlen. Heilpraktiker werden meist in privaten Heilpraktikerschulen innerhalb von etwa drei Jahren auf die Prüfung durch städtische Gesundheitsämter vorbereitet. Von dieser Prüfung hängt die Genehmigung zur »Niederlassung« in eigener Praxis ab.
3. **Heiler**. Ihre Anschriften werden meist durch Flüsterpropaganda weitergegeben. Sie besitzen keine staatliche Genehmigung zur Ausübung des »Heilgewerbes«. Wegen evtl. finanzieller Einnahmen werden sie von Finanzämtern verfolgt. Heiler haben keine Ausbildung. Wie manche Heilpraktiker schreiben sie ihre Heilkunst einer persönlichen Heilkraft zu. Diese Heilkraft glauben sie oft einer göttlichen oder Geistesmacht zu verdanken, als deren Medium sich der Heiler (»Geistheiler«) fühlt.

1994 fand ich in einer ärztlichen Tageszeitung folgendes: »30 Milliarden werden schätzungsweise pro Jahr in Deutschland für **Paramedizin** aufgebracht [...] fließen an der Medizin vorbei« (»Ärztliche Praxis« vom 18. 1.1994 — eine Tageszeitung für Ärzte, die von der pharmazeutischen Industrie finanziert wird und vor allem Werbung enthält).

Gegenwärtig gibt es in Deutschland eine staatlich gesteuerte **Gesundheitsreform**. Deren Sparmaßnahmen betreffen die offizielle Medizin, also die von Krankenkassen bezahlten Ärzte, die Krankenhäuser und die Pharmaindustrie. Die Heilpraktiker sind davon kaum betroffen, erst recht nicht die im medizinischen Untergrund behandelnden Heiler.

In meiner Heimatstadt leben 174.954 Einwohner, davon sind 717 Ärzte, die zu je etwa einem Drittel in eigener Praxis, als angestellte Krankenhaus- und Behördenärzte oder die nicht (mehr) arbeiten. Laut Auskunft des städtischen Gesundheitsamtes sind 70 Heilpraktiker registriert, d. h. bei 222 niedergelassenen Ärzten kommen in unserem Stadtgebiet auf jeweils drei Ärzte ein Heilpraktiker. Dem leitenden Obermedizinaldirektor ist in seinem Amtsbereich kein Heiler bekannt.

II. In der Antike

In der **Antike**, also im klassischen und hellenistischen Griechenland sowie in Roms Republik und Kaiserreich, gab es eine offizielle Staatsreligion der Götter, daneben besondere Mysterienkulte. Beide Kultformen waren legal: sowohl die offizielle Götterverehrung in den öffentlichen Tempeln wie auch die inoffiziellen geheimen Mysterienkulte. In deren Geheimnisse konnte sich der Initiant in meist nächtlichen Riten einweihen lassen. (Ähnlich unterstand das mittelalterliche Christentum mit seinen vielfältigen Kultformen dem Schutz des deutschen Kaisers und hatte starken Einfluss auf die zeitgenössische Medizin.)

Eng verbunden mit diesen religiösen Kulten waren im griechischen Altertum die Zentren der **Heilkunde**. Das Orakel von Delphi war ein Heiligtum des Apoll, der ursprünglich nicht nur für die berühmten Orakel, sondern auch für die Heilkunde zuständig war. Der Heilgott Asklepios war sein Sohn. Viele Asklepios-Heiligtümer waren sowohl medizinische Heilstätten als auch Ausbildungsstätten für Ärzte: wie in Epidauros, Kos, Korinth, Athen und Pergamon so auch in Knidos. Dieser Ort war so reich, dass er sich ein Standbild der Aphrodite von dem berühmten Bildhauer Praxiteles leisten konnte. Medizin brachte Geld.

Aber es gab auch **Magier**, Zauberer, die in der Antike genauso verfolgt wurden wie später im »Heiligen Römischen Reich Deutscher Nation«. Bei den Griechen und Römern des Altertums wurden diese hingerichtet wie seit dem Mittelalter in Deutschland die Hexen.

Die naturwissenschaftlich interessierten **Philosophen** gerieten ebenfalls oft in den Verdacht, Zauberer zu sein, zumal sie — wie z. B. Pythagoras und Empedokles — auch alchimistische Experimente betrieben und sich medizinisch betätigten. Vielleicht waren sie für die an Asklepien ausgebildeten Ärzte eine lästige Konkurrenz? Jedenfalls wurden sie wegen Magie angeklagt und hatten Schwierigkeiten, das Gerichtsverfahren zu überleben.

III. Im europäischen Mittelalter

Ähnlich wie die Asklepien im griechischen Altertum waren im christlichen Abendland über 1000 Jahre später die **Klöster** Zentren der Heilkunst.

In Deutschland gilt bis heute die Heilige HILDEGARD VON BINGEN (1098-1179) als die bekannteste Persönlichkeit dieser Klostermedizin. Sie leitete nicht nur dein Benediktinerinnenkloster, sie schrieb auch berühmte medizinische Werke und verbreitete ihre Lehre durch viele Reisen. Sogar politisch war sie einflussreich.

Im Spätmittelalter war eins der berühmten Krankenhäuser Europas das 1443 von Nicolas Rolin gegründete Hôtel-Dieu in Beaune. Rolin war Kanzler Herzog Philipps des Guten von Burgund. Er gründete außerdem die Universitäten in Löwen und Dôle (BUSSMANN). Die Finanzierung der Medizin wurde also zwar von einflussreichen Männern gesteuert, Pflege und medizinisches Wissen waren aber oft Frauensache.

Das Zentrum der von **Frauen** betriebenen Medizin war von jeher die Betreuung von Frauen in Form von Geburtshilfe, also die Hebammenkunst. In ländlichen

Gegenden waren Hebammen auch zuständig für Krankheiten. Sie kannten Kräuter, deren Zubereitungen und Anwendungen. Notfalls konnten sie sogar einspringen, wenn kein »Zahnbrecher«, kein Bader oder Chirurg erreichbar war. Denn wer Kinder zur Welt bringen kann, kann in Notfällen auch Zähne ziehen, Wunden versorgen, Glieder einrenken und Knochenbrüche schienen. Manche dieser Frauen mögen auch magischen Hexenzauber gekannt haben: Liebestränke, die den Mann verliebt machen oder auch potent, vielleicht auch »Schwarze Magie«, um die Kühe des bösen Nachbarn zu verhexen oder die eigene Krankheit der verhassten Schwiegermutter anzuzaubern. Und gewiss kannten sie Abtreibung und Empfängnisverhütung, beides Todsünden.

Ursprünglich galt die Inquisition den Häretikern, den Abtrünnigen vom päpstlich legitimierten Glauben — mehr und mehr aber auch jenen Frauen, denen Macht unterstellt wurde, Macht insbesondere im Heilgewerbe. Solche Erfolge, so meinte man, konnten sie — so ganz ohne Universitätsstudium — vermutlich nur einem Teufelspakt verdanken. Neid spielte gewiss eine Rolle, auch krankhafte Paranoia, insbesondere aber die Folter. Um das eigene Leben zu retten bzw. um einen gnädigen Tod zu erlangen, nannte man unter der Folter Namen von Feindinnen und Freundinnen. So wurden ganze Ortschaften leergeräumt von Frauen. Insbesondere Hebammen und sog. »weise Frauen« mit medizinischen Kenntnissen wurden verhaftet und hingerichtet.

Die amerikanische Ärztin JOANNE ACHTERBERG vertritt in ihrem 1990 in den USA, 1991 in Deutschland erschienenen Buch »Die Frau als Heilerin« (»Woman as Healer«) die These, der Niedergang der europäischen Heilkunde sei nach einer Blütezeit im frühen Mittelalter (dank der Heilkunst der Frauen) seit dem späten Mittelalter den **Hexenverfolgungen** anzulasten. Dabei seien von zölibatären Männern die »weisen Frauen« ausgerottet worden — und zwar in Deutschland gründlicher als in anderen europäischen Ländern. Von zwei Fürstbischöfen in Würzburg und Bamberg — zwei Vettern — schreibt sie: »Die Inquisitoren ließen extra Öfen bauen, um mit den Massenmorden fertig zu werden (ähnlich wie in der Nazizeit).« Und später: »In England wurde die letzte Hexe 1684 öffentlich gehängt, in Amerika 1692, in Deutschland 1775.«

IV. Universitätsärzte contra »Kurpfuscher«

Seit Renaissance und Reformation gab es immer mehr **Universitäten** und entsprechend mehr akademisch ausgebildete Ärzte. Daneben gab es den obskuren Markt der Quacksalber und Scharlatane, die das Erbe der »Weisen Frauen« und »Kräuterhexen« seit den Hexenverbrennungen antreten konnten.

Typisch für die Universitätsmedizin jener Zeit war die unübersehbare Fülle an medizinischen Paradigmen. Dem entsprechend gab es unter den Ärzten unübersehbare Gruppierungen und viele kreative Außenseiter. Beispielsweise den deutschen Arzt Dr. Samuel Hahnemann (1755-1843), den Begründer der Homöopathie. In Deutschland wird die Homöopathie bisher kaum an Universitäten gelehrt und mehr von Heilpraktikern als von Ärzten ausgeübt. Auch um den deutschen Arzt Dr. Franz Anton Mesmer (1734-1815) gab es leidenschaftlich sich bekämpfende Gruppierungen. Schon in seiner Doktorarbeit »De planetarum influxu« klangen Gedanken an, die später von ihm zum »Magnetismus animalis« und zum »Heilmagnetismus« fortentwickelt wurden. Durch streichende Bewegungen des Arztes oder durch Gruppensitzungen der Patienten am sog. »Baguette« sollten latente Heilkräfte zur Wirkung kommen. Diese Methode erinnert an Praktiken moderner Heiler, hat sich jedoch — anders als die Homöopathie — totgelaufen.

In der ersten Hälfte des 19. Jahrhunderts nahm der Kampf um die Patienten — es gab ja nur Privatpatienten — sowohl zwischen den Ärzten und ihren unterschiedlichen medizinischen Therapiemethoden als auch zwischen diesen und den mitunter erfolgreichen »Kurpfuschern« extreme Formen an. Etwa zur gleichen Zeit, in der Bismarck die soziale Gesetzgebung in Deutschland begründete, kam es 1871 zur Verabschiedung eines Gesetzes zur »**Kurierfreiheit**«.

Zugleich entwickelte sich unter den Ärzten durch die **naturwissenschaftliche Universitätsmedizin** eine bis dahin unbekannte positivistische Fortschrittsgläubigkeit. Diese machte aus den zerstrittenen ärztlichen Gruppierungen einen einheitlicheren Block. Die naturwissenschaftliche Medizin wurde immer mehr zur angewandten Physik und Chemie. Deren Methoden wurden in Form von Apparatemedizin und pharmazeutischer Industrie zwar immer perfekter, auch effizienter, aber für die Laien immer unüberschaubarer, gigantischer, unverständlicher, unheimlicher, unbezahlbarer und vor allem: immer **unpersönlich**er.

IV. Die deutschen "Heilpraktiker"

Dem schließlich gut organisierten Block der »Schulmediziner« gegenüber entstand seit der zweiten Hälfte des 19. Jahrhunderts eine immer besser organisierte Laienbewegung der **Naturheilkunde,** die sich als Antimedizin verstand. Diese formierte sich zunächst 1935 im sog. »Dritten Reich« mit Hilfe sympathisierender Nazipolitiker (Hesse, Hitler, Himmler) zu einer staatlich geförderten Dachorganisation, der »Reichsarbeitsgemeinschaft der Verbände für naturgemäße Lebens- und Heilweisen«, ab 1941 »Deutscher Volksgesundheitsbund« genannt. Kurz vor Kriegsausbruch kam es im Februar 1939 schließlich zum deutschen **Heilpraktikergesetz,** das auch Nichtärzten die Ausübung des »Heilgewerbes« unter besonderen Bedingungen gewährte.

Mittlerweile haben sich die Heilpraktiker als therapeutische Gruppe fest etabliert. Sie sind nicht auf Selbstzahler angewiesen. Private Krankenversicherungen zahlen häufig nicht nur die Behandlungen von Ärzten, sondern auch die von Heilpraktikern. Mittlerweile sinken die Einnahmen der an Universitäten ausgebildeten Ärzte im Verhältnis zu denen der Heilpraktiker, weil sich die staatliche »Gesundheitsreform« in Deutschland vor allem auf Einsparungen an Medikamenten und an ärztlichen Leistungen für die gesetzlichen Krankenkassen beschränkt und damit auf die Einnahmen von »Vertragsärzten«(der allgemeinen Krankenkassen) und von Krankenhäusern.

Die Medizin der Heilpraktiker bezieht sich mittlerweile weniger auf die ursprüngliche »Naturheilkunde« — also auf Wasseranwendungen, Pflanzenheilkunde, Diät und auf homöopathische Mischpräparate niederer Potenzen. Die gegenwärtige »**Alternative Medizin**« ist mittlerweile — den Nationalsozialisten zum Trotz — eine betont globale, exotische, »esoterische« Medizin mit Anleihen bei den Volksmedizinen vor allem asiatischer Tradition. Die Homöopathie des deutschen Arztes Dr. Hahnemann kehrt nun nach 200 Jahren als sog. »Klassische Homöopathie« in deutschen Übersetzungen griechischer (VITHOULKAS), amerikanischer (KENT) und australischer (BAILEY) Lehrbücher der Homöopathie zu deutschen Heilpraktikern zurück.

Die 1996 von dem Historiker ROBERT JÜTTE herausgebrachte »Geschichte der Alternativen Medizin« zählt außer Mesmerismus und Homöopathie folgende Methoden zu den Naturheilverfahren: Wasserkuren, Licht-, Luft- und Lehmkuren, Ernährungstherapien und Vegetarismus, sowie Kräutermedizin. Zu den »Biodynamischen Heilweisen« rechnet er Biochemie, Spagyrik, anthroposophische Medizin, zu den fernöstlichen Heilweisen: Akupunktur und Ayurveda.

Damit ist die Palette bei weitem nicht erschöpft. Ich möchte noch die Akupunktur nach Voll erwähnen, die zur diagnostischen Ermittlung geeigneter Homöopathika oder von sog. »Heelen« zu einer speziellen Injektionstherapie gehört. Ebenso ist die traditionelle chinesische Medizin nicht nur wegen der (z. Zt. auch von Ärzten gern angewendeten) Akupunktur, sondern auch wegen ihrem reichen Fundus an Kräuteranwendungen ein aktuelles Thema.

Daneben erfreut sich z. Zt. die Bach-Blüten-Therapie des Engländers Edward BACH (1886-1936) besonderer Beliebtheit, die mit individuell zusammengemischten Kräuterauszügen arbeitet. Bach war übrigens Arzt, wurde aber mit seiner Außenseiter-Methode von den Schulmedizinern nicht akzeptiert. Ein Zitat von ihm soll meine notgedrungen skizzenhafte Darstellung der Heilpraktiker-Medizin abschließen. Seine Definition von »Krankheit« ist typisch für das gegenwärtige Heilpraktiker-Paradigma (zit. Nach SCHEFFER: Lehrbuch der Original Bach-Blütentherapie:

> »Krankheit ist weder Grausamkeit noch Strafe, sondern einzig und allein ein Korrektiv; ein Werkzeug, dessen sich unsere Seele (das höhere Selbst) bedient, um uns auf unsere eigenen Fehler hinzuweisen, um uns vor größeren Irrtümern zurückzuhalten, um uns daran zu hindern, mehr Schaden anzurichten und uns auf den Weg der Wahrheit und des Lichts zurückzubringen, von dem wir nie hätten abkommen sollen.«

Patienten, die sich von solchen Worten angesprochen fühlen, wünschen sich gewiss einen Behandler, mit dem sie ausgiebig über Ursache, Sinn und Ziel ihrer Krankheit sprechen können. So wundert es mich nicht, wenn Patienten, die mir von der Mitbehandlung durch einen Heilpraktiker berichten, ungefragt immer wieder als Motiv hervorheben: »Er hat mehr Zeit für einen als die Ärzte.« Damit meinen sie nicht mich, die sog. »Therapeutin« — wie wir Psychotherapeuten immer mehr und sicher nicht zufällig genannt werden. Und nicht zufällig betreiben viele insbesondere meiner Patient**innen** folgende Polypragmasie: Der Hausarzt macht auf Kosten der Krankenkasse die teure Diagnostik. Sein Rezept ist für die Patienten ein zu vernachlässigendes Übel. Der Heilpraktiker — häufiger: die Heilpraktikerin — behandelt mit klassischer Homöopathie oder Bach-Blüten, vielleicht auch mit Edelsteinen, Tarotkarten, Astrologie, vor allem aber mit einem esoterischen Psychotherapiekonzept (z. B. nach DETHLEFSEN), das mit meiner psychoanalytischen Krankenkassen-Psychotherapie amalgamiert wird zum persönlichen Lebenskonzept der betreffenden Patientin.

V. Heiler in Deutschland

Heiler in Deutschland: Zwar dürfen sie keine Krankheiten behandeln — aber just dazu fühlen sie sich berufen; nicht aufgrund einer Ausbildung — wie Ärzte und Heilpraktiker — sondern derartigen Ausbildungen zum Trotz durch ihre besondere Heilkraft, einer Gabe, die sie in sich spüren.

Zunächst werde ich von einer **Doktor-Arbeit** über Heiler in Berlin berichten, deren »Verteidigung« vor Dekan und Professoren der medizinischen Fakultät an der Technischen Universität Berlin ich miterlebte; dann von zwei Heilern, die ich seit Jahren persönlich kenne.

Die Studentin MARTINA BÜHRING lernte ich bei einer BALINTtagung in Bonn kennen. Wir hatten fast die gleiche Tour durch die Indianergebiete im Südwesten der Vereinigten Staaten Amerikas gemacht, um dort die urtümliche Volksmedizin der Medizinmänner zu studieren: sie mit einer Studentengruppe, ich allein. Was mich bei unserer Begegnung faszinierte: Martina kannte auch deutsche Heiler, nicht die Stars der BILD-Zeitung und Fan-Clubs — Bruno Gröning und Uriella — die interessierten mich nicht. Das war für mich weniger Behandlung, eher Schau. Martina aber hatte mit jenen »gewöhnlichen«, traditionellen Heilern gesprochen, die anders als in Amerika und England ihr in Deutschland verbotenes Gewerbe anonym im Verborgenen ausüben müssen. Sie kannte deren Methoden und ihren Werdegang.

Zum Rigorosum bin ich eigens nach Berlin geflogen. Diese Doktor-Prüfung war wirklich rigoros. Die »Verteidigung« der hervorragend gründlichen Untersuchung bezog sich offensichtlich weniger auf diese als viel mehr auf eine Menschengruppe, die den Medizinprofessoren suspekt war. Letztere fühlten sich offenbar verantwortlich just für solche Patienten, die nicht zu ihnen kamen. Streckenweise klangen die Fragen ironisch, mitunter glaubte ich einem Verhör beizuwohnen. Ging es um Kriminalität? Wurde der Kollegin Mitwisserschaft, vielleicht gar Beihilfe unterstellt? Schließlich fragte der Vorsitzende: »Würden Sie einem Patienten empfehlen, zu einem Heiler zu gehen, gegebenenfalls dessen Adresse weitergeben?« Ich wunderte mich, wie ruhig Martina diese Provokation überstand. Dabei war dem Frager gewiss nicht entgangen, dass in der Arbeit erwähnt wurde: nicht nur Apotheker, sondern sogar die Ambulanz einer Universitätsklinik hatte Patienten mit Warzen und Gürtelrose an Heiler verwiesen.

Als wir den getäfelten Prüfungsraum verließen, wurde Martina BÜHRING von einem fremden Herrn angesprochen: von einem Verleger. Noch im gleichen Jahr erschien ihre Dissertation in Buchform.

Als wir später die dennoch »sehr gut« bestandene Prüfung in der Nachbarschaft der Berliner Ärztekammer feierten, sagte Martina leise zu mir: »Hier schräg gegenüber wohnt eine der interviewten Heilerinnen.« Ich war überrascht, hatte immer an bescheidene Hinterhöfe oder Schrebergarten-Milieu gedacht.

Was aber waren die therapeutischen **Methoden**, deren sich die Berliner Heiler bedienen? Auch das überraschte mich: *Handauflegen*, *Besprechen* und *Bepusten* fand Martina BÜHRING am häufigsten. Für ihre Heilsprüche hier zwei Beispiele: »Bei Brandwunden:

> ‚Der Himmel ist hoch,
> das Wasser ist tief.
> Die Totenhand ist kalt,
> sie kühlt und heilt den Brand.«

Der Schmerz ist weg und die Wunde geheilt, wenn man nicht mehr ans Bepusten denkt.« — »Spruch zur Behandlung von Warzen:

> ‚Was ich hier bespreche,
> das vergehe,
> und womit ich es bespreche,
> das bestehe.'

Anschließend mit drei Blättern oder Petersilie die Warze bestreichen; das insgesamt drei Mal tun und drei Mal ‚Im Namen des Vater, des Sohnes und des Heiligen Geistes' sagen. Warzen soll man immer bei abnehmendem Mond besprechen.«

Das erinnerte mich an eine Heilmethode meiner Mutter. Hatten wir Kinder uns den Finger geklemmt, pustete sie kräftig darauf und sang dann:

> »Heile heile Segen,
> drei Tage Regen,
> drei Tage Schnee -
> tut's schon nicht mehr weh!«

Sie meinte, allein die Ablenkung mache, dass Kinder durch solche Rituale leicht zu trösten seien. Ich bin anderer Meinung: Ich stelle mir vor, heftiger Schmerz macht hilflos, abhängig, empfänglich für Trost, Zuwendung, Zärtlichkeit, zartes Berühren. Dies erinnert an die frühen Berührungen der Kindheit, Auf-den-Arm-genommen-werden. Deshalb also Handauflegen, Bepusten, Heilsprüche, tröstlicher Singsang...

Ganz zufällig erfuhr ich von der Heilkraft einer ehemaligen Patientin, die ich hier Frau Tschieh nennen möchte. Etwa fünf Jahre nach Abschluss unserer zweijährigen Psychotherapie rief ich sie an, weil ich ihren Fallbericht in einem Vortrag verwenden wollte, das aber nicht ohne ihre Zustimmung. Natürlich interessierte ich mich auch für ihr weiteres Ergehen. Sie lud mich ein, sie zu besuchen.

Wie ich schon erwähnte, interessieren mich kaum die Geschichten von Heilern, deren Heilkraft durch Stanniolkugeln übertragen wird (Bruno Gröning) oder die Massenepidemien auslöst. Wichtiger als die Heilungs**methode** ist mir die Heiler**persönlichkeit**, der Entwicklungsweg einer Heilers, wann die Heilkraft und wie in Erscheinung trat und wie das erlebt wurde; auch: wie der Heiler selbst Quelle, Erschöpfbarkeit und Regenerationsmöglichkeit seiner Heilkraft erlebt.

Eine Heilkraft hatte Frau Tschieh vor der Behandlung nie an sich wahrgenommen, weder während einer sehr intensiven Partnerschaft mit sehr viel intimer körperlicher Nähe noch später in ihrer Tätigkeit als Drogenberaterin. Der langjährige Freund hatte sie zwar nie sexuell missbraucht, aber umso mehr anderweitig: so hatte sie z. B. seinen Drogenbesitz gedeckt und sogar für ihn im Gefängnis gesessen.

Als sie mich um eine psychotherapeutische Behandlung bat, war sie von einem anderen Mann zum zweiten Mal schwanger, von einem sehr liebevollen Mann, mit dem sie sich endlich eine Familie wünschen konnte. Nun aber — wie schon bei der ersten Schwangerschaft — hatte sie die quälende Vorstellung, das ersehnte Kind sei in Wirklichkeit eine Spinne, die sie bedrohe. Spinnen waren Frau Tschieh seit der Kindheit ein Gräuel gewesen. Am Tag nach unserem Vorgespräch sollte die zweite Abtreibung stattfinden, was auch geschah. Gegen Ende der 80-stündigen Behandlung konnte Frau Tschieh zum ersten Mal eine kleine Spinne ohne Ekel anfassen und aus der Badewanne an die frische Luft befördern. Unmittelbar danach wurde sie erneut schwanger und erlebte nun eine lustvolle, überglückliche Schwangerschaft.

Das zentrale Thema unserer Therapie war **Abgrenzung**: insbesondere Selbstabgrenzung, Nein-Sagen, aber auch Fremdbegrenzung, Abwehr von Übergriffen. Das war nicht nur beim ersten Freund ihr Problem gewesen, sondern auch bei der beruflichen Betreuung von Drogenabhängigen, die bekanntlich oft unersättlich sind in ihren Wünschen nach Nähe und Geborgenheit. Als sie den Spinnen endlich nicht mehr ausgeliefert war, als sie diese »an die frische Luft setzen« konnte, verschwanden ihre Alpträume, konnte sie eine liebevolle, maßvoll dosierte Mutter sein, eine, die sie so in ihrer geschwisterreichen Kindheitsfamilie nie gehabt hatte.

Als ich sie fünf Jahre später besuchte, sah ich, wie liebevoll sie mit ihrem Töchterchen umging. Inzwischen hatte sie den Vater des Kindes geheiratet und dieser ihren Namen angenommen. Frau Tschieh wollte — anders als ihre gut katholische Mutter — keine Kinderschar, sondern nur dieses eine Mädchen, dem sie offensichtlich all das an Gutem tat, was sie sich als Kind selbst vergeblich gewünscht hatte. Auch den Beruf mochte sie nicht mehr, in dem sie früher »aufgegangen« war.

Als sie mir dann von der (schmerzlindernden) Heilkraft ihrer Hände erzählte, betonte sie, diese Gabe wolle sie keinesfalls beruflich einsetzen, nur für ihre Familie und Menschen, die ihr nahe stehen. Schon damals hatte sie fürs Telefon eine Geheimnummer. Als ich mich anlässlich dieser Untersuchung an sie erinnerte, war sie unauffindbar. Der Leiter der Drogenberatung, der sie gekannt hatte, wusste von ihr nur, dass sie alle früheren Kontakte beendet habe. Ich glaubte herauszuhören, dass er da etwas von ihr verstanden habe: Sie war eine außergewöhnliche »Kraft« für die Beratungsstelle gewesen. Vielleicht wusste er mehr. Aber wenn, so verteidigte auch er ihre Abwehr und ich respektierte das.

Auch ich glaube nämlich etwas verstanden zu haben: die Heilkraft war für Frau Tschieh offenbar etwas, das sie sorglich hüten musste, etwas, das sie vielleicht »ausbrennen« könnte, wenn sie sich wieder von anderen entflammen lassen würde. Die Flamme ihrer Heilkraft sollte dem eigenen Herd vorbehalten sein.

Bruno Gröning starb überraschend jung. Der tibetanische Lama (den ich als Heiler kannte), der Krebs auszusaugen suchte (wie die okkulten Curanderos auf den Philippinen und in Mittel-Amerika), starb unerwartet selbst an Krebs. Mir drängt sich die Hypothese auf: Heilen ist eine verzehrende Kraft. Die Patienten verzehren sozusagen ihren Heiler, wenn er sich nicht zu dosieren und zu regenerieren weiß.

Das wussten offenbar Heiler wie die Hopi-Medizinfrau Dorothea Sockyma, die sich »traditional Healer« nannte. Sie beschränkte die Behandlungszeiten auf zwei Stunden am Abend, wenn sie ihren Laden geschlossen hatte. Ähnliches berichtete mir Gisela Schmeer, eine Münchner Kollegin, von einem süditalienischen Bauern. Er stellte anhand von Fotos frappierende Ferndiagnosen und zutreffende Prognosen. Tags arbeitete er in seiner Landwirtschaft. Auch er beschränkte seine Sprechzeiten auf zwei Stunden am Abend, obwohl die Leute von weither kamen und ihn bedrängten. Ein Dr. rer. pol. im Ruhestand, mit dem ich zwei Mal Telefonkontakt wegen einer Krebspatientin hatte, brauchte für seine erstaunlichen telepathischen Fähigkeiten, Diagnosen aus Schriftproben mit den Händen zu erspüren, jeweils vier Tage und danach eine längere Erholungszeit.

Die meiner psychotherapeutischen Praxis zunächst gelegene Praxis für Psychotherapie gehört einem Heilpraktiker. Daneben bietet er Autogenes Training und klassische Homöopathie an. Auf den Gelben Seiten des Telefonbuchs unserer Stadt steht er weder unter den Heilpraktikern noch unter den 44 Psychotherapeuten verzeichnet. Er ist zufrieden mit der Nachfrage. Weder die Eintragungen im Telefonbuch noch das Praxisschild haben ihm je Patienten gebracht. Alle kommen durch Von-Mund-zu.Mund-Propaganda.

Für ihn ist »Heilen« das, was Edwin Bach in seiner Definition von Krankheit beschreibt (s. o.). Es geht ihm um »Harmonie«, um »Bewusstmachung« und »Vorwärtskommen«: »Wenn das Geburtshoroskop mit 60-70 noch stimmt, dann ist etwas schiefgelaufen. Wir sind beweglich. Wenn wir stehen bleiben, dann stimmt was nicht.« Ein Krankheitssymptom versteht er als ein Zeichen, vorwärts zu kommen.

Er ist jetzt 68, wirkt viel jünger. Geboren wurde er auf einem Gebirgsbauernhof, machte eine Mechanikerlehre, mit 40 auf dem zweiten Bildungsweg die Matura, wusste nach 2 Semestern Elektrotechnik, das sei nicht sein Weg. Vier Kinder, Scheidung; eine steile Karriere als Verkaufsleiter für Roboter (Industrieautomation) brach er auf dem Höhepunkt ab, studierte $3\frac{1}{2}$ Jahre an der Heilpraktikerschule. Mit etwa 40 Jahren hatte er Herzschmerzen, fürchtete, ein Herzinfarkt kündige sich an. Der Arzt seines Vertrauens erklärte ihm, sein Herz sei gesund. Ein Wirbelkörper würde die Schmerzen auslösen. Da war er beruhigt und von da an war der Schmerz weg. Sehr viel später kam dieser unter einer homöopathischen Behandlung für einige Wochen zurück. Aber er wusste: Das gehörte zu dem Mittel, nahm's gelassen hin und es ging vorüber. Länger litt er in jener Zeit an Bluthochdruck (RR 150/110), musste viele Medikamente einnehmen, auch gegen drohende Gicht. Eines Tages machte er eine Wanderung in die Berge. Da überkam ihn plötzlich die Erkenntnis: Du wirst zwar sterben, aber immer wieder leben. Da war der Hochdruck weg und blieb weg. Die Urangst vor dem Ausgelöschtwerden war weg.

Wohl seit seinem 40. Lebensjahr sieht er sich als »Kanal« für eine Energie, die nicht aus ihm selbst stammt. »Die meisten Heiler gehen davon aus, dass sie mit ihrer eigenen Energie den Heilungsprozess ihrer Patienten bewirken«, sagte er: »Ich spüre immer, dass ich angeschlossen bin an eine geistige Kraft. Nennen Sie die Gott oder Manitu oder wie. Worte spielen da keine Rolle. Für mich ist es dies Gefühl — diese Intuition oder Eingebung — was mir Sicherheit gibt. Ich weiß am Anfang einer Stunde nie, wie sie verlaufen wird. Ich reagiere nur auf den Patienten. Ich muss ihn respektieren. Ich darf nicht Erfolge auf Kosten des Patienten erzwingen. Die dürfen nicht meinetwegen gesund werden. Dazu gehört Bescheidenheit, Demut.« »Ich bemühe mich so neutral wie möglich zu sein. Meine eigene Energie zu übertragen: das könnte ja auch für den Patienten schlecht sein — wenn ich z. B. zornig bin. Deshalb möchte ich lieber der Kanal für eine göttliche Kraft sein. Letztlich ist es ein Eingebundensein in die geistigen Welten der anderen Dimension.« Burnout kennt er nicht.

VI. Heiler weltweit

Außer den ortsansässigen Heilern gibt es fremde: an der deutsch-holländischen Grenze arbeitet gleich jenseits des Schlagbaums ein bekannter niederländischer Heiler, bei dem die deutschen Patienten Schlange stehen. Eine Patientin mit quälender Neurodermitis war dort. Für diese narzisstisch kränkbare Frau war dieser Massenbetrieb nur eine Zumutunng, eine Tortur — »half natürlich kein bisschen!«

Am linken Niederrhein — auf einem verlassenen Bauernhof — gibt es ein Zentrum für Buddhismus, wo ich zwei Mal einen tibetischen Lama traf, der dort seine Volksmedizin ausübte. Meine »Spende für das von den Chinesen vertriebene Volk« legte ich neben sein Sitzpolster, bevor ich ihn ansprach. (Ich kannte das schon von einem deutschen Heiler: Der oben erwähnte Dr. rer. pol. erklärte auf Befragen, dass er selbstverständlich keinesfalls Bezahlung annehme, sondern es jedem überlasse, als Gegenleistung für sein Ruhestands-Hobby allenfalls ein französisches Kloster zu unterstützen, dessen Bankadresse er mitteilen könne.)

In Korea hatte ich ein Gespräch mit drei »Mudangs«, die sich von mir, der deutschen Ärztin, eine Einladung nach Deutschland erhofften — in ein schamanisches »Entwicklungsland«. Für meine Befragung über koreanischen Schamanismus wurde selbstverständlich eine freiwillige Bezahlung erwartet. Einladung? Von den Hindernissen, die die deutsche Verwaltungshierarchie ihrem Auftreten entgegenstellen würde — Arbeitsgenehmigung, Einkommens- und Gewerbesteuer, Heilpraktikerprüfung — hatten sie natürlich keine Vorstellung. Andererseits ist unsere Vorstellung genauso naiv, Schamanen könnten ihre spirituelle Heilkraft aus »Nächstenliebe« kostenlos zur Verfügung stellen. Leider aber schließen wir Deutschen allzu kurzschlüssig aus solchem Verhalten, ein Schamanenauftritt sei »nichts als pure Schau«, sei eine Art Zirkusdarbietung.

Ähnliches gilt für die Indianertänze, die ich sowohl bei Frost und Schneetreiben als auch bei 40 Grad und mehr auf einem Tafelberg über der Wüste erlebte, wobei mehrere Tänzer kollabierten — mit und ohne touristische Zuschauer. Denn die »Social Dances« sind für alle — auch für die Weißen und kosten selbstverständlich nichts. Sie folgen einem komplizierten Kalender, der nicht unseren Daten folgt, sondern Naturphänomenen und den Visionen des Medizinmannes. Sie sind eingebunden in uralte Zeremonien von Vorbereitung, Askese und Gebet. Daneben gibt es in Touristengegenden bei entsprechender Nachfrage mitunter auch »Shows« gegen Eintrittsgeld, um Neugierige vom Heiligen fernzuhalten. Einmal wurde ich von einer Kiwa (unterirdischer Andachtsraum der Indianer) vertrieben: »Visitors are not allowed: we pray for rain!«

VII. Schluss: Medizin und Magie

Magie ist eine seit Jahrtausenden bekannte Kraft, die schon immer als Heilkraft Wunder wirkte und als Teufelszauber Krankheit und Tod. Sie hat insofern vielfältigen Bezug zur Medizin. Magie entzieht sich der Statistik und damit »exakter Wissenschaft«. Sie »hilft« nicht zwangsläufig, nicht »gesetzmäßig«. Suggestibilität, kindliche »Regressionsfähigkeit« und Gläubigkeit machen verzweifelte Patienten »mit Leidensdruck« geeigneter für Heilerfolge als rigide rationalisierende Skeptiker (vgl. Placebo, Trance, Handauflegen, Besprechen, Bepusten, Aussaugen, Heilgesänge, Tänze, Trommelrhythmen).

Menschen, die mit einer besonderen Heilkraft begabt sind (»Heiler«), haben diese meist ererbt, haben aber darüber hinaus in entsprechenden Kulturen eine Ausbildung erhalten, die an Zeitaufwand ein Medizinstudium oft übertrifft (u. a. Navajo-»Singer« etwa zwölf Jahre).

Wie so oft während fast 50-40-30 Jahren habe ich meine Gedanken befreundeten Kollegen vorgetragen: der Kinderpsychotherapeutin Regine Klein (Dr. phil. Dipl. psych.) in Bad Endorf/Obb., der Psychotherapeutin Gisela Schmeer (Dr. med. Dipl. psych. Psychoanalyse, Lehrauftrag für Kunsttherapie) in München, dem Düsseldorfer Nervenarzt und Psychoanalytiker Dr. med. Gerhard Cramer. Diesmal kamen Gespräche hinzu mit Arno Höffken, Mülheim a. d. Ruhr, der Psychotherapeutin Worl-Sheon Rhee-Park (Dipl. psych.) in Dresden und meiner Nichte, Pfarrerin Christiane Kupski und ihrem Mann Roland — auch Pfarrer in Albungen bei Eschwege/Hessen. Dabei kam ich zu meiner gegenwärtigen **Schlussfolgerung**, die lautet:

Könnte es sein, dass nach all dem naturwissenschaftlichen Fortschritt unserer Universitätsmedizin nun wieder in den Menschen ein tiefer Wunsch erwacht nach mehr Zeit für die Arzt-Patient-Begegnung, nach persönlicheren Arztgesprächen, nach charismatischen Persönlichkeiten, die Heilsbotschaften verkünden? Werden vielleicht künftig solche Parameter die medizinischen Paradigmen mehr bestimmen als bisher die Fortschritte der unpersönlichen naturwissenschaftlichen Medizin?

Literatur

ACHTERBERG, Jeanne (1991) Die Frau als Heilerin. Die schöpferische Rolle der heilkundigen Frau in Geschichte und Gegenwart, Scherz, Bern München Wien

BAILEY, Philip M. (1998) Psychologische Homöopathie. Persönlichkeitsprofile von großen homöopathischen Mitteln. Delphi bei Droemer-Knaur, München
  1995: Homeopathic Psychology. North Atlantic Books, Berkeley, California

BÜHRING, Martina (1993) Heiler und Heilen. Eine Studie über Handauflegen und Besprechen in Berlin. Dietrich Reimer, Berlin

BURKERT, Walter (1991) Antike Mysterien. Funktion und Gehalt. Beck, München. 2. Auflage.
  (1987: Ancient Mystery Cults. Harvard University Press, Cambridge, Mass., & London, England

BUSSMANN, Klaus (1977) Burgund. Kunst Geschichte Landschaft. Du Mont Kunst-Reiseführer, Köln. 7. Aufl. 1984

DETHLEFSEN, Thorwald/DAHLKE, Rüdiger (1989) Krankheit als Weg. Deutung und Be-Deutung der Krankheitsbilder. Bertelsmann, München. Goldmann Taschenb. 1994

GIEBEL, Marion (1990) Das Geheimnis der Mysterien. Antike Kulte in Griechenland, Rom und Ägypten. Artemis, Zürich München, dtv Taschenb. 1993

HILDEGARD VON BINGEN: Heilkunde. Das Buch von dem Grund und Wesen der Heilung der Krankheiten. Nach den Quellen übersetzt und erläutert von Heinrich Schipperges (1957) Otto Müller, Salzburg

JÜTTE, Robert (1996) Geschichte der Alternativen Medizin. Von der Volksmedizin zu den unkonventionellen Therapien von heute. Beck, München

KENT, James T. (1998,1999, 2000) Kents Homöopathische Arzneimittelbilder. Vorlesungen zur homöopathischen Materia medica. (Übersetzung aus dem Englischen) 3 Bd. MVH Medizinverlage, Heidelberg

KENT, James T. (1996) Zur Theorie der Homöopathie. James Tyler Kents Vorlesungen über Hahnemanns Organon. (Übersetzung aus dem Englischen)

KRUG, Antje (1985) Heilkunst und Heilkult. Medizin in der Antike. Beck, München, 2. Aufl. 1993 München

LUCK, Georg (1990) Magie und andere Geheimlehren der Antike. Mit 112 neu übersetzten und einzeln kommentierten Quellentexten. Kröner, Stuttgart

MASCHMANN-RINGE, Friederike (1995) Der Blütenstrauß des Edward Bach. Die sanfte Heilweise für psychische und körperliche Blockaden. Droemer-Knaur, München.

SCHEFFER, Mechthild (1981) Bach-Blütentherapie. Theorie und Praxis. Das Standardwerk mit der ausführlichsten Blütenbeschreibung. Hugendubel, München 24. Aufl. 1995 (Irisiana)

SCHEFFER, Mechthild (1990) Original Bach-Blütentherapie. Lehrbuch für die Arzt- und Naturheilpraxis. Jungjohann, Neckarsulm Lübeck Ulm, 5. Aufl. 1996ünchen 24. Aufl. 1995 (Irisiana)

VITHOULKAS, Georgos (1996) Eine neue Definition und Verständnis von Gesundheit. Vortrag und Seminar. Tonkassetten. Auditorium Verl. W. Dünninger, Schwarzach

VITHOULKAS, Georgos (1997) Die neue Dimension der Medizin. Wenderoth, Kassel

WIESENDANGER, Harald (2000) Das große Buch vom geistigen Heilen. Möglichkeiten, Grenzen, Gefahren. 3. Aufl. Lea, Schönbrunn

Schwangerschaft und Geburt
Spuren weiblicher Initiation in Träumen zeitgenössischer Frauen und in Mariendarstellungen alter Meister

Beate Kortendieck-Rasche, Berlin *(Deutschland)*

Ich freue mich sehr, dass ich hier in Kos vortragen darf und lade Sie ein, mit mir in die Welt der Bilder zu kommen. Mein Vortrag wird sich in drei Teile gliedern:

Im ersten Teil berichte ich Ihnen über meine Arbeit mit Träumen in der Schwangerschaft, erkläre den Begriff der Initiation in diesem Zusammenhang und erzähle Ihnen auch, wie ich zu diesem Thema gekommen bin.

Im zweiten Teil werde ich Ihnen die fünf Leitmotive der Initiation in der Symbolik der Traumbilder und Mariendarstellungen aufzeigen.

Im dritten Teil werde ich mich der Frage widmen, ob es sich um zeitlose Urbilder der Seele handelt.

I. Die Welt der Bilder

Meine Dias zeigen Mariendarstellungen aus Mittelalter und Renaissance, die das Thema Schwangerschaft und Geburt umkreisen. Dazu möchte ich Ihnen Träume vorlesen, die Frauen im Rahmen von Schwangerschaft und Geburt geträumt haben. Lässt man die christliche Symbolik der Bilder und die individuell lebensgeschichtliche Bedeutung der Träume einmal beiseite, kommt man zu einer Ebene von Geschehen oder Symbolen, die in beiden Bilderwelten überraschend ähnlich sind. Sie geben einen Einblick in das seelische Erleben von Schwangerschaft und Geburt. Die meisten Träume, die ich vorstelle, wurden von mir in 15 Jahren gynäkologischer Praxistätigkeit gesammelt. Einige stammen aus Veröffentlichungen. Meine Patientinnen kommen aus Deutschland, der Türkei und dem Libanon. Im Rahmen der üblichen Mutterschaftsvorsorge spreche ich das Thema »Träume« an und ermuntere die Schwangeren dazu, Träume aufzuschreiben oder zu erzählen. Ich erkläre den Frauen, warum ich Träume wichtig finde. Viele Frauen reagieren zunächst etwas verwundert, aber meist neugierig und interessiert. Vor allem Patientinnen aus der Türkei oder dem Libanon sind sehr offen, über Träume mit mir zu sprechen. Viele deutsche Patientinnen reagieren zunächst oft scheu, manche sogar ablehnend. Aber eigentlich berichten alle, dass sie mehr träumen als vor der Schwangerschaft. Ich arbeite dann nicht analytisch aufdeckend mit dem Traummaterial. Ich höre mir die Träume an, versuche

---

* Ich möchte meinem Mann, Dr. Jörg Rasche, danken, der mich mit Inspiration, Anteilnahme und Mitarbeit diesem Thema begleitet hat.

Ihre Symbolik zu verstehen, in kritischen Fällen versuche ich zu beruhigen. Ich verstehe mich als Container, nicht mehr, aber auch nicht weniger. Es entsteht zwischen mir und der Schwangeren eine neue Art von Beziehung, wenn wir die Traumbilder ansehen, darüber staunen, manchmal berührt sind oder auch darüber lachen.

Schwangerschaft und Geburt sind körperlich und seelisch ein großes Wandlungsgeschehen, welches ich hier als Initiation bezeichne. Ich möchte Sie ermutigen, dieser Ebene des Erlebens einen Platz in der Mutterschaftsvorsorge einzuräumen und sich auch in diesem Sinne als Geburtshelfer zu verstehen.

(erstes Dia — siehe Verzeichnis der Dias am Schluss) Das erste Dia zeigt eine Pieta von Giovanni Bellini. Sie werden mit Recht fragen »Was hat das denn mit Geburt und Schwangerschaft zu tun?« Dieses Bild ist mir aufgefallen vor 20 Jahren, als ich selbst schwanger war mit dem ersten Kind. Ich war eher feministisch als christlich ausgerichtet, in protestantischer Tradition erzogen. Ich hatte mit Maria eigentlich nichts im Sinn. Doch hat mich diese Bild damals zutiefst beeindruckt und natürlich auch beunruhigt (immerhin planten wir damals eine Hausgeburt). Von dem Zeitpunkt an habe ich angefangen, Marienbilder zu sammeln, eigene Träume aufzuschreiben und auf Anregung meines Mannes, der jungianischer Psychoanalytiker ist, dann später auch Träume von schwangeren Patientinnen. »Lieber ein Ultraschallbild weniger und lasse dir in der Zeit einen Traum erzählen!« sagte er oft.

Verstanden habe ich dann erst viele Jahre später, warum mich dieses Bild so beeindruckt hat.

In der Schwangerschaft entsteht ein neues Körperbild. Brust und Bauch werden größer, der Gang wird schwerfälliger. Aber auch die Stimmungslage verändert sich hin zu mehr compassion-Anteilnahme. Häufig ändert sich der soziale Status (Berufstätigkeit!). Die Beziehung zum Partner oder auch zu vorhandenen Kindern wird neu definiert. Außer dem veränderten Körperbild kommt es zu einem neuen Selbstverständnis. Diese körperlich-seelische Wandlung führt dann in der Geburt zu einer Grenzerfahrung, die oft mit Angst, Abschied oder sogar Todeserleben verbunden sein kann. Es stellen sich Fragen: »Woher kommt das Leben?, Wohin geht das Leben?, Was trägt mich?«

(zweites Dia) Die schwangere Frau erlebt sich aber auch in ihrer Schöpferkraft, als der Ort, wo das Leben weitergegeben wird. Dieses kann für die Frau eine geistige Neuorientierung, ja sogar religiöse Erfahrung bedeuten. Hierzu ein Zitat: Eine amerikanische Mutter berichtete über die Geburt ihres dritten Kindes nach unkomplizierter Schwangerschaft *»Während der Wehen konzentrierte ich meine Gedanken aufs Skifahren, die wonneerregenden Abfahrten, die unsagbar schönen Berge, die schneeweiße und blaue Hochgebirgswelt, die gleißenden Hänge, gotisch ragende Wälder. Und bald wurden die Geburtswehen ein Teil der traumhaften Bergwelt, die Schmerzen tauchten aus dem Schnee auf wie Baumstümpfe........ Der Schmerz erschien mir dann, als ob das Universum in winzige Teile auseinanderbreche. Dann kam das Kind, aber ich erlebte mehr als nur dies. Ich war »Mutter Erde«, die eine Welt gebar, und ich schwelgte fast im Schmerz,*

der das Auftauchen einer neuen Lebenskraft bedeutete...........«
Schwangerschaft und Geburt ist mit dem Erleben von Tod und Wiedergeburt in eine neue Seinsweise verbunden. Es ist in diesem Sinne ein Initiationsgeschehen. Initiation heißt, rituell eine Grenz- oder Schwellensituation gestalten: ein Altes muss sterben, damit etwas Neues geboren werden kann.

Nach dem Religionswissenschaftler Mircea Eliade (1958) waren Initiationsriten häufig Reinszenierungen des natürlichen Geburtsgeschehens auf einer Kulturebene. Sie dienten dazu, den Übergang vom Kind zum Erwachsenen zu markieren als Pubertätsinitiation oder auch den Übergang in den Status eines Eingeweihten, zum Beispiel Schamanen oder Mitglied einer Geheimgesellschaft, oder den Übergang in den Tod. Es gibt ethnologisch-anthropologische Untersuchungen, in denen das Geburtsgeschehen sogar als Grundmuster aller Initiationsriten bzw. Mysterien angesehen wird (M. Eliade 1958, R. Gross. 1993, F. Goodmann 1994, Weiß 1997 in Chr. E. Gottschalk-Batschkus u.a.).

Aufgrund des aufrechten Ganges und der dadurch veränderten Beckenverhältnisse wurde die Geburt des Menschen zu einer gefahrvollen Situation für Mutter und Kind. Diese erforderte besondere Zuwendung durch eine Gruppe von erfahrenen Frauen und Tradierung ihres Wissens. Diese Wissensvermittlung erfolgte mündlich in Ritualen und war somit kulturbildend.

Als deutliche Grenzerfahrung ist die Geburt nur dem Tod vergleichbar: Ein neues Leben ist plötzlich da — ein immer da gewesenes Leben verschwindet wieder.

Rite de passage — Initiation — Einweihung:

Es handelt sich um Übergänge, etwas Neues beginnt, der Eingeweihte erhält Zugang zu sakralem Wissen und wird in eine Gruppe von Wissenden aufgenommen.
Zu dem Grundmuster dieses Geschehens gehören folgende 5 Motive:
1. das hereinbrechende Ereignis
2. die (weibliche) Begleitung
   Es folgen jetzt die eigentlichen 3 Schritte eines jeden Übergangsritus:
3. die Absonderung — der Abschied = Schwangerschaft
   (Dunkelheit, Gebärhütte, Felsen, Höhle, Wasser, Farbsymbol: schwarz)
4. Übergang — ritueller Tod — Wandlung = Geburtserleben
   (Todeserfahrung, Wandlungssymbole wie Schlange, zerbrechendes Haus, Mühle, Backen, Kochen, Farbsymbol: weiß)
5. Wiedergeburt — der neue Mensch = das Kind, die Eltern
   (Das Kind anschauen, das Kind auf die Erde legen, Garten, Früchte, Fest, Generationsfolge, Farbsymbol: rot)

Sie werden sehen, dass diese fünf Motive sich genau im seelischen Erleben von Schwangerschaft und Geburt wiederfinden — in den Träumen und auch den alten Bildern. Die Anordnung der Symbole in den Bildern ist dabei nicht linear — wie in der obigen Gliederung — sondern parallel: es treten Symbole verschiedener Stufen in einem Traum gleichzeitig auf.

II. Motive der Initiation

1.) Das hereinbrechende Ereignis

Trotz des Wissens um Ovulation, Befruchtung und Ihrer Planbarkeit wird die eingetretene Schwangerschaft in den Träumen als rätselhaft-numinoses Geschehen erlebt.

Eine deutsche Patientin, 38 Jahre, erste Schwangerschaft, träumt in der sechsten Woche: *Ich gehe eine lange lange dunkle Allee entlang. Da kommt plötzlich über mir ein Kind angeflogen, es ist ein kleiner Junge.* (Traum 1)

Eine Patientin aus dem Libanon, vierte Schwangerschaft, träumt in der fünften Schwangerschaftswoche: *Ich bin mit meiner Tochter am Meer, wir gehen schwimmen, da sehe ich bei meiner Tochter noch ein kleines Mädchen schwimmen. Es ist auch meine Tochter, noch klein, ganz in Weiß gekleidet, ich kann aber ihr Gesicht nicht sehen.* (Tr. 2)

Eine amerikanische Schwangere träumt in der achten Woche: *Ich bin auf der untersten Ebene des U-Bahn Systems. Eine junge schwarze Frau überreicht mir einen Diamanten. Ich stecke ihn tief in meine Tasche, weil ich nicht will, dass es die Leute wissen.* (Tr. 3)

Eine türkische Patientin, zweite Schwangerschaft, achte Woche, träumt: *Ich bin in meiner Wohnung. Das Fenster steht offen, mein verstorbener Vater kommt zu Besuch. Er schenkt mir zwei Goldarmbänder. Ich bin erschrocken und verwundert, denn ich habe doch nur ein Kind.* (Tr. 4)

In allen vier Träumen ist ein gewisser Überraschungseffekt, das Kind kommt aus dem Bereich des Himmels oder der verstorbenen Seelen — denken Sie auch an den Ahnenkult alter Völker — oder aus dem Wasser. Das Kind oder die Schwangerschaft wird als Geschenk erlebt, ein häufiges Motiv auch in den Träumen anderer Schwangerer.

Sie finden eine Parallele dazu in den Pubertätsritualen: Bei den Mädchen wird die Menarche als plötzlich auftretendes Ereignis — aber auch als sicheres Zeichen der eingetretenen Fruchtbarkeit — zum Anlass der Initiation genommen.

Bei Jungen wird dieses Ereignis inszeniert, z.B. in Form einer gewaltsamen Entführung. (Dia 3, s. Abb. 1)

2.) Die weibliche Begleitung

Die geheimnisvollen Ereignisse ihrer Körperlichkeit — die Instinktmysterien ihres Daseins — sind ausschließlich Besitz des Weiblichen. (E. Neumann 1983, S. 275, Die große Mutter, 6. Auflage) Obwohl ein großer Teil meiner Patientinnen sich als schwangeres Paar verstehen und auch in diesem Sinne von mir betreut werden, ist das Thema der weiblichen Begleitung eines der Hauptmotive in den Träumen. »Ich gehe mit meiner Freundin, ich treffe meine Schwägerin, meine Mutter kommt zu Besuch«...... So beginnt ein Großteil der Träume.

Eine 19jährige Erstgebärende träumt in der achten Woche: *Ich gehe mit meiner Freundin am Strand entlang, das Meer leuchtet in der Sonne, wir gehen ins Was-*

ser. Dort sind wunderschöne Fische von goldener Farbe, ich bin glücklich. (Tr. 5)

In den alten Mariendarstellungen finden Sie das Thema in den Bildern »Maria Heimsuchung« wieder — den Besuch bei der Base Elisabeth.

Die Rückversicherung in der weiblichen Linie scheint eine seelische Notwendigkeit. (Dia 4, vgl. die Anna Selbdritt, Abb. 2)

3.) Die Absonderung — der Abschied

Bei der Pubertätsinitiation werden die Mädchen oder Jungen jeweils in ihrer Gruppe in einem sakralen Bereich, z.B. im Wald oder in einer dunklen Initiationshütte für Wochen oder Monate abgesondert. Nach M. Eliade entspricht dies einem Zurückgehen in die Gebärmutter als einem Ort der Wandlung. Es ist auch der dunkle Schoß der Mutter Erde, aus dem alles Leben kommt — denken Sie an den U-Bahn Schacht-Traum. Die Nacht, der Bereich der Dunkelheit, ist mythologisch auch häufig der Phase des Neumonds zugeordnet — als schwarzes Kleid oder schwarzer Mantel kann es das Attribut der Muttergöttin, aber auch der Todesgöttin sein.

Eine 30jährige Erstgebärende träumt: *Ich bin in einem dunklen gewölbten Raum. Links hinter mir geht meine Mutter. Wir sind beide in schwarz gekleidet, obwohl doch meine Hochzeit ist. Meine Haare sind mit weißen Sternen überstreut, wie Sterntaler.* (Tr. 6)

Eine 19jährige Erstgebärende in der 20. SSW: *Ich gehe mit meiner Freundin zu deren Oma. Wir müssen durch einen dunklen Wald gehen, dort in dem Wald ist das Haus der alten Frau. Es ist eine alte Hütte. Wir gehen hinein und treffen die alte Frau. Sie ist aber eine böse Zauberin. In ihrem Haus gibt es viel schreckliche Tiere, vor allem Spinnen und Insekten. Aber meine Freundin und ich machen die Alte fertig.* (Tr. 7)

Eine andere Patientin nach Sterilitätstherapie und dann doch spontan eingetretener Schwangerschaft schildert mir ihren seelischen Zustand in der 12. SSW in folgender Weise: Obwohl ich mir dieses Kind so sehr wünschte, fiel ich in den ersten Wochen in totale Depression, ich hatte das Gefühl, die Geburt eines Kindes überlebe ich nicht. Ich konnte in keinen Kinderwagen schauen — alles um mich herum war schwarz.

Der Beginn des menschlichen Lebens liegt im Dunkeln — in der Dunkelheit der Gebärmutter wächst das Kind heran. Auch zur Geburt suchten Frauen in früheren Zeiten und in anderen Völkern speziell errichtete Gebärhütten oder Gebärhöhlen auf — denken Sie hier auch an die Höhle, in der Zeus oder Trophonios (Halbbruder des Äskulap) geboren bzw. großgezogen wurde.

Im Elsaß war es vor hundert Jahren noch üblich, das Haus, in der eine Frau entbinden wollte, hermetisch mit Pech abzudichten. Auch bei Wochenbettritualen der Indianer in den Anden spielt das dunkle Haus, aus dem die Frau zunächst nicht herausgehen darf, eine wichtige Rolle. Ist der Stall von Bethlehem nicht auch in diesem Sinne eine Gebär- oder Initiationshütte? Auch dieses Motiv ist lebendig in den Träumen.

Eine 27jährige Erstgebärende in der 18. SSW träumt: *Ich soll mein Kind bekommen, es ist aber nicht im Krankenhaus, sondern in einem kleinen dunklen Haus. Meine Mutter hilft mir, ich habe Angst, als ich das blutverschmierte Kind sehe. Ich sehe auch die Nabelschnur, da falle ich oder rutsche von dem gynäkologischen Stuhl und liege plötzlich auf der Erde. Dort liege ich auf der Erde mit meinem Kind, es ist alles gut. Ich sehe, es ist ein Mädchen, wie ich es mir gedacht hatte.* (Tr. 8)

Das Reich der großen Mutter ist die Nacht, die Dunkelheit, aber auch der Berg, die Felsen, die Grotte und das Wasser. Der Berg, die Burg als das Bergende, Schützende ist fast auf allen Darstellungen der Christgeburt als Landschaft oder Hintergrund zu sehen. In den Schwangerenträumen sind Felsen und Berge ein wichtiges Motiv. Es ist aber meist das Bild des schmalen Weges, des Durchganges oder der Bergbesteigung — also der Mühsal des Mutterwerdens oder Mutterseins betont. In den frühen Bethlehemdarstellungen steht der Stall oder das Gebärbett in einem Felsdurchgang.

Eine Viertgebärende träumt in der 34. SSW: *Ich gehe auf einem engen Felspfad. Rechts von mir ragt die steile Felswand empor und links ist das Meer. Es schlagen Wellen bis zu meinen Füßen, mein Weg ist sehr schmal und lang, ich muss vorsichtig gehen.* (Tr. 9)

Der nächste Traum etwas verkürzt: die Träumerin versteckt sich zunächst hinter großen runden Felsblöcken am Fluss, die in parallelen Reihen eine Art Durchgang zum Meer hin bilden. Sie trifft dort ihre bewunderte Cousine J., beide wollen nun zum anderen Ufer und suchen einen Durchgang durch die Felsen. J. geht voraus. *»Aber wie ich zu der Höhle komme, scheint mir der Durchgang sehr eng zu sein. Am Ende ist es beschwerlich, sie kann kaum durchkommen, ihr Kopf geht nicht hindurch, aber sie ringt darum und schafft es. Ich bleibe auch stecken, aber indem ich den Kopf hoch strecke — ich weiß nicht wie — kam ich durch.«* (Tr. 10)

Letzter Traum ist eine sehr bildhafte Darstellung des Geburtsvorgangs; werden die Steine doch auch als Knochen der Mutter Erde bezeichnet. Sie könnten in diesen Träumen die beengenden Knochen des Geburtskanals darstellen. Auch bei Fruchtbarkeitsritualen spielten Steine eine wichtige Rolle: Sie markierten als Torsteine eine Schwelle, über die man die Frau, die schwanger werden wollte, hinüberzog. Dreieckssteine markierten aber auch den Grabeingang, und mit großen Steinen verschloss man die alten Höhlengräber.

Felsen und Wasser gehören in den Träumen häufig zusammen. Das Wasser als Ursprung des Lebens, der große Teich, aus dem der Storch die Kinder bringt, die Kinderbrunnen — diese Sprachbilder kennt jeder. Wasser fließt als Quelle, Fluss oder Brunnen auf vielen Mariendarstellungen im Hintergrund und so auch in den Träumen. Im Wasser schwimmen die Fische — denken sie auch an die Bilder der Embryogenese.

Eine Frau träumte in ihren beiden Schwangerschaften jeweils im dritten Monat: *Ich habe einen Fisch geboren und muss ihn essen. Es ist seltsam, aber irgendwie völlig in Ordnung.* (Tr. 11)

Eine 27jährige Erstgebärende träumt: *Ich saß am Flussufer und fischte. Der Fluss hatte eine starke Strömung, von links nach rechts. Ich hatte etwas an der Angel, was sich als sehr schwer erwies. Ich hob es zur Oberfläche und war entsetzt zu sehen, das ich das Skelett eines prähistorischen Fisches herausgebracht hatte, etwas sehr Urtümliches. Das erschreckte mich über die Maßen.* (Tr. 12)

Viel Wasser fließt tatsächlich auch bei der Geburt, das Fruchtwasser. Es ist das Wasser, in dem das Kind zunächst schwimmt — geschützt und geborgen. Dann mit dem Blasensprung wird es zum fließenden Wasser der Geburt — der Wandlungsphase. Nur nach Trennung und Abschied kann die Wandlung erfolgen (Dia 5 — 9, s. Abb. 3 u. 4)

4.) Übergang — ritueller Tod — Wandlung

Im Initiationsritual kommt nach der Absonderung die Phase des rituellen Todes, in dem die Adepten in eine Art Geisterzustand übergehen. Sie sind häufig weiß gekleidet oder angemalt, auch oft mit Skelettornamenten. Manchmal dürfen sie nur weiße Nahrung zu sich nehmen, verlernen auch die Sprache. Die Farbe Weiß als Farbe der Geister und Totenbereichs, in der alle Farben vorhanden sind, aber auch verschwinden, die Farbe des noch Unentschiedenen, auch der Jungfräulichkeit, ist das Symbol der Wandlung. Auch der alte Glaube, dass in der Stillamenorrhoe das Blut sich in Milch verwandelt, illustriert dieses Symbol. Die Farbe Weiß finden sie in allen Madonnendarstellungen als weißer Schleier, Unterkleid oder Innenfutter des Mantels sowie in den Madonnenlilien oder anderen Marienblumen wie Maiglöckchen und der Blüte der Erdbeerpflanze. Oft ist es auch das weiße Leinentuch des Wickelkindes in Analogie zu den Leichenbinden des toten Christus.

Im Schutz des schwarzen Mantels wandelt sich das Weiße in Rot. Sie finden diese Symbolik vielfach in der Kleidung der Madonna, aber auch im alchemistischen Wandlungsprozess sowie in der Mondsymbolik von Neumond, Halbmond und Vollmond oder in Märchenmotiven (Schneewittchen).

Das Wandlungsgeschehen ist häufig mit großer Angst verbunden.

Eine Patientin aus dem Libanon, 36. SSW, berichtet: *Ich hatte mehrfache Schlangenträume, immer wieder tauchen kleine weiße Giftschlangen auf dem Boden auf, sogar in meinem Schlafzimmer. Ich hatte viel Angst. In dem letzten dieser Schlangenträume passierte aber Folgendes: Wieder waren viele Schlangen um mein Bett; plötzlich war es aber nur noch eine, dafür aber riesig groß und schwarz. Ich hatte Angst. Sie kam auf mich zu und wollte meine Beine umschlingen, da dachte ich — ich will keine Angst mehr haben — und ich hörte die Stimme meiner Freundin, die mir zurief »Binde deine Hose auf und lasse sie herunter«; es war mir peinlich, aber ich machte es. Die große Schlange nahm meine Hose und war damit zufrieden. Da sah ich, dass die Schlange sich häutete, ihre schwarze Haut hatte lauter weiße Flecken. Sie sah aber sehr schön aus.* (Tr. 13)

Ein weiteres Bild der Wandlung, der Zerstörung von etwas Altem, damit das Neue geboren werden kann, ist das zerbrechende Haus.

Traum einer 20jährigen Erstpara in der 20. SSW: *Ich bin in meiner Wohnung, da gibt es ein schreckliches Erdbeben. Unser Haus bricht zusammen — ich habe Todesangst — aber wie durch ein Wunder geschieht mir und meinem Mann nichts. Wir gehen mit unserem Kind an der Hand aus dem Haus.* (Tr. 14)

Eine 36jährige Erstgebärende träumt: *Ich bin in einem großen Haus. Da fängt die Erde an zu beben. Am Himmel ist eine schreckliche Feuersbrunst, das Haus bricht zusammen. Ich wache auf und habe meine erste Wehe.* (Tr. 15)

Die Träume schildern sehr bildhaft das Körper- und Selbsterleben. Durch die Geburtswehen wird das bisherige Haus des Kindes so erschüttert, dass es seine Bleibe verlassen muss. Auch die Mutter erlebt die Geburt als eine gewaltsame Öffnung ihres Innersten, als ein Abreißen innigster Verbundenheit, eins teilt sich in zwei. Wir sprechen noch heute von Entbindung — übrigens spielten Bänder, Gürtel, Armringe bei Geburtsritualen früher eine sehr wichtige Rolle. Mit der Geburt des Kindes beginnt für die Frau aber auch die Zeit des Mutterseins. Gerade selber erwachsen geworden, ein abgegrenztes, von der eigenen Mutter losgelöstes Individuum — ein »Turm Davids« — muss sie nun wieder Mauern öffnen, um mit viel Einfühlungsvermögen und ständiger Beziehungsbereitschaft das Neugeborene aufzunehmen. Der Balanceakt zwischen Hingabe und Abgrenzung ist gerade für Frauen unserer Zeit nicht einfach und oft angsteinflößend.

Die Schlange, das zerbrechende Gefäß oder das Feuer sind sehr starke Symbole der Wandlung oft im Grenzbereich der negativ bedrohlichen Erfahrung. Weniger beängstigend und positiver besetzt sind der Ofen, das Kochen oder Backen, die Mühle oder das Stillen. Auch diese Motive sind häufig in den Träumen anzutreffen. (Dia 10-14, s. Abb. 5)

5.) Wiedergeburt — der neue Mensch

Die Geburt als ein Fest, die Freude auf das Kind und eine neue Dimension der Erfahrung sind Leitmotive des letzten Schrittes der Initiation. Das Gefühl der Lebensfreude des neu geworden seins, der starken Gefühle ist in den Bildern und Ritualen durch die Farbe rot symbolisiert.

Eine türkische Patientin träumt: *Ich bekomme drei neue Kleider geschneidert, ein schwarzes, ein grünes und ein weißes mit roten Blumen bestickt.* (Tr. 16)

Rot ist auch die Farbe des Blutes, und die Geburt erfolgt in Fruchtwasser und Blut.

Der ergreifendste Augenblick für die Mutter nach der Geburt ist das Anschauen des Kindes, der erste Blickkontakt. Dazu folgender Traum. Eine Drittgebärende träumt in der 40. SSW: *Es ist der erste Schultag meiner Tochter. Ich bringe meine Tochter zur Schule, da bin ich es aber plötzlich selber, die in der Schulbank sitzt am ersten Schultag. Ich bin festlich gekleidet, ich schaue auf meinen Bauch, die Bauchdecken sind plötzlich durchsichtig geworden und ich kann durch sie hindurchschauen, da sehe ich mein Kind. Es schaut mich an und ich bin sehr glücklich.* (Tr. 17)

Die Frau erlebt sich in der weiblichen Generationsfolge Mutter, Tochter, Kind und erlebt das Weibliche dabei als tragende Kraft. In den schon vorgestellten Träumen haben Sie schon öfter die Mutter sehen können, wie sie hilft und begleitet.

Eine amerikanische Mutter träumt unter der Geburt: *Ich wurde einer Kette gewahr, konnte aber nicht deutlich sehen, woraus sie bestand..... Manchmal hatte es den Anschein, ich müsse ein Glied herstellen, das zwei Ketten zusammenhalte.......... ich fürchtete zu versagen, auch wenn mir die gewaltige Anstrengung, die beiden Ketten zu vereinigen, gelingen sollte..........* (Tr. 18)

Die Erfahrung des Fruchtbarseins als ein Geschenk findet sich in vielen Träumen: Schalen voller Früchte werden geschenkt, Äpfel rollen durch die Träume und Picknicks in Gärten voller Obst- und Nussbäumen finden statt. Sogar der Granatapfel als altes Symbol von Fruchtbarkeit — Tod und Wiedergeburt (Demeter/Kore Mythos) kommt in Träumen vor.

Gärten, Blumen und Obst schmücken viele Marienbilder. Das Schmücken des weiblichen Körpers mit Blumen und Fruchtbarkeitssymbolen gehört zum letzten Initiationsschritt. Das Wunder der Geburt spannt den Bogen zwischen Himmel und Erde, wird als transpersonal erlebt, und erfüllt die Frau mit Staunen und Dankbarkeit.

Dazu noch der Traum einer 30jährigen Erstgebärenden: *Ich fliege mit meinem Mann und einer anderen Frau ans Ende der Welt. Er ist der Pilot. Wir müssen über einen ganz hohen Berg, kommen dann herunter zum Meer. Am Strand angekommen, will der Pilot sich die Haare mit Erde waschen. Es ist goldgelber Sand, eine heilige Stimmung. Eine der Frauen hat im Meer Armbänder und ein schön bemaltes Töpfchen gefunden. Ich gehe auch ein Stück ins Wasser, obwohl es mir unheimlich ist wegen der seltsamen Tiere und Pflanzen. In einer kleinen Rundung sehe ich eine Perlmutmuschel liegen, die ich aufheben will. Gleichzeitig denke ich, dass ein Tier darunter sein könnte. Tatsächlich sitzt darin eine große rotgold schillernde Kröte mit Tentakeln an den Füßen. Ich lasse die Muschel fallen, bewundere aber das schöne Tier.* (Tr. 19)

Dieses Erleben ergreift aber auch den Vater. Traum eines Vaters nach der Geburt des ersten Kindes: *Ich wache nachts auf, es ist ein weißes Licht in der Wohnung, das von außen kommt. Als hätten Leute die Straße und die Hauswände weiß angestrichen, wie in Griechenland zum Osterfest. Ich gehe durch die Wohnung — ein Fenster steht auf — der Vorhang weht im Wind. Es ist eine seltsame, verzauberte Stimmung. Ich denke: da ist jemand in unsere Wohnung gekommen, der nicht durch die Türe gekommen ist. Ein kleines Wildschwein läuft herum und grunzt. Im Badezimmer läuft Wasser, durch die Tür höre ich eine Frau sagen: »Wer mit mir aus diesem Kelch trinkt, der.........«, ich unterbreche sie und protestiere, »aber das ist doch mein Badezimmer«. Ich spüre aber, dass ich schon von diesem Zaubertrank getrunken habe. Mein Leben und ich selber bin verwandelt, ein anderer geworden, unwiderruflich.* (Tr. 20) (Dia 15 — 19, s. Abb. 2, 6 u. 7)

Zum Abschluss möchte ich Ihnen noch das Dia vom Paradiesgärtlein zeigen und dazu den Traum einer türkischen Patientin vorlesen. (Dia 20)

(Dia 20)

Zur Vorgeschichte der Patientin. Es handelt sich um eine 32jährige türkische Frau, die bereits durch Cervixinsuffizienz zwei Kinder in der 26. SSW und 28. SSW verloren hatte. In der dritten Schwangerschaft konnte die Patientin nach frühem totalen Muttermundsverschluss ihr Kind bis in die 37. SSW austragen. Der folgende Traum wurde in der vierten Schwangerschaft geträumt. Auch hier erfolgte früher totaler Muttermundsverschluss in der 18. SSW. Es war ein risikoreicher, schwieriger Schwangerschaftsverlauf. Die Patientin war auch diesmal mehrfach stationär. Bei dem Kind wurde präpartal eine Trikusspidalinsuffizienz diagnostiziert. Bei den häufigen Mutterschaftsvorsorgeterminen half uns der Traum, die Zuversicht zu bewahren. Den Traum hatte die Patientin in der 18. SSW geträumt und sie sagte mir: »Dieser Traum wird mich mein Leben lang begleiten. Er gibt mir das gute Gefühl, dass ich mein Kind gesund zur Welt bringen werde. Mein Vater kommt Anfang Juni aus der Türkei und solange werde ich es schaffen.« Die Patientin hat tatsächlich in der 38. SSW spontan entbunden und ihr Kind nimmt eine gesunde Entwicklung.

Der Traum: *Ich befinde mich am Anfang eines steil nach oben führenden Weges. Meine Mutter ruft mich und ich versuche mit aller Kraft, diesen mit Menschen überfüllten Weg nach oben zu gehen. Mit großer Mühe und viel Geschimpfe schaffe ich es, oben anzukommen. Oben treffe ich meinen kleinen Bruder, der den Weg nach unten geht und sich in die Masse mischt. Ich werde von meiner Mutter am Arm gezogen und bekomme von meinem Vater ein rosafarbenes Ticket. Von meinen Eltern begleitet gehen wir in einen wunderschönen Garten. Der Garten ist toll und voller weißer Blütenpracht. Wir gehen einen Weg, wo sich Büsche befinden, deren Blüten aussehen wie weißer Flieder. Ich rieche an einer Blüte und diese riecht einfach toll. Mein Vater hält mir eine rote Blüte zum Riechen an die Nase, aber diese riecht nicht annähernd so gut wie die weiße Blüte, finde ich. So gehen wir noch eine Weile spazieren.*

III. Woher kommen die Bilder? Und wozu sind diese Bilder da?

Im Asklepios-Heiligtum hier in Kos wurden die Klienten, nach ritueller Reinigung und Vorbereitungszeit, dazu gebracht zu träumen. Dazu begaben sie sich in das Souterrain des Tempels. Die Träume galten als Medizin und brachten die Heilung. Wir haben zahlreiche Dankestäfelchen von Menschen der Antike an den Gott Asklepios, der die heiligen Träume schickte. Die Priester des Gottes, die die Patienten begleiteten, hießen »Therapeuten« (C.A. Meier 1985).

Ich denke, dass die Träume meiner Schwangeren eine ganz ähnliche Funktion haben oder haben könnten. Das Unbewusste stellt sie zur Verfügung, damit die Krise und Schwelle der Schwangerschaft und Entbindung besser bewältigt werden können. Es ist gewissermaßen die psychische Seite des Geschehens Schwangerschaft und Geburt.

Zunächst gibt es die Ebene der persönlichen Bilder, auf die ich hier nicht eingehe.

Bestimmte Traummotive wie Wasser, Felsendurchgang, Berge, einstürzende Häuser, Erdbeben, Dunkelheit, Enge kommen sehr häufig vor und lassen sich unschwer auf körperliches Erleben beziehen. Daneben gibt es eine Schicht von Motiven, die einen eher kulturellen Charakter tragen, wie die »weibliche Begleitung« oder die Farbsymbolik. Sie verweist darauf, dass die Schwellensituation der Schwangerschaft von den Anfängen der Kultur her bewusst erlebt und als Initiationssituation gestaltet wurde. Erstaunlich vieles aus der alten Initiationssymbolik ist noch in mittelalterlichen Mariendarstellungen enthalten. Ich denke, dass dieses die Meditation der Bilder seitens schwangerer Frauen erleichtert hat. Sie sind, bei aller theologischen und Zeitgebundenheit, paradigmatisch für das Erleben von Frauen um die Geburt.

Das Auftauchen dieser Bilder in Träumen zeitgenössischer Frauen könnte ein Ausdruck davon sein, dass das, was im Unbewussten der Frau an Aspekten vom Mutter-Sein angelegt ist, aktuell belebt, regeneriert, aufgefrischt und abgerufen wird. C.G. Jung und die Analytische Psychologie sprechen hierbei von dem Mutter-Komplex (vgl. Dieckmann 1991) oder Mutter-Archetyp, der zu dieser Zeit seine Wirksamkeit entfaltet.

Die Bilder sind nicht angeboren, aber archetypisch insofern, als sie ein Erleben psychisch zugänglich machen, das allen schwangeren Frauen gemeinsam ist.

Ich möchte anregen, dass Sie in Ihrer Arbeit mit Schwangeren auch diese Ebene ansprechen und wirken lassen.

Außerdem: Es macht großen Spaß!

Ich danke Ihnen für Ihre Aufmerksamkeit.

Die Bilder

Abb. 1 Verkündigung
Ferrer Bassa 1285-1348
Michaels Kapelle Kloster Pedralbes/Barcelona
Wandmalerei

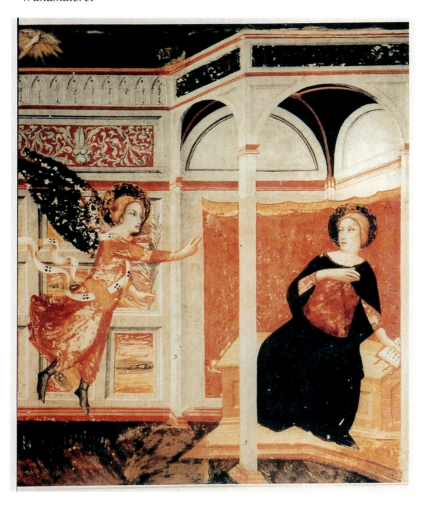

In das geordnete diesseitige Leben — dargestellt durch den streng perspektivisch geordneten Raum, in dem Maria sitzt — bricht aus einer anderen Wirklichkeit der Engel hinein. Er bringt Veränderung, Bewegung. Maria ist aufgeschreckt aus ihrer meditativen Lektüre. Sie weicht zurück, aber ihr dunkler Mantel öffnet sich schon wie ein Fenster über ihrem rot gekleideten Leib.
– das hereinbrechende Ereignis

*Abb. 2 Heilige Anna Selbdritt
um 1510
Michael Wolgemut Germanisches Nationalmuseum Nürnberg*

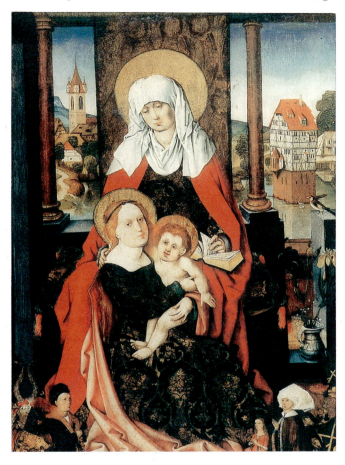

Die Darstellungen der Hlg. Anna Selbdritt haben die weibliche Begleitung, aber vor allen die weibliche Generationsfolge Mutter — Tochter — Kind zum Thema. Schon in der Antike gab es die Darstellung der weiblichen Dreierkette, alt und neu. Denken Sie an das Spielzeug der Puppe in der Puppe — die russische Babuschka.
Die tragende Kraft der großen Mutter (Tr. 20, Tr. 6, Tr. 8) ist auf diesem Bild durch die Gestalt der hlg. Anna gezeigt. Maria und das Kind scheinen aus ihrem dunklen Kleid (mit Pflanzenmotiven) und alle drei sind vom roten Mantel umhüllt.
Der weiße Schleier der Anna gibt hier den Eindruck von Weisheit — die Weise Alte auch im Gesichtsausdruck. Die hlg. Anna sitzt selber auf einem Kissen, welches das Muster des dunklen Kleides hat. Im Hintergrund sind Wasser, eine Berglandschaft mit Weg und ein fränkisches Weiherhaus (= Wasserburg) zu sehen. Außerdem sitzt ein Stieglitz auf der Mauer, der Marienvogel mit den Farben schwarz — weiß — rot.

*Abb. 3 Die Madonna auf der Mondsichel
um 1450/60
Meister von 1456 Gemäldegalerie Berlin S M PK*

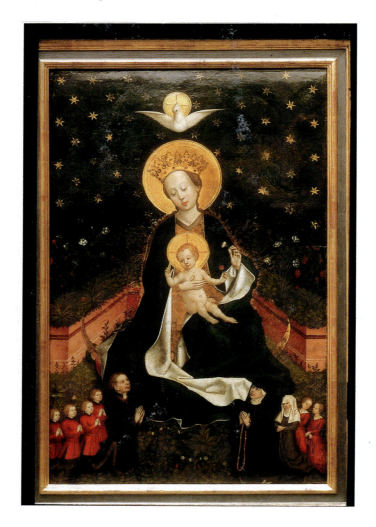

Auf diesem Bild ist Maria dargestellt als die große Muttergöttin — die »Königin der Nacht«. Sie ist die »Mutter«, die kommt und tröstet, wenn das Kind nachts Angst hat — ein Mutterbild, welches jeder Mensch kennt. Sie sitzt im abgeschlossenen Raum des Gartens und bietet mit ihrem Mantel den »Kindern« den geschützten Raum zum Wachsen. Der dunkle Mantel, die Sterne, die Mondsichel sind auch Attribute der antiken Muttergottheiten Astarte — Isis und lassen sich bis in babylonische Zeit zurückverfolgen.
Deutlich ist auch die Farbsymbolik schwarz-weiß-rot in Kleidung und Blumen zu sehen.

Abb. 4   Felsgrottenmadonna 1506
Leonardo da Vinci London, National Gallery Öl auf Holz

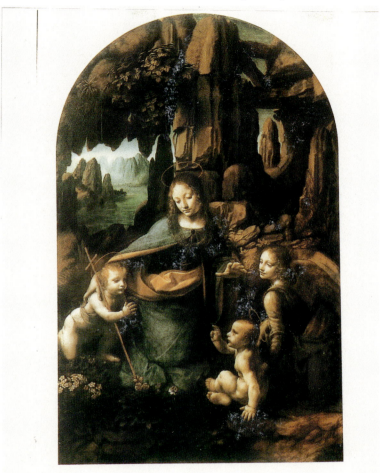

Wasser und Felsdurchgänge oder Berge sind im Hintergrund vieler Mariendarstellungen zu sehen. Die archetypische Dimension ist auf diesem Bild besonders genial erfasst (vgl. E. Neumann 1954).
Es ist die Grotte — der Schoß der Mutter Erde mit dem Wasser des Lebens und den »engen Geburtsdurchgängen« dargestellt (wie im Traum 10).
Höhlen waren als geschützter Raum Ort der Geburt, später in der Menschheitsgeschichte bei Höhlenmysterien Ort der geistigen Wiedergeburt.
Von den Trophonios Höhlenmysterien in Lebadaia berichtet Pausanias, dass die Einzuweihenden wie Wickelkinder eingehüllt mit den Füßen zuerst in die Höhle hineingelassen wurden und dann nach visionären Erlebnissen aus der Höhle wieder herausgeholt wurden — Tod und Wiedergeburt (C.A. Meyer 1985)

Abb. 5 *Geburt Christi*
um 1513
Albrecht Altdorfer Gemäldegalerie Berlin S M PK

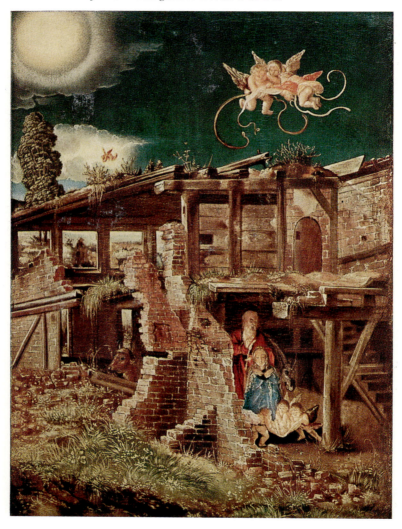

Der Stall von Bethlehem wird häufig als Ruine dargestellt. Das ist eine Verdichtung von 2 Motiven: der Gebärhütte und des zerbrechendes Gefäßes.
Das zerbrochene Haus zeigt die beängstigende Situation des Wandlungsgeschehens der Geburt und gleichzeitig kündigt sich das Neue — als großes Rundes ein Symbol von Ganzheit — in der expressionistisch anmutenden Mondscheibe oben links an. Maria, Josef und das Kind sieht man in diesem »Erdbeben« erst auf den zweiten Blick unverletzt im rechten Blickwinkel (Traum 14).

Schwangerschaft und Geburt   137

*Abb. 6   Maria das Kind verehrend
(Anbetung im Walde), um 1459
Fra Filippo Lippi Gemäldegalerie Berlin S M PK*

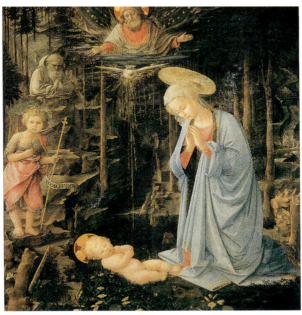

*Auf dem Bild sieht man das Motiv der Absonderung in der Dunkelheit — hier im Wald. Im Hintergrund sind die Felsen, das Wasser und der lange beschwerliche Weg im Fels. In der christlichen Symbolik ist der Passionsweg gemeint, in der Symbolik von Schwangerschaft und Geburt der weibliche Initiationsweg, der mit Geduld, Langmut, manchmal auch Mühsal verbunden ist — Wehenarbeit. Doch Hauptmotiv ist hier das Kind, welches nackt auf der Erde liegt — der Mensch als das Geschöpf der Mutter Erde. Geburt ist »Niederkommen«. Das Legen des Neugeborenen auf die Erde war weltweit verbreitet und eng mit der Symbolik des Sterbens verknüpft. In Persien legt man das Kind auf einen ungebrannten Lehmziegel und den Lehmziegel legt man auch auf das Grab.
Aber das Erleben der Geburt bedeutet nicht nur Niederkunft, sondern auch ein fast ekstatisches Erleben — ein Fliegen im 7. Himmel (Traum 19).
Die Bewegung Auffahrt und Niederkunft — Himmel und Erde ist bildlich in den Strahlen von Gottvater zu dem Kind hin dargestellt.
Noch bei den Römern gab es den Ritus, dass das Kind zunächst auf die Erde gelegt, dann vom Pater familias aufgehoben wurde und damit anerkannt war. Bei den Hopi Indianern nimmt der Vater das Kind von der Erde hoch und hält es zur Sonne, um zu zeigen, dass es auch ein Kind der Sonne ist. Das große Glück des Vater-Werdens.
Die Geburt, dieses Geschehen zwischen Himmel und Erde, erlebt die Frau als transpersonal. Das Wunder der Schöpfung geht durch ihren Körper, ihre Seele — deshalb ihr Staunen und ihre anbetende Haltung. Ihre Initiationsprüfung ist der lange Weg und das »Geschehen-lassen-Können«. Das Ergebnis ist »beschenkt zu werden«.
Mit ihrer Mutterschaft nimmt sie Verantwortung für die Schöpfung an.*

Abb. 7   Maria im Garten
1480-1528
Mathias Grünewald Isenheimer Altar / Colmar

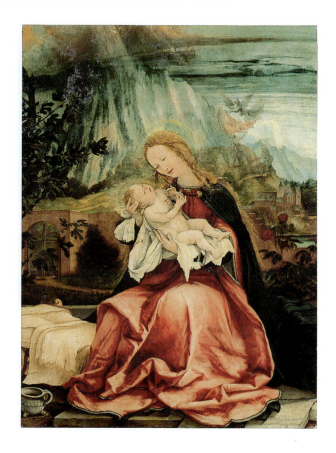

Die Isenheimer Madonna sitzt im Garten — angedeutet durch die Gartenmauer, das Tor, die Rosen — vor dem Hintergrund einer Berglandschaft mit Burg und Wasser. Zentralmotiv ist das »Sich-Anschauen« von Mutter und Kind (Tr. 17). Von diesem Blickkontakt geht ein Leuchten aus, der dunkle Madonnenmantel ist nur noch zarte Umrahmung des leuchtenden roten Kleides und des weißen Tuches, auf dem das Kind liegt. In den Träumen wird die Bauchdecke durchsichtig, sodass Licht ins Dunkle fällt und die Mutter ihr Kind anschauen kann.
Ein weiteres gemeinsames Motiv vieler Träume und Marienbilder ist der Garten — der hortus conclusus. Als umgrenzter geschützter Raum, in dem Fische, Blumen, Gemüse, Heilkräuter und Kinder heranwachsen, ist er Zentralsymbol des Weiblich-Mütterlichen (Tr. 20). Geradezu witzig ist das Symbol des »Gefassten«, des »Gefäßes«, aufgenommen im Vordergrund durch den Nachttopf. Er bringt auch den profanen Alltag des Mutterseins ins Bild.

Verzeichnis der Dias

1.) Giovanni Bellini
    1430-1516
    Pieta
2.) Giovanni Bellini
    Madonna auf der Wiese
3.) Ferrer Bassa
    1285-1348
    Verkündigung
4.) Jaques Daret
    1434/35
    Die Heimsuchung Mariae
5.) Meister von 1456
    1450/60
    Die Madonna auf der Mondsichel
6.) Totenmutter, etruskischer Sarkophag
    (Cortona)
7.) Martin Schongauer
    um 1480
    Geburt Christi
8.) Meister des Parament von Narbonne
    um 1390
    Anbetung des Neugeborenen im Fels
9.) Leonardo da Vinci
    1506
    Felsgrottenmadonna
10.) Piero della Francesca
    1460
    Madonna del Parto
11.) Albrecht Altdorfer
    um 1530
    Geburt Christi
12.) Andrea Mantegna
    1431-1506
    Maria mit dem schlafenden Kind
13.) Joos von Cleve
    1464-1540
    Ruhe auf der Flucht
14.) Meister Bertram
    um 1380
    Die Ruhe auf der Flucht nach Ägypten
15.) Mathias Grünewald
    1480-1528
    Maria vom Isenheimer Altar
16.) Michael Wolgemut
    um 1510
    Hlg. Anna Selbdritt

17.) Fra Filippo Lippi
    um 1459
    Maria, das Kind verehrend
18.) Jean Hay (Meister von Moulins)
    1489-1499
    Maria in der Glorie
19.) Meister des Frankfurter Paradiesgärtleins
    um 1410
    Maria im beschlossenen Garten
20.) Leonardo da Vinci
    1508
    Hlg. Anna Selbdritt

Literatur

R. ABT u.a. (Hrsg.), Traum und Schwangerschaft, Daimon Verlag, Einsiedeln 1996

C. BAUMANN, Seelische Erlebnisse im Zusammenhang mit der Geburt, Sonderdruck der schweizerischen Zeitschrift für Psychologie und ihre Anwendung, Verlag H. Huber, Bern u. Stuttgart 1957

H. DIECKMANN, Komplexe, Diagnostik und Therapie in der analytischen Psychologie, Springer Verlag 1991

Jacques GELIS, Die Geburt, Diederichs Verlag, München 1989

M. ELIADE, Das Mysterium der Wiedergeburt (1958), Insel-Tb., FfM 1997. — Das Heilige und das Profane, Insel-V., FfM 1984

Chr. E. GOTTSCHALK-BATSCHKUS u.a. (Hrsg.), Frauen und Gesundheit — Ethnomedizinische Perspektiven, Curare Sonderband 11/1997

C.A. MEIER, Der Traum als Medizin, Daimon Verlag Zürich 1985

E. NEUMANN, Die Große Mutter, Walter Verlag Olten 1983 (1974); ders., Kunst und schöpferisches Unbewusstes, Rascher Verlag Zürich 1954

W. SCHIEFENHÖVEL u.a. (Hrsg.), Gebären — Ethnomedizinische Perspektiven und neue Wege, Curare Sonderband 8/1995, VWB Berlin 1995

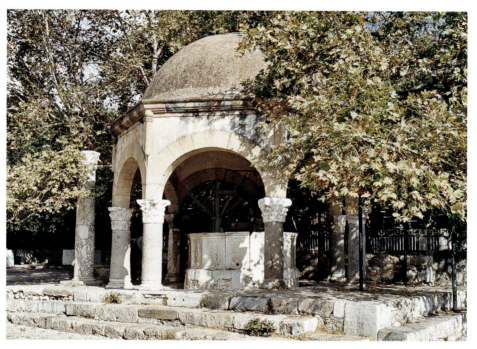
Der Platane des Hippokrates
Platantree of Hyppocrates

II. Die neuen Therapien, die neuen Therapeuten — the new Therapies, the new Therapists

The phenomenological approach to psychosomatic gynaecology

Antonella Debora Turchetto, Venetia *(Italy)*

One of the greatest results of Phenomenology is that it gave to Theoretical Philosophy a new key, that is joining or putting together the corporal world and the intentional conscious actions (substantial unity of body with mind action experiences). In the inner consciousness, inner and outer objets are equal experiences. There is no substantial differences because both are structured and made existent by personal experience that is the only "objective experiences of objets" that can happen. That is trascendental phenomenology.

In the systematic unity of the single personal life stream experience the body is co-present in every experience.

According to Phenomenological Philosophy; we have not the necessary philosophical categories, faculties, instruments to understand beyond the phenomenon (see also Heisemberg's principle of indeterminateness dealing with the impossility to be sure to observe a determinate phenomenon).

In the past, under the heavy influence of the Trascendent Philosophy way of thought, in spite of every evidence of experience, body and soul have been always separated.

Methodology

In plain words, treating sexual dysfunctions with a phenomenological approach, we work with (not on!) the objets that the patient shows, we improve the awareness of his phenomenological world (that is feelings, behaviours, relations) in order to help him to experience or re-experience inner or outer objets (and perhaps also exercises given by the therapist).

This leads the patients at a superior level of comprehension and consciousness of his world, and, at this point, the therapy can advance with another step of proceeding.The effect is that the patient's behaviour change, because there is a change in the breath of that individual existence. Whereas when we deal with phenomenological psychotherapy we don't use behavioural exercises to promote new restructurant experiences, but we work only with and in the story of the patient.

I want point out the differences between a Behavioural therapy and a Phenomenological therapy of psychosomatic sexual diseases: in the first case the frame of philosophical references is Positivism, and the methodology is based on a trials and errors model, in the other case the philosophical frame is existentialism, and the methodology is a phenomenological use of the individual patient's story.

Another way of understanding the present field of the talking therapies is to divide them roughly into approaches which are concerning with the obvious, observable and rational, and approaches which focus on what is hidden and deep. This kind of division can be seen in Plato, in mythology, in the existentialist distinction between existence and essence, and in many other guises. Hence from one point of view we could think that psychosomatic or sexual dysfunctions don't deserve any therapeutic care, but we can reasonably think that they may be a good way to discover other pathologies otherwise hidden or denied. From another point of view, if we consider the psychosomatic or sexual symptom part of the way of life, we'll heal the patient if we heal the symptom.

As I said before, in a phenomenological approach to psychosomatic gynaecology we can use behaviour therapy, that is based on what can be observed, studied, measured and changed.

Behaviour therapy is essentially about doing something systematically about problems; the client is encouraged to face feared situations or extinguish counterproductive behaviour.

At the core of cognitive-behaviour therapies are the observation that our thoughts affect our feelings, and that they can be identified and changed.

I want to point out that the behaviour therapy is completely different from the feeling-oriented humanistic approaches and the history-and-relationship, psychodynamic approaches. The aspiration and the interpretation of the human realty are quite different. The unconscious world is important in psychoanalysis, yet notexistent in rational emotive behaviour therapy. Psychoanalytic critics suggest that even when behaviour appears to succeed clinically, the behaviour that has been eliminated is likely to resurface elsewhere, perhaps in other symptoms, because its underlying causes have been left unaddressed

Couple therapy

As regard sexual dysfunctions the therapy is carried out dealing with the couple; since sex is the result of a two-person interaction. It would be too long and complex to explain the whole process, so I will limit myself to point out that in sexual therapy the work is done on two levels. One consists in helping the couple to deal and if necessary to face and then overcome difficulties in their relationship; at this level I work using the phenomenological approach. At the same time (this is the second level) the sexual problem is faced according to rules belonging to the cognitive frame of reference, that is prescribing specific behavioural tasks.

Conclusion

My basic phenomenological approach is just stay and see, listen and watch, never going beyond but trying to help the person to get in touch with the underlying feeling.

I accept to work with symptoms, like I'd work on Platonic shapes, or in a virtual realty, but that drives me in the realty of feelings. Other kinds of realty are unknown.

Minkowski described how to work on what is happening here and now, but using the feeling as an implement of the knowledge, turning the whole perception process to this single moment, in a "laser" way. He knows, from his therapeutic experience, that in the long run what happens now will naturally lead to what happened before in the patient's life.

In order to use that methodology the therapist should have completed his personal process of individualisation, thus avoiding arbitrarial interpretations that are dangerous for the patient's process of growth (remember: "Who knows?"). We can define this attitude a phenomenological mutual "Noli me tangere!".

The therapist should behave like a stove, untouchable but heating.

Beyond his skill, the therapist has his own experience that helps him and his patient in the common research of the patient's Tao.

So I say: "Stay WITH the symptom, that's enough!". Think about the fact that in the Chinese calligraphy a point is the INFINITY.

References

BOSIO M. "*Insegnare l'Educazione Sessuale. Il Viaggio della nostra sessualità*" 1999 CLEUB Bologna
BORGNA E. "*Noi siamo un Colloquio*" 1999 Feltrinelli Milano
BINSWANGER L. *Melanconia e Mania: studi fenomenologici.* 1977 Bollati Boringhieri Torino
ELLIS A. YEAGER R. (1989) "*Why some Therapies Don't Work: the Dangers of Transpersonal Psychology*" Buffalo New York Prometheus
FACCHINELLI E. "*La Freccia ferma*" 1992 Adelphi Milano
FELTHAM C. (1995) "*What is counselling?*" Sage Publications London
HEIDEGGER M. "*Essere e Tempo*" Longanesi 1990
HUSSERL E. "*La Fenomenologia Trascendentale*" La Nuova Italia 1974
LOWEN A. "*Il linguaggio del corpo*" Milano Feltrinelli 1978
MINKOWSKI E. "*La Schizofrenia*" Torino Einaudi 1998
MUCCHIELLI R. "*Philosophie de la Médecine Psicosomatique*" Ed Aubier, Paris 1961
PROUST M. "*Alla ricerca del tempo perduto*" Einaudi Torino
RIFELLI G. Moro P. "*Sessuologia Clinica: Consulenza e terapia delle disfunzioni sessuali*" Bologna CLUEB 1995
ROSSI P. "*Il Passato, la Memoria, l'Oblio*" 1991 Il Mulino Bologna
WARD E. OGDEN J. (1994) "*Experiencing Vaginismus-sufferers' beliefs about causes and effects*". Sexual and Marital Theraphy, 9 (1), 33-45.

The *being-there in time* as the place where Psychotherapy, Art and Love begin

A structural-dynamic interpretation of the creative act in today's relationship between doctor and patient.

F.C. Versonnen, Venray *(The Netherlands)*

Introduction

This article elaborates a dynamics in the therapeutic relationship between therapist and patient, searching for the creative power in it and finding a parallelism between Psychotherapy, Art and Love. Although many recent discoveries in the field of biological psychiatry and human genetics (discoveries that of course should serve a medicine towards the human subject), this discourse essentially does *not* start from a positive scientific knowledge or existing theories that rather search for timeless constancies in an objective space. On the contrary, this discourse lies beyond the objective nature and is inspired by an inflation of the being-there in time (in therapy). As a result, the subjective space allows a renewing talk with ever shifting answers. Essentially, this reviewing does not only serve the subject in symbolizing the problems in life, relationships, creativity, etc., but also the sexual position-finding as a never-ending story. In modern society, desire often becomes perverted, leaving no possibility to find healty boundaries by exhausting the queen-side of symbolization: human sexuality, where you can catch a glimpse of the desire towards the Other. This desire is the exponent of the human limitation, forcing the body to join the metaphoric field of symbolization.

Finally, the discourse results in an affirmation of earlier insights concerning similarities in the creative process in Psychotherapy, Art and Love. The last paradigm of men as patient, artist or lover, is the renewing of himself by a paradoxical return to his own fate.

After giving a short definition of *the being-there in time*, the article points at chances and risks that emerge from the dynamics in psychotherapy. Then, he gives some reflections on the creative process in Psychotherapy. On further consideration, there can be found an analogy with creative forces in Art as well as in Love. On the three levels, one cannot escape Desire as the common final pathway to the *last paradigm* of man as a patient, a therapist, an artist or a lover: the ever renewing of the self by a paradoxical return to the own fate.

1. The being-there in time

> *What might have been and what has been*
> *Point to one end, which is always present.*
> *Footfalls echo in the memory*

> *Down the passage which we did not take*
> *Towards the door we never opened*
> *Into the rose-garden. My words echo*
> *Thus, in your mind.*
>
> T.S. Eliot, Burnt Norton, 1944

Although many recent discoveries in the field of biological psychiatry and human genetics (discoveries that of course should serve a medicine towards the human subject), this discourse essentially does not start from a positive scientific knowledge or existing theories that rather search for timeless constancies in an objective space. On the contrary, this discourse lies beyond the objective nature and is inspired by an inflation of the being-there in time (in therapy).

Within the resulting subjective space, one cannot avoid the confrontation with the problems of life(eventually finding some satisfying solutions), but ultimately life as a problem itself. Life as the one and only you are living, but essentially the thousand other ones you didn't live, you dreamt, perhaps you lost,...

The answers on this existential level, you only can find by travelling within the circle of life and its human limitations. Walking in the field of human imagination and its symbolic elaboration, these symbols have to be re-interpreted again and again. One has to return to the self, essentially by visiting his own fantasma, his own desire. Leaving behind what we are not, we have to find a new position in life every day. So the frame of my talk is the reconsidering of the frame, put by the subject above his own worldly temporality — time passing into eternity.

2. Dynamics in psychotherapy: chances and risks

This chapter is all about transference and its possible consequences.

It is clear that in the therapeutical situation the *intensified perception of the time-being, involvement and transference* are not the only results. One can hope the arise of a *relationship* that supports the healing of the patient by sustaining the symbolizing forces that emerge from it.

In the words of Peter Petersen:... Begegnung dagegen — als Urquell des therapeutischen Dialoges — ist ungebräuchlich. Es bedarf eines Sprunges aus dem Reich von Uebertragung (Manipulation) und Beziehung, um ins Reich der Begegnung zu gelangen. Diese Sprung verlangt von uns einen tiefgehenden Bewustseinswandel — er verlangt Mut. Denn wir müssen die altvertrauten Sicherungen von distanzierter Manipulation ebenso aufgeben wie die Sicherheit einer methodisch festgelegten Zielfixierung. Nicht mehr das Ziel, die programmierte Wiederherstellung der Gesundheit (was auch immer das sei) ist wesentlich, sondern der Weg. Es ist der Weg ins eigene Offensein — ins Unbekannte.

2.1. Chances: Transfiguration

Chances are there for the patient if the therapist sustains his most difficult task of abstinention, trying to let prevail the human limitation, not only of the patient but ultimately also his own limited understanding.

In Lacanian words, the therapist has to refuse to be the *sujet supposé savoir*. As a result he can leave his masterposition, while the patient can leave the hysterical position. The *prevailing* deficiency should be interpreted as the motor of transference. Next the transference should be symbolized in the relationship as the love of transference by admitting it to the analytical discourse as an ever renewing talk. Finally, one has to track down his/her singular *signifiants* in the personal history, reaching at the essential indefiniteness of his/her position as a divided subject, ultimately meeting the own fantasma.

The result is transfiguration beyond knowing, beyond the symptoms. Sharing and symbolizing human limitation.

In the words of Peter Petersen: Wandlung — ein Geschenk. Wandlung entspringt der Begegnung. Etwas vom Geheimnis der Wandlung erscheint in dem Wort Dialog — Dialog ist das Zwischen-Wort, das Wort, das als ein Neues, als Drittes zwischen Ich und Du entsteht.

2.2. Risks: no Transfiguration but Alienation

2.2.1. Neglect or Denial: no real Symbolization

This most difficult task can, if it fails, result in risks. So, if the therapist neglects the masterposition, he forces the patient to stay in the hysterical one, there is just symptom-formation, not a real symbolization. One cannot find the link between human desire and his/her symptoms. Besides, this can compromise the true expression of desire, always and implicitly being related to the Other. So, desire often becomes perverted, leaving no possibility to incorporate the often bodily symtoms in the personal life. Desire is the exponent of human limitation, forcing the body to join the metaphoric field of symbolization, thus revealing its hidden metaphors. Otherwise said, if one cannot make an interpretation beyond the symptoms, one cannot speake of a creative process in therapy.

Peter Petersen would call himself the Manipulator and says concerning this: Gefährte verdrängten Leidens zu sein, ist für mich die schmerzhafteste Erfahrung: denn hier herrscht eiskalte Beziehungslosigkeit — mir ist die Maske einer anonymen Bezugsperson im Fliesbandbetrieb der rationalen gesteuerten Medizin vor mein eigenes Gesicht gestülpt.

2.2.2. Dark side of the human being

Needless to say that destructive forces, that also appear in transference, are very difficult to cope with. In my opinion, the nature of destructive forces is essentially different from the nature of psychotrauma. The dark side of man is the submission to nature itself. So far as one is able to admit objective nature into a subjective level, the dark side enters the field of imagination and desire, it gets submitted to psychotrauma. So far, nothing wrong with psychotrauma, being a passage from nature to the subject. Next, it can appear as a symptom asking for interpretation, clearing the path for returning to the self. If not, this is the other main reason why therapy can fail.

3. The creative process in Psychotherapy, Art and Love

3.1. Psychotherapy

In psychotherapy, there is an ever renewing talk, giving ever shifting answers to the ever lasting genesis of the elusive human subject within temporality. The subject that, at the same time, you are and you are not.

This talking starts where the personal known history comes to an end. Beyond all knowing the renewing talk begins. Richard Erskine, in his talk during the Second World Congress for Psychotherapy, organised by the World Council for Psychotherapy in Vienna in July 1999, speaks about the secret story as the real starting point of psychotherapy. In his opinion, there are two levels in psychotherapy. First, there is reality. Secondly, there is the interpersonal game between the theories of both therapist and patient. These theories have to be interpreted like dreams. They cannot be reduced to theories of absolute truth. No, within these interpersonal theories, you can find symbols, referring at the unconscious of both therapist and patient. This level of interaction makes it possible to share interpersonal myths.

In my opinion, a transfiguration, by using the imaginary-symbolico apparatus, becomes possible. Resulting in myths that may seem crazy, but as long as they are a transparant and true symbol of the human desire, they can keep up their referential status towards the human limitation, the deficiency. At all time, they uncover truefully human desire. So, one cannot speak of any form of alienation. Only if the imaginary figure of the used symbols is neglected or denied, the subject suffers from alienation. In that way, their own symbols just are symptoms of their alienated representation.

Conclusive about the creativity in psychotherapy, one can say that by interpreting the imaginary transferencial speaking of the unconscious and while admitting it to the analytical discourse, a renewing process of change, called transfiguration, becomes possible, eventually by formation and sharing an interpersonal myth, but certainly by symbolization of trauma and desire by patient and therapist.

Examples? In my opinion, each therapy should have more or less a creative dimension. So, if you want more concrete examples, I only can ask you to get in touch with your own experience concerning this.

3.2. Art

What about the creative process in art? In fact, Jacques Lacan has also referred at the structural analogy between the renewing talk of the patient and the creative act of the artist: "The subject, like we can see in analysis, is submitted to the signifiant, caught in and by the language that divides him. Opposite to language the subject has an excentric position. Like the artist it never totally gets home. This position is one of 'ex-sistention'. A rupture is made, and by submitting to the language something gets lost, thus obtaining the status of the lost object. On his course, driven by the Desire, the subject passes a metonymic row of objects, unable to find the one, the ever lost. The metonymic row is interrupted where the creativity of a metaphor out of nothing makes appear a new figure of the lost object".

As therapy, or at least the process of change resulting from therapy is a never ending story, so is art for the artist.

Somehow, in my opinion, men, as an artist, is aware of this since he produces art in history. In this way, the greec mythologies and tragedies are of the greatest human artistic acheevements ever, trying to catch the human desire out of a tragedy.

We do feel this dynamics in the expression of many artists. I will confine myself to quote a few out of a thousand.

But first I'd like to quote colleague Erwin Straus, who in 1930 wrote in his book *Geschehnis und Erlebnis* the following words: Unausweichlich ist es, dass der Schöpfer sein Werk überlebt, d.h. dass er in dem Augenblick, in dem er es vollbringt, es bereits verloren hat. Dem Glück des Vollbringens und gesammelten Erlebens folgt der Sturz. Das Ganze des eigenen Seins, dem er in dem einen Augenblick nahe war, entschwindet wieder, und lässt ihn in einem Zustand des Zweifels, der Leere, der Enttäuschung zurück.

So, the tragic is that the artist has to go on. I will give an example of maybe one of the greatest of them all: Pablo Picasso. This man makes paintings and pottery as brilliant and restless he is himself. Probably you know the very interesting documentary about the creation of a work, something like the making of one or another great film-production. From the first brush till the full painting. "J'arrète" were the last, displeasing words he spoke. He stopped and just went away. This rupture as the creative affirmation of the eternal genesis, as the well of creative power. Leaving the masterpiece behind, hooking on to a new goal. I think, if you can see some brilliance escape from a piece of art, it must be that true link with human desire.

Because of the same dynamics, the famous swiss artist Alberto Giacometti finds himself in a fight with mimesis of perception. As soon as he, with his mimetic desire, aimed at the perfect representation of his perception, his task became impossible. The signs of every language are just signs of what they are not. Also in painting the signs refer to a reality beyond, always showing the difference between the piece of art and reality. Out of this you can feel escape hints of human desire. During a very beautiful interview at the end of his life, you can hear him say how he creates a work, not knowing what he is doing, but just following his hands. Being a very succesful painter, he choose to go on with sculpture, just because he taught he did'nt understand. So he made his best creations working beyond knowing.

A last example reflecting at the human limitation in finding the final answer, so to say the final symbol and with it the end of human tragedy, the end of the so called never ending story, we can find in the art of Giya Kancheli from Tbilisi, Georgia, who was composer in residence in the mid-ninetees in Antwerp, Belgium. I quote: "I feel more as if I were filling a space that has been deserted... Out of music comes silence, and sometimes silence itself turns into music. It is my dream to achieve silence of this kind".

But, it is crucial to remember that not only the desire of the artist is in the game. The art lover speaks his word too when he dares to say: I do love Picasso, I do love Giacometti, I do love Mozart, etc. The masterpiece is the great link between the artist and the art lover, only when it results in the subjective space where they can meet each other on that one moment when human desire escapes. I think, this is what Friedrich Nietsche calls: *Verklärung*. Artist and art lover are sharing the same desire and its resulting process of human change: Transfiguration. Be aware of the fact that I pointed out exactly the same dynamics between therapist and patient.

3.3. Love

It is clear that the real force in life is love and that «we should not protect ourselves against it», like Jürg Willi says. But the difference between man and woman has not really changed and with it the desire towards the other. The boundless desire in man has not changed. The desire towards the one person, giving him- or herself totally in love and in a shared world. In reality, this cannot be achieved. Nevertheless, it is in this relationship we have to realize our self, our life and our love.

There must be endless examples of this, I hope. I will give just one. It's an example of a beautiful mixture of poetry, music and love. The poem of Richard Dehmel and the music of Arnold Schönberg: Verklärte Nacht.

Short outline of the scene: In moonlight, a man and a woman are walking along the beach. The woman is desperately telling her lover that she is engaged to another. Moreover, she is pregnant and bearing a child from this other man, whom she does not love. Thus, she thinks the child is seperating them. This is the answer of the loving man:

> ...Das Kind, das Du empfangen hast,
> sei Deiner Seele keine Last
> o sieh, wie klar das Weltall schimmert!
> Es ist ein Glanz um Alles her,
> Du treibst mit mir auf kaltem Meer,
> doch eine eigne Wärme flimmert
> von Dir in mich, von mir in Dich.
> Die wird das fremde Kind verklären,
> Du wirst es mir, von mir gebären;
> Du hast den Glanz in mich gebracht,
> Du hast mich selbst zum Kind gemacht...

4. Final conclusion: the last paradigm
"return to one's own fate"

On the three levels — Psychotherapy, Art and Love —, there is a confrontation with human limitation. One cannot escape and find a creative solution but with Symbolization, sharing interpersonal Myths, Transfiguration, Wandlung, Verklärung... As the desire of the therapist and patient can be interpreted and shared in the love of transference, as the desire of the artist becomes visible in his work and can be shared with the art lover, so the desire of two love-partners can find his most beautiful expression on the queen-side of human symbolization: tender sexuality, where the human body joins the metaphoric field at last.

The last paradigm of men as patient, artist or lover, is the renewing of himself by a paradoxical return to his own fate. The being-there in time, resulting in one and only one life, while being confronted with the own fantasma of living a thousand lives, giving a final answer on the problems of it, eventually producing the perfect piece of art, or sharing a life with the one person in total harmony,... No, we have to symbolize the desire that reaches for what we are not. And, we have to symbolize human suffering. Remember the beautiful words of Nelly Sachs, quoted by Petersen:

> *Weine aus die entfesselte Schwere der Angst*
> *zwei Schmetterlinge halten das Gewicht der Welten für dich*
> *und ich lege deine Träne in dieses Wort:*
> *Deine Angst ist ins Leuchten geraten.*

As we are human beings with essential limitations, we have to respect human suffering, we do not fail when we return to therapy and go on with an ever renewing talk, we do not fail when we have to recreate ourselves in a renewing masterpiece of art, we do not fail when renewing every day our love towards the other.

To conclude finally, let me quote T.S. Eliot again from one of the *Four Quartets*, named *Little Gidding*, 1944. It's all about the last paradigm:

> *We shall not cease from exploration*
> *And the end of all our exploring*
> *Will be to arrive where we started*
> *And know the place for the first time*

Literature

The main literature for this lecture was the *reading of the praxis, Kairos — Begegnung im Augenblick-. Sharing and symbolizing beyond knowing* was the real source of inspiration.

ELIOT, T.S. Four Quartets, Faber and Faber, London, 1944
NIJS, P. & PETERSEN, P. (Herausgeber) Alles hat seine Zeit, Peeters Press, Leuven, 2000
STRAUS, E. Geschehnis und Erlebnis, Springer-Verlag Berlin Heidelberg New York, 1930
VAN DEN BRAEMBUSSCHE, A.A. Denken over Kunst, Uitg. Dick Coutinho, Bussum, 1994
VAN HOORDE, H. Kunst, creativiteit en psychoanalyse: enige beschouwingen. Psychoanalytische Perspectieven nr.22, Gent, 1994

Die neuen Therapien, die neuen Therapeuten: jenseits der Symptome

Prof. Dr. Piet Nijs, Leuven *(Belgium)*

Einführung

Während drei Jahrhunderten hat die technische Wissenschaft eine unwahrscheinliche Entwicklung durchlaufen: *a succes story*, angefangen mit der Kartesianischen Spaltung: die Trennung und Distanz zwischen dem eigenen Selbst – »je pense«- und der Natur. Die Geist-Körper-Dichotomie war geboren. Dies geht auch weiter zurück auf den Bruch in der griechischen Erkenntnistheorie — zwischen Homer und Plato — wo das Objekt, als Gegenstand mit Abstand gegenüberstehend, wahrgenommen wird. Messen ist Wissen. Wissen ist Objektivieren, und dieses Wissen bringt auch Beherrschung. Es ist die stolze — und falsche! — Überzeugung, dass die Wirklichkeit nur *objektiv* richtig gekannt werden kann: d.h. ohne persönliche Partizipation, ohne sich als Wissenschaftler persönlich darauf einzulassen.

In der methodischen Untersuchung nach Descartes wird die Natur experimentell geprüft, gequält: »*natura vexata*« beherrscht und ausgebeutet. Diese technische Wissenschaft als Ausbeutung der Natur hat zu einer Entzauberung der Welt geführt: die Welt verlor ihre Seele und ihr Mysterium.

Diese Rationalität ist eine methodisch eingeschränkte Wirklichkeitserfahrung: ohne Wirklichkeitsbeziehung, ohne Partizipation.

Sie arbeitet festgefahren in einer typischen Rigidität: *zerfahren*; sie ist *maneriert* in ihrer methodisch detaillierten Einengung; und sie ist *verstiegen* in ihrer technischen Hybris. Nach Binswanger sind diese gerade drei Formen missglückten Daseins.

Es geht dabei auch in dieser technisch-praktischen Wissenschaft um zweckorientiertes oder maximiertes Verhalten.

Rationales Bewusstsein kann es nicht genug geben, nie genug Gewinn oder Macht, niemals kann man genug erreichen, kein Bruttosozialprodukt ist gross genug.

»In Anbetracht der Tatsache, dass Schismogenese ein so beherrschendes Phänomen in der abendländischen Kultur ist, müssen wir zu dem Schluss kommen, dass Individuen dieser Kultur mit graduellen Unterschieden am Durchdrehen sind. Dies gilt auch für die moderne Medizin. Suchtverhalten charakterisiert auf die eine oder andere Weise jeden Aspekt der Industriegesellschaft, bis hinein in das Leben ihrer individuellen Glieder. Abhängigkeit von Alkohol, Drogen usw. unterscheidet sich formal nicht von der Abhängigkeit von Prestige, Karriere,

Forschungsresultate oder dem Verlangen, über alles bewusste Kontrolle auszuüben. Jedes System, das bestimmte Variablen maximiert ohne Rückkopplung und damit gegen die natürlichen Bedingungen des Fliessgleichgewichts verstösst, dass diese Variablen optimieren würde, befindet sich per definitionem im Durchdrehen und hat letztlich keine grössere Überlebenschance als ein Alkoholiker oder eine Dampfmaschine ohne Regler« (Morris Berman, 1981).

Ein geistiges System kann nicht ständig durchdrehen, kann Variablen nicht maximieren und gleichzeitig die Eigenschaften des Geistes erhalten. Es verliert seinen Geist, es stirbt. Immer nur maximalisieren ist destruktiv: nur das Optimieren hat Zukunft chancen.

Die moderne Medizin: technische Einseitigkeit im Fortschritt

Auch die Medizin erlebte im vergangenen Jahrhundert eine sprunghafte Entwicklung, vor allem mit technischen Fortschritten.

Auch hat, am Ende des 20. Jahrhunderts, für viele vielleicht unerwartet und überraschend schnell, das triumphierende Zeitalter des Ersatzes von lebenswichtigen Organen begonnen: die Prothesenmedizin.

Die Spende-Techniken haben sich in einer Geschwindigkeit weiterentwickelt, der juristische und ethische Reflektionen über das Abgeben von Organen kaum folgen können.

Und der Fortschritt eilt weiter. Nur ein Beispiel sei erwähnt.

Im Februar 1997 überrascht das Schaf »Dolly« die Welt: geklont von einem erwachsenen Schaf. Kaum ein halbes Jahr später wird »Polly« geboren. Polly ist nicht nur ein Schaf, das durch Klonen erzeugt ist, es ist ausserdem noch transgen: es besitzt menschliches genetisches Material, dass in das Genom dieses Schafes übertragen worden ist.

Die Gen-Technik hat eine neue Phase erreicht: die Biotechnologie bringt eine Bio-Prothesen-Medizin. Neben transgenen Mäusen und Schafen ist nun auch der Weg frei für transgene Menschen.

Denn: nicht einmal sechs Monate nach der Geburt von Dolly haben einige britische Frauen nach einem Schwangerschaftsabbruch den abgetriebenen Fötus in Stickstoff einfrieren lassen. Zu einem späteren Zeitpunkt, gewünscht und geplant, soll durch Klonen mit Zellen dieses abgetriebenen Kindes ein IVF-Wunschkind entstehen, wohlprogrammiert, wohltemperiert. Geht es hier um die technische Auferstehung eines getöteten Kindes, das bei minus 152 Grad mumifiziert war?

Amerikanischen Forschern ist es gelungen, pluripotente Zellen zu züchten, die aus der Keimbahn eines menschlichen Fötus stammen. Solche vielseitigen embryonalen Stammzellen könnten »auf Mass gearbeitete Ersatzstücke« liefern, wenn die notwendigen Wachstums- und Reifungs-Faktoren hinzugefügt werden, um das Wachstum in die gewünschte Richtung zu lenken.

Mit diesem neuen technischen Schritt ist auch das Tabu von Eingriffen in die menschliche Keimbahn durchbrochen worden.

Wissenschaftliche Ergebnisse aus dem Bereich der Gentechnik sind atemberaubend. Daraus erwachsen die beunruhigenden Fragen: »Was ist genetisch am

Menschen zu manipulieren? Welches Ziel haben wir dabei vor Augen?« Einerseits hofft man, durch genetische Manipulation Erbkrankheiten und krankhafte Anlagen in Zukunft korrigieren zu können, andererseits schwebt uns natürlich auch ein neuer Mensch vor, der kein Mangelwesen mehr ist.

Hat Popper nicht gesagt: Wer das Paradies auf Erden will, schafft die Hölle.

Im vergangenen Jahrhundert entwickelte sich die technische Wissenschaft sprunghaft: die Fortschritte gehen noch paroxysmal weiter. 1969 landete der erste Mensch auf dem Mond: mit der ehrgeizigen Aussage: »Der Himmel is nicht die Grenze«. Genau 100 Jahre früher war in Amerika das erste Fahrrad mit Kettenschaltung erfunden worden.

Diese explosionsartige Entwicklung ist auf vielen Gebieten zu beobachten, under anderem im Bereich der Medien und der Informatik.

Das technische Wissen und Können bringt die Menschheit immer wieder in lebensgefährliche Situationen, wie auch schon am 8. August 1945, als die Atombombe von Hiroshima innerhalb von einer Sekunde das mögliche Ende der Menschheit mit einem verblendenen Licht im menschlichen Bewusstsein einbrannte.

Aber es bleibt das Paradox: in unserer modernen und a-religiösen Welt herrscht ein beinahe religiöser Glauben an den technischen Fortschritt. Dies gilt auch für die Medizin. Diese moderne Medizin entwickelt sich immer mehr zu einem von Computern gesteuerten Gesundheitsbetrieb.

Die naturwissenschaftliche Entwicklung der modernen Medizin orientiert sich fast einseitig an der messbaren Quantität. Was nicht gezählt werden kann, zählt nicht mit. Es ist die Faszination der Zahlen, die das wahre Gesicht der Patienten, die sich in Not befinden, verbergen, hinter dem eisernen Vorhang der Zahlen.

Im Hintergrund dieser Entwicklung herrscht die Euphorie des Machbaren, sowohl in der Medizin als auch in unserer Gesellschaft. Beide sind leistungsorientiert und sind auf Produktivität ausgerichtet, im Unterschied zur Kreativität. Es geht um die Faszination der Tat: »Am Anfang war die Tat«. (Goethe, Faust)

Krankheit wird als ein Maschinendefekt der Körpermechanik definiert, so Viktor von Weizsäckers Aussage, die noch immer schrecklich wahr bleibt.

Die moderne Medizin hat in ihrer technischen Einseitigkeit einen Höhepunkt, einen Wendepunkt, vielleicht einen Endpunt erreicht, auch weil sie nicht mehr zu finanzieren ist. Diese technisch höchst differenzierte Medizin produziert immer mehr die sogenannten »Diseases of medical progress« (Lassagna): Medizinkrankheiten.

Der technische Hyper-Konsum als medizinische Super-Leistung ist selbst ein Krankheitssymptom einer Gesellschaft des Überflusses, die an ihrem Leistungsdruck unterzugehen droht.

Ich möchte provozierend betonen: das Zentrum der Entfremdung des modernen Menschen liegt gegenwärtig in einer hoch technologisierten Medizin, sowohl für die Patienten als auch für die Ärzte und nicht mehr in der psychiatrischen Anstalt, wie die Anti-Psychiatrie seit 1968 so laut geschrieen hat.

Der moderne Arzt wird auch, mehr und mehr, zum Ausführenden reduziert, der Tag und Nacht bereit sein muss, aber nicht viel Mitspracherecht hat.

Die frühere Norm: »*Salus aegroti suprema lex*«. (d.h. das Heil des Kranken ist das höchste Gesetz) wird verformt zu: »*Voluntas aegroti suprema* lex« (d.h. der Wille oder die Willkür des Kranken ist das höchste Gesetz).

Und in einer Atmosphäre von Überlebens-Kampf durch die Überzahl an Ärzten sehen viele Ärzte nur eine Perspektive, die wenig Begeisterung auslöst. Es ist die abstumpfende Zukunft eines monotonen Tretmühlenberufs, der eigentlich ein Organisationszentrum für ärztliche Atteste und kleine, aber stressbelastete Eingriffe ist.

Droht nicht jedem Arzt mehr und mehr die Gefahr der Entfremdung: als Gesundheitstechniker tätig in einem nicht mehr zu durchschauenden Gesundheitsbetrieb? Ärzte heutzutage sind oft höchst differenzierte Zwangsarbeiter in einer monotonen Scheine-Medizin oder Schein-Medizin. Nicht zufällig sind sie auch mehr und mehr *at risk* für Burnout Syndrome.

Rehumanisierung der Medizin und der Gesellschaft

Das Leitthema dieses Referates lautet: unser Auftrag ist es, zu einer Rehumanisierung der immer technisch einseitiger werdenden Medizin beizutragen und zu einer Wiedergeburt und Metamorphose des Therapeuten. In diesem Sinne muss es auch zu einer Rehumanisierung unserer technokratischen Gesellschaft kommen. Und vielleicht geht es zu Beginn eines neuen Jahrtausends nicht nur um eine gesunde Biosphäre und eine lebbare Erde, vielleicht geht es auch um die Rettung des menschlichen Lebens überhaupt, um das Weiterleben in einer humanen Welt im Lebensstil der Verantwortung (Jonas). Also: Keime für eine neue Welt, für eine neue Therapie, für neue Therapeuten.

Und es soll uns gelingen, in den medizinischen Disziplinen, Gegenwelten mit neuen Grundwerten zu schaffen (P. Petersen):
- der Begriff der Begegnung als ein neues Prinzip, gegenüber dem objektiven Wissen;
- das Prinzip des Dialogs mit dem Entstehen des Dritten zwischen den Partnern, gegenüber dem anonymen Experiment;
- der Kosmos der Sinne als eine Erweiterung der Tiefenpsychologie, gegenüber der entfleischten Rationalität.

Vaclav Havel hat beschrieben, welche Qualitäten wir pflegen sollten, um als zukunftsfähige Menschen leben zu können: »Seele, persönliche Spiritualität, eigener Einblick in die Dinge erster Hand; der Mut, wir selbst zu sein und den Weg zu gehen, den uns unser Gewissen aufzeigt, Bescheidenheit angesichts der geheimnisvollen Ordnung des Seins, Vertrauen in dessen fundamentale Richtung und vor allem Vertrauen in die eigene Subjektivität als das hauptsächliche Verbindungsglied zur Welt...«

Gelten diese Aussagen nicht auch für den Lebensweg von jedem Therapeuten, aus der Vergangenheit in die Zukunft? Jeder Therapeut soll sich immer wieder einsetzen für Rehumanisierung, für integrales Denken und für globale Verantwortung der Ärzte und Therapeuten.

Wie schon beschrieben worden ist, setzt man »nur auf mechanische Kausalität und die Geist-Körper-Dichotomie begründete Erfahrung am besten unter die Überschrift 'beeinträchtigte Wirklichkeitserfassung', die klinische Definition des Wahnsinns« (Morris Berman, 1981).

Zu diesem Zeitpunkt ist die moderne Gesellschaft bereits zu stark abhängig von der Maximierung von Variablen, die unser natürliches System auf vielen Gebieten zerstören. Das Auftauchen von holistischem Gedankengut in unserer heutigen Zeit könnte durchaus Teil des generellen Prozesses selbstkorrektiven Feedbacks sein.

Für eine neue Zukunft geht es nicht um die Beherrschung der Welt oder die Besetzung einer Region, sondern um die Bewohnung oder um die Wiederbewohnung der Erde.

Genaugenommen sind auch alle humanistischen Therapieformen in einer ursprünglichen Partizipation verwurzelt. Der Einsatz von Kunst, Tanz, Psychodrama, Meditation, Körperarbeit und ähnlichem mündet letztendlich in ein und dasselbe Ziel der Verschmelzung von Subjekt und Objekt, einer Rückkehr zur poetischen Imagination oder sinnlicher Identifizierung mit der Umwelt.

Ich erwarte also eine neue Kultur, die verträumter und sinnlicher sein wird als unsere. Die innere psychische Landschaft von Träumen, Körpersprache, Kunst, Tanz, Phantasie und Mythos wird bei unserem Bemühen, die Welt zu verstehen und in ihr zu leben, eine neue und wesentliche Rolle spielen.

Im Gegensatz zu der entzauberten Welt der Vergangenheit kommt die Wiederverzauberung der Welt in einer neuen Zukunft, wo der wiedergewonnene Eros die kreativen Kräfte bringen wird: vom pädagogischen Eros (nach Spranger) zum therapeutischen Eros.

Das neue Therapiekonzept ist auch aus einem kreativen Umgang mit dem Unbehagen in der modernen High-Tech-Medizin entstanden. Der Therapeut ist kein Gesundheitstechniker, auch kein Psychotechniker. Gerade in der leblosen Welt einer technisch-mechanisierten und vom Computer programmierten Medizin ist heilsame Kunst lebensnotwendig. Therapie als Kunst, Kunst als Therapie (Petersen).

Neue Wege sollten geschaffen werden zu einer intensivierten Therapie und Psychosomatik durch Künste und künstlerische Lebenseinstellung.

Die schizophrene Spaltung von Europa ist auch zum Ende gekommen. Die Wiedergeburt Europas ist gerade symbolisiert in der Wiedervereinigung Deutschlands, auch wenn diese Geburt nicht so harmonisch geschieht, wie die antiken griechisch-römischen Kunstwerke dies idyllisch dargestellt haben. In Europa erwarten wir eine immer intensivere Begegnung zwischen dem westlichen technischen Wissen und der östlichen Weisheit. So hat Walter Schubarth schon 1938 die Grundideen dieser Zukunft prophetisch dargestellt in seinem Buch »Europa und die Seele des Ostens«. Nicht die politische, sondern die geistige Auseinandersetzung zwischen Ost und West mit dem Ziel einer west-östlichen Weltkultur wird das Denken der Zukunft sein, mit einer Wiederbelebung der religiösen Kräfte, so Schubarth.

Therapie als persönliche Begegnung und Dialog

Im Gegensatz zu der technischen Hybris weiss der Therapeut in Bescheidenheit:
Der Therapeut ist Heil-Künstler und Heil-Kundiger.
Heilung ist kein Akt des Menschen. Heilung ist jenseits unserer Intentionen: Heilung ist zufallend-zufälliges Ereignis, es widerfährt uns, zuweilen fährt es auch wider uns (Petersen).
Es ist ein Geheimnis, unsichtbar, und es entspringt unserer Herzmitte: »On ne voit bien qu'avec le coeur« — »Man sieht nur mit dem Herzen gut«, so liess Antoine de Saint-Exupéry den kleinen Prinzen sagen.
Der Therapeut kann die Heilung nicht machen. Heilung stellt sich von selbst ein — sie ist das Dritte in der Begegnung zwischen Ich und Du. Es ist nie vorhersehbar. Es ist immer ein Geschenk des Augenblickes. Der Therapeut muss Gefährtenschaft geübt haben, dazu gehört einfühlsame Sensibilität ebenso wie Mut, Geduld und Kraft.
Sich auf den therapeutischen Prozess einzulassen, bedeutet für Therapeuten wie für Patienten immer auch den Verzicht auf die Sicherheit bekannter und festgefügter Ordnungen. Risiko ist angesagt.
Durch den therapeutischen Prozess sind keine bestimmten Ergebnisse herstellbar, so wie der Prozess selbst auch nicht herstellbar ist. Er ist ein spontaner und autonomer Ablauf, der sich zwar anstossen lässt, der aber nicht nach Art kausalmechanischer Bedingungen durchgezogen werden kann und sich nicht programmieren lässt.
Ein wichtiges Element ist die persönliche Verantwortlichkeit jedes einzelnen: Verantwortlichkeit ist das Gegenstück zu Anonymität und Anonymisierung. Der Therapeut ist die Brücke von dem Menschen in Not zum Mitmenschen, zur Gemeinschaft, zum Leben.
Diese befreiende Wendung der Therapie gibt dem geschundenen Menschen seinen kreativen Lebenslauf zurück, auf die Zukunft hin orientiert: von Analyse zu Synthese.
Durch die Integration von Verwundungen kann ein neuer Raum entstehen für die schöpferische Entwicklung der empfangenen Talente, auch wenn diese jahrelang verkannt und verwahrlost geblieben sind.
Denn verbirgt sich nicht in jedem Menschen eine Künstlerseele, ein nicht geweckter Traum, ein »kleiner Funken Hoffnung« (Petersen)?
Und ist es nicht gerade der sinnvolle Auftrag für jeden Menschen, Künstler zu werden, ein Künstler des Lebens, ein Künstler im Zusammenleben? — Dieser Auftrag kann dem modernen Menschen nur gelingen, wenn er lebt und zusammenlebt in und durch beseelte Leiblichkeit, zuhause im eigenen Leib, zuhause miteinander.
Das ist keine Aufgabe einer einseitig technischen Reparatur-Medizin oder Therapie, denn es gibt keine Prothese für Intimität und Lebensfreude.
Der therapeutische Dialog, das ärztliche Gespräch, ist das tragende Moment von Therapie überhaupt.

Paracelsus hat gesagt: Das Grundprinzip der Medizin ist die Liebe, die kollektive Menschenliebe.

Im therapeutischen Dialog waltet Gegenseitigkeit, auch wenn die Rollen von Patient und Therapeut klar definiert sind. Gegenseitigkeit findet vor allem ihren Ausdruck im Sich-Aufeinander-Einlassen. Das Organ des Dialoges ist die Herzmitte. Intensivierung und Intensität als Prinzip von Therapie ist nur möglich unter dem liebenden Blick des entgegenkommenden, willkommen heissenden, dialogbereiten Therapeuten (Petersen).

Im Intermediär-Raum entfaltet sich das phantasievolle Spiel und die spielerische Phantasie. Ohne das Spielerische ist keine Therapie möglich. Ein Therapeut, der nicht spielen kann, ist für Therapie ungeeignet.

Heilsam ist das Wort

Das Zuhören im therapeutischen Gespräch, treu und stabil, bietet nicht nur Halt in Angst und Panik. Im Wechselspiel des Zuhörens wächst hörbar wieder das Gefühl des Zusammengehörens. Das Wort als Therapeutikum schafft die Brücke, ist pontifikale Aktivität, bringt Verbindung und Harmonie. *Religere: verbinden*, ist also wesentlich eine spirituelle Widerfahrnis. Hören mit geschlossenen Augen, ist Mystik, Mysterium.

Begegnung schafft keine Geborgenheit — eher Konfrontation, aber nicht die zerstörende, sondern die anerkennende, zutiefst verstehende. Antwort und Verantwortung entspringen der Begegnung: Gegner in der Begegnung.

Es ist Begegnung im Augenblick: Kairos. Im Augenblick, der widerfährt, der zu-fällt in der gelebten Zeit. Es ist ausserhalb der messbaren Zeit: Chronos, die mit einem Chronometer gemessen und entfremdet wird.

Patientinnen brauchen eine(n) Therapeut(in), der/die das Leben mit Lebensfreude geniessen kann, auch und gerade wenn der Beruf viel Stress bedeutet.

Molinski hat immer wieder betont, wie wichtig für psychsomatische Patientinnen der Optimismus und die Lebensbejahung sind, die der Arzt/die Ärztin ausstrahlt, obwohl diesen in der Ausbildung und Forschung kaum Aufmerksamkeit gewidmet wird.

Wie soll der Therapeut diese als Aufgabe gewachsen sein. Der Therapeut ist ja selbst das Instrument, das gut eingestimmt sein soll, und deshalb nie falsch klingen?

Welcher Weg für die neuen Therapeuten?

Am Apollo-Tempel in Delphi kann man lesen: »Erkenne Dich selbst« und sofort anschliessend: »Folge dem Gott«.

Nicht nur Selbstkenntniss ist wichtig, eben so wichtig ist: sich einlassen auf des göttliche Leben und den Einladungen des Göttlichen folgen zur Harmonie des Lebenslaufes und des Liebenspfade.

In den USA war im Jahr 1948 die Zufriedenheit im Beruf der wichtigste Faktor und Prädiktor für Glück.

Am Ende des 20. Jahrhunderts (50 Jahre später) ist die Partnerbeziehung der wichtigste Glücksfaktor (und dies immer mehr seit '68).

Veenhoven, der holländische Glücksforscher bestätigt: »happy family life« ist für die persönliche Glückserfahrung wichtiger als »achievement« (zielgerichtete Lebensverwirklichung) und als »selfactualisation« (Selbstverwirklichung).

Der grösste Trost ist und bleibt der Andere, auch wenn er die tiefste Quelle von Angst und Trauer sein kann.

Erotik ist dramatisiertes Trösten, aktiv und passiv miteinander Trauer teilen.

Das andere Geschlecht ist erigierter Trost (Cornelis Verhoeven).

Sich verlieben ist immer Übergang: von der Alltäglichkeit heraus in eine intensivierte, begeisterte Existenz.

Sich verlieben ist immer auch sich verlieben in der Welt, die der/die Geliebte bewohnt.

So ist Liebe Bekehrung zu anderen, zur Welt.

Die Welt wird jetzt wieder ursprünglicher erfahren: erfüllter, harmonischer, schöner, liebevoller, (glück)seliger: wieder heil(sam). Es ist tatsächlich ein Zustand der Gnade: ein Erschliessen (épanouissement) der Welt, vermittelt von dem/der Geliebten.

Die Liebe ist die Lyrik in der Prosa des alltäglichen Lebens. Sie ist die sakrale Erfahrung der Welt.

Leider bleibt dies für viele Menschen, auch für viele Therapeuten, eine unerreichbare Utopie: eine Täuschung von wirklichkeitsfremden Dichtern und beflügelten Therapeuten.

Das Hohelied der Liebe wird von vielen, durch das Leben und die Liebe verletzt, mit Höhen-Angst abgewehrt.

Viele, die sich »Realisten« nennen, wagen nicht die Fuga der Liebe, voller Angst vor einem Ikarus-Fall.

Aber, wie dürftig, verletzend oder benachteiligend das Liebesschicksal auch war, ein erotisch befriedigendes Beziehungsleben bleibt immer möglich, wenn ein Mensch es trotz allem wagt und sich dem Beziehungsleben wirklich widmet, d.h. mit Enthusiasmus und, vor allem, mit Hingebung.

Diese Hingebung wird das alltägliche Leben gestalten, d.h. diese Hingebung verwirklicht sich aktiv in und durch Gewohnheiten, die als »Life Styles« das ganze Leben durchdringen und prägen.

Schwierig sind sie nicht; sie fragen jedoch um fast tägliche Aktivität — ohne Vernachlässigung — also mit fester Regelmässigkeit.

Sie bauen also die Bausteine der Lebensbegeisterung — als vitaler Lebenslust — und der sinnlich-erotischen Liebeswohnung jedes Menschen.

Dieser Beitrag skizziert darum Vorschläge, die in ihrer Einfachheit als tagtägliche Lebensgewohnheiten (»life styles«) den Therapeuten auf dem (sinnlichen) Weg der Lebensharmonie begleiten. So kann der Therapeut mehr Sensibilität für Sensualität und mehr Offenheit für Glückserfahrungen entwickeln und dies den Patientinnen anbieten. Mit Therapeut wird hier selbstverständlich gemeint sowohl Therapeut als Therapeutin.

1. Zusammen Essen und Trinken

Die Sexualforschung bestätigt: bei Verliebten am Anfang der Beziehung beansprucht das Tafeln, d.h. zusammen etwas trinken und essen, die meiste Zeit.

Es ist also für die schüchtern Verliebten, noch unsicher, die sicherste Ausgangssituation, die auch ihre junge Beziehung füttert.

Die Ess- und Trinklust befriedigen ist eine Ur-Form der Begegnung, der Beziehung und der Liebe, so die tiefste allgemein menschliche Erfahrung.

Und beim intimen sensuellen Kontakt der Lippen und des Mundes des Säuglings mit der zarten-warmen Mutterbrust, wird dieses Körperteil zur oral-erogenen Zone aufgeladen. Dieses wird später seinen Gipfel erfahren im erotischen Kuss.

So sind und bleiben das ganze Leben hindurch gemeinsames Essen und Trinken die Urform der mitmenschlichen Beziehung, auch in der sicheren Geborgenheit der alltäglichen Wiederkehr der gemeinsamen Mahlzeiten.

Lust empfangen/geniessen ist und bleibt ursprünglich die erste Form des Erfahrens einer Beziehung. Lust und Beziehung: es sind die zwei Seiten der Lebensmedaille, untrennbar.

Die Lebenslust- aus Hunger-lust heraus! — die das Kind erfährt beim Ziehen an der Brustwarze verdoppelt sich — voll-mündig!! — in Be-ziehungslust: d.h. das Geniessen menschlicher Anwesenheit, oral-sinnlich und im Körperkontakt gefühlt.

Darum: folgende Lebensregel als »Lifestyle«Vorschläge:

1. Mit fester Regelmässigkeit und ausreichender Freizeit jeden Tag sich Zeit nehmen, um zusammen zu essen.

Und Vorsicht, wenn durch Arbeitsbedingungen (z. B. Arbeitsschichten)) die festen »Tisch-Partner»nicht mehr regelmässig zusammen essen können.

In einer »Time ist Money»Gesellschaft gibt es auch die Bedrohung, dass die Kunst, die Mahlzeit zu geniessen, reduziert wird auf die funktionale Kalorien-Einnahme. (Also keine Fliessband-Arbeit und auch kein Fliessband-Essen im Ess-Geschäft anonym nebeneinander!)

Fur die meisten TherapeutInnen und für die meisten Paare würde das Leben im Tagesablauf ganz anders gestaltet sein, wenn sie morgens eine halbe Stunde früher aufstehen würden, um gemeinsam zu essen, mit der Lust-Figur der Langsamkeit des Plauderns und des Schmeckens. Auf flämisch heisst der Gaumen: »*gehemelte*«, d.h. der Himmels-Ort am Leibe.

Auch auf Deutsch war der Name für den/die Partner(in): der Gemahl/die Gemahlin; d.h. der Mensch, mit dem/der ich in treuer Regelmässigkeit die Mahlzeiten geniessen kann.

Und wenn eine Beziehung kaputt geht, ist ein erstes wichtiges Zeichen: die Partner essen nicht mehr zusammen, man kommt zu spät, u.s.w.

Und wenn die Beziehung misslingt, kommt es zur »Trennung von Tisch und Bett«. Auch der Gesetzgeber weiss: der Tisch kommt vor dem Bett.

2. *Gemeinsam Feiern*

Feiern, auch mit einfachen Mitteln, ist eine via regia: ein königlicher Weg, der Beziehungen festigt.

Feiern bedeutet ja, aus dem alltägliches Stress und Kummer heraustreten, die Zeit »abstellen«, nicht um die Lasten zu vergessen in Betrunkenheit oder in leerer Euphorie. Nein, Feiern ist die Aktivität, die Lebensbewegung, in der wir trotz und wegen aller Schwere und Sorgen doch zusammen das Leben bejahen im Feiern.

Trotz Streit und Meinungsunterschieden setzen wir in der Feier-Aktivität Meilensteine unseres gemeinsamen Lebensweges.

Feiern ist das Ritual der Verbundenheit, jahrein, jahraus, immer wieder.

Feiern ist der Lebenstanz, in dem der Mensch sich verbunden erfährt: mit den Mittanzenden, mit der Natur, mit den Lebenskräften, mit dem Kosmos.

Im Feiern vollzieht sich die mitmenschliche Verbundenheit. Die Regelmässigkeit des Feierns wie eine ewige Wiederkehr gestaltet die Geborgenheit im Kreislauf des (Zusammen)Lebens. Wie die liturgische Feier für Gläubige die Geborgenheit im ewigen Leben gestaltet, so ist und bleibt Feiern die Liturgie des Zusammenlebens, die sakrale Handlung für Partner, die sie nie vernachlässigen sollen.

Im Gegenteil: Partner sollen immer wieder einen Anlass zum Feiern finden, nicht nur die offiziellen Feiertage (Geburtstag, Namenstag, Hochzeitstag, u.s.w.) sondern auch die ganz persönlichen: vom Datum der ersten Begegnung bis zum Datum des ersten grossen Streites. So sollen einmalige Gründe zum Feiern gefunden werden.

Namenstage/Geburtstage vergessen ist also keine tägliche (Beziehungs)-Sünde, es ist eine Sünde der Nachlässigkeit, d.h. eine um Rache rufende Sünde.

Und zu aller Deutlichkeit: es wird gefeiert, weil das Datum da ist; nicht nach Laune und Stimmung. Dies ist also deutlich gegen den modernen Trend: wir »bauen ein Fest«, z.B. um die Effizienz im Teamwork am Arbeitsplatz zielgerichtet zu verbessern.

Es is also auch gegen den Trend der modernen Geselschaft, die anonyme Mega-Fest-Veranstaltungen baut und manipuliert.

3. Gemeinsam Spielen

Spielen gehört nicht allein zur Welt der Kinder. Nur das Spielen bestätigt, dass ein Mensch das Leben geniessen kann, und zwar als Lebensspielkünstler.

Jedes Kind erobert seine lebenslustige Stelle im Leben einfach spielend, wobei es z.B. auch lernt, zu verlieren.

Vielleicht ist es für ein Kind auch am wichtigsten, dass es geboren wird bei Eltern, die wirklich noch spielen können, mit körperlicher Flexibilität und begeisterter Hingabe »wie grosse Kinder»: mit jungen Herzen und geschmeidigen Gliedern und mit phantasiereichem Gemüt, fast unermüdbar!

Für die Gestaltung einer Beziehung soll nicht so sehr fleissig gearbeitet, sondern gespielt werden.

Es gibt kein Liebe, ohne Liebesspiel, ohne »ars amandi« (Ovid).

»Üben macht den Meister« und »Wer rastet, der rostet«. Nur begeisterte Hingabe übt das »verrückte« Liebesspiel: dieses Zauberspiel, das die zusammen Spielenden der sinnlosen Schwere ihrer Existenz entrückt.

Ein befriedigendes Liebesspiel fragt einen sportlich gesunden Körper, der nicht nur der Ausdauer im Berufsleben gewachsen ist, sondern auch in Sport und Spiel flexible Energiereserven aufgebaut hat.

Darum soll jeder/jede Therapeut(in) immer wieder das ständig wechselnde Gleichgewicht zwischen emsiger Arbeit und spielerischem Relaxen suchen: ganz konkret im Alltag, in sich ändernden Berufs- und Lebensjahreszeiten.

Erotisches Spiel ist nicht oberflächlich, wie die Konsum-Gesellschaft die Erotik verkauft und ausbeutet.

Das Liebesspiel ist ein ernsthaftes Spiel, in dessen sinnlichen Erfahrungen der Lebenssinn geboren wird.

Am Leibe, im konfrontierenden Umgang mit dem/der Partner(in) thematisiert der moderne Mensch als homo ludens (Huizinga) die tiefsten Regungen seiner oder ihrer Existenz.

»Wer bin ich, warum lebe ich (mit wem zusammen)? Mit Enthusiasmus und Trauer, mit Leidenschaft und Zärtlichkeit bewegt der Mensch sich in diesen grossen Gebieten, die ihn in seiner Existenz jeweils dauerhaft festigen: ich, mein Leib, der/die geliebte Andere, meine Eltern, unser Kind, ... Geburt, Sexualität, zusammen Leben und Tod. Nur in fester Regelmässigkeit des Liebesspieles wird die Einsamkeit vorübergehend aufgehoben bei den Menschen, die die Kunst des einsamen Zusammen-Spielens lernten.

Das Spiel ist nicht produktiv (wie z.B. in den modernen Weltmeister-Wettspielen, sondern kreativ. Es ist jenseits des modernen Massen-Sportkonsums, und jenseits der modernen Spielsucht: die beiden vereinsamen den modernen Menschen.

Der/die neue Therapeut(in) aber weiss: echte Lebenskünstler sind Künstler des Spielens, und nur so sind sie auch echte Liebeskünstler.

4. Gemeinsam für etwas Sorgen: Versorgen

Nur über das versorgende Verhalten einer Mutter als liebevoller und stabiler Bezugsperson (holding mother) hat ein Kind Grundvertrauen (basic trust) in das Leben und in sich selbst empfangen und erobert: «es ist gut, dass ich da bin, und so, wie ich bin«.

Dies war so am Anfang des Lebens und bleibt so lebenslang. Schwerkranke Menschen erfahren immer wieder, dass nur die sorgende Anwesenheit (z.B. Freiwilliger in der Palliativ-Medizin) vor Hoffnungslosigkeit schützt. Aber auch die Freiwilligen erfahren das Geschenk der Verbundenheit miteinander im gemeinsamen Sorgen und Versorgen. Der/die Therapeut(in) soll als Partner das Versorgen in der Beziehung oder in der Familie nicht delegieren nach dem Modell des effizienten Care-Managements. Wenn Partner die Aufgaben mathematisch genau verteilen nach Effizienz und Kapazitäten, vernachlässigen sie die Chance zur Wir-Bildung, die gerade eine der schönstmenschlichen Betätigungen in sich tragen. Das Beziehungssystem ist kein Unternehmen, dass effektiv gemanaged werden soll.

Leider ist es oft so, dass z.B. nach einen schweren Unfall oder Krankheit eines Kindes Partner, die den Kontakt miteinander fast verloren hatten, einander wiederfinden im gemeinsamen Versorgen.

Aus der Familientherapie wissen wir auch, dass Kinder sich die Rolle des Problemkindes oder des Sorgenkindes zueignen, um die Eltern wieder zueinander zu führen.

Geteilte Freude ist doppelte Freude; so das Sprichwort; aber geteiltes Leid is halbes Leid, und darüber hinaus getröstet mit der Freude der Verbundenheit. Und es gibt die Wahrheit, aus dieser Erfahrung geboren: ein Mensch ist fähig, fast alle Schicksalsschläge auf sich zu nehmen und zu verarbeiten, wenn er es nur nicht allein tun muss, sondern unterstützt von einem liebevollen Mitmenschen.

5. Ein Leben mit gemeinsamen Hobbies

Gemeinsames Versorgen ist auch ein gemeinsames Tätig-sein, in Sorge verbunden, für den leidenden Mitmenschen oder für die Kinder.

Aber darüber hinaus gibt es noch das Gebiet der Hobby-Aktivitäten (z.B. Basteln); ein Probefeld, um die Beziehung zu kultivieren.

Aus der Ergotherapie in der Psychiatrie wissen wir, wie schwer kontaktgestörte oder -gehemmte Patienten im gemeinsamen Hobby die verletzten Kontaktfähigkeiten wieder aufnehmen und wachsen lassen können.

Obwohl in der Verliebtheitsphase Partner sich ganz offen gegenseitig den Hobbies des/der Partners/in hingeben, verschwindet dieses oft sehr rasch, oft unter dem Druck des Berufsstresses.

»Wir hatten noch so wenig gemeinsame Aktivitäten«, ist meistens die entäuschte Aussage von Partnern, die voneinander entfremdet sind. Darum soll auch der Therapeut als Partner gemeinsam mit der/dem Partner(in) die Hobbies, die beide interessieren, heraussuchen und kultivieren (neben den gesonderten Hobbies).

Ein gemeinsames Hobby ist eine gemeinsame Liebhaberei, d.h. es ist der Aktivitätort der Liebhaber.

Ein Hobby hat kein Rendement, ist eigentlich nutzlos: man *hat* nichts dran; aber man *ist* mehr Mensch, verbunden miteinander, mit der Natur, (Gartenkunst), mit der Kultur (Oper, Theater), mit einem Kunst-Hobby: (Malen, Musik, Ton,...).

6. Gemeinsam Ausgehen: die Lebensreise fortführen

Nie wurde soviel gereist wie heute. Flughäfen mit Überschallflugzeugen, immer grösser, müssen sich ständig vergrössern; die Züge werden immer höchstgeschwindiger, die Kreuzfahrt-Flotte wächst ständig mit fast unbegrenztem Luxus und Komfort, während die Autobahnen ständig neue Rekorde von Massenstaus aufzeichnen.

Aber all dieser High-Tech-Ferien-Konsum eilt vorbei am Wesentlichen des gemeinsamen Ausgehens: zusammen auf Entdeckungsreise gehen: spazieren in der gemütlichen Altstadt des Menschen, in einem verlassenen Wald, vielleicht ganz in der Nähe, immer wechselnd im Gang der Jahreszeiten.

Auch hier wird der/die Therapeut(in) dem gemeinsamen Ausgehen als der konkreten Gestalt des Fortführens der Lebensreise wache Aufmerksamkeit und freudige Zuwendung bieten. Nie soll der/die Therapeut/in diese Gnade-Erfahrungen von der Berufshektik sich rauben lassen. Denn wenn die Partner nicht (mehr) gemeinsam ausgehen, geht die Beziehung aus.

7. Einander berühren: Das Lebenspiel des Liebkosens

Kontakt fragt Takt, d.h. einander fühlen, anfühlen in Zärtlichkeit und Ehrfurcht: taktvoll. Der Tastsinn ist ein königlicher Weg der Begegnung, wobei Anwesenheit erfahren wird, zugleich aktiv und rezeptiv. Der Tastsinn, dieses so vergessene Sinnesorgan, stiftet Gegenseitigkeit hautnah.... Denn An-wesenheit ist daran, am Wesen berühren, an-rühren ohne Abstand; im Gegensatz zu unseren Abstandsinnesorganen: Augen und Ohren fragen immer Abstand, um sehen, um hören zu können. Das Kind hat sein erstes Ich-Gefühl erfahren durch die zärtliche Berührungen: »le moi-Peau«, die gefühlte Haut als warme Ich-Hülle und sichere Begrenzung.

Einander berühren ist also die »*via regia*«, der königliche Weg, der der Beziehung einen beseelten Leib schenkt. Denn alle Partner leben und existieren nur durch, die Gnade ihrer Körper: getrennt *haben* sie einen Körper; gemeinsam *sind* sie Leib für einander und sind sie gemeinsamer Leib.

Leben ist Bewegen; Liebe ist Gemüts-Bewegung. Der Tanz ist die königliche Bewegung, in der das göttliche Leben mit dieser natürlichen Grazie, der kindlichen Einheit von Körper und Seele sinnlich zittert.

Einander berühren ist für Partner die sakrale Erfahrung von Lebenslust und Liebe: aneinander und ineinander.

Es ist jenseits der entfremdeten Körperlichkeit eines programmierten Fitnessprogramms eines Beauty Centers, wo die Teilnehmer wie Roboter frenetisch bewegen in einem Körper, gut geölt und glänzend gebräunt.

Einander taktvoll berühren mit dieser heiligen Langsamkeit des sinnlichen Geniessens ist einen Spaziergang machen in der Körperlandschaft der/des Partner(s/in): eine Entdeckungsreise, nie vollendet.

Leibliche Gefühle in die Hände nehmen ist ein Hauptweg der Begegnung: in wahrsten Sinne des Wortes sich die Hände reichen.

Der Prophet (Kahlil Gibran) hat gesagt: »Dein Leib ist die Harfe Deiner Seele«. Die Musik des Beziehungslebens findet ihren Klang in der einmaligen Symphonie aller Sinnesorgane der Partner. So berühren Liebende einander mit Stimme und Blick, sprechen die fleissigen Finger die Sprache ohne Worte. Eine Stimme, die berührt, eine Hand, die spricht (»une main qui parle; une voix, qui touche« — J. Clerguet[1]).

Der/die Therapeut(in) als Partner und Lebenskünstler wird sich ganz bewusst um das Fühlen bemühen jeden Tag — und Nacht! — und lebenslang. Es geht

---

[1] F. Veldman: Haptonomie

also nicht nur um Zärtlichkeit mit den Kindern, sondern auch und vor allem um zärtliches Spiel zwischen den Partnern auf ihrem Lebensweg: gemeinsam unterwegs auf dem Wege zu ihrem Heil.

Erotik bringt Heilwendung: das zerstreute Leben und der zerstreute Körper werden in der Liebkosung wieder gesammelt zu einem Leibe, geheilt von der Verletzungen und von der Uneinigkeit. Die Hände sind die wichtigsten Beziehungsorgane: sie fragen um Üben, mit liebevoller Fleissigkeit in langsamer Geschwindigkeit.

Ein heilsames Leben spielt sich ab in den sinnlichen Registern: fühlen, hören, sehen, schmecken, riechen.

Heilsam Leben heisst: sich können, dürfen und wagen auszuleben in der Welt des Sinnlichen, des Musischen: die Musik der sinnlichen Sphären. Jede Kunsterfahrung ist ja intensivierte Sinnlichkeit. Diese Lebenskunst des Takts schenkt den Partnern die Kunsterfahrung, wobei die Partner sich öffnen für das Schöne und das Gute. So verwirklichen sie auch ihr Wesen, das sie zart und zärtlich erschliessen in gegenseitiger An-Wesen-heit: als Offenbarung, treu an eigene Art, und Talente, geborgen in der grossen Harmonie des Lebens, des Kosmos. Es ist deutlich: diese *ars amandi* ist keine technische Kunde, sondern Kunst, begeistert von der Erotik, - wie schon betont - die Jahreszeiten hindurch — auf Lebensreise geht in der Landschaft der Partner, von einem erogenen Lust- und Begegnungsgebiet zu dem anderen Betätigungsfeld von Lust und Liebe. Es ist eine sechsstimmige Symphonie der Sinnesorgane, mit dem Tastsinn als Primus inter Pares.

So erfährt der taktvoll-fähige Mensch am Leibe, dass der Mensch, dass jeder Mensch als Beziehungswesen, eine leibgewordene Mann-Frau-Beziehung ist.

Entstanden aus einer erotischen Begegnung kann ein Mensch nur wirklich begeistert leben in sinnlich-erotischen Umgang mit anderen. Dieser »fleischliche« Umgang als Dialog — nicht nur enggenital als Koitus! — ist lebensnotwendig wie Sauerstoff und Ernährung: «der/die andere ist mein tägliches und nächtliches Brot.»

Erotik bringt immer wieder, und immer neu, die Begeisterung für das Leben.

Die Liebkosung ist der tägliche Wegweiser auf der Lebensreise: sie gibt dem Leben Sinn, aber sie fragt Zeit, Freizeit.

Wie gross bleibt die Gefahr dieser Zeitbombe: »ich habe jetzt keine Zeit«! Denn geniessen ist mit Freizeit verweilen im Lustgarten des Lebens.

Die Liebkosung bringt nicht nur Trost für den verletzten Menschen; den Enttäuschten schenkt sie auch die Wiederverzauberung der/des Geliebten, die Wiederverzauberung der Welt. Sie bringt keine narzisstische Bewunderung, sondern lässt die Verwunderung aufwachen, diese Verwunderung für das Wunder eines Menschen, für das Wunder der Schöpfung.

Der verwunderte Mensch freut sich über das alltägliche Wunder der Berührung: es ist der Trost der Zärtlichkeit, der im Wesen der Trost der Schönheit (eines Menschen) ist. Nur der Takt des Berührens und der Enthusiasmus des einander Geniessens bestimmen die Art und Weise der sinnlichen Liebeserfahrungen, im innigster Zärtlichkeit, in begeisterter Leidenschaft. Es ist eine

Rückkehr zu den archaischen Brunnen von Genuss und zu den tiefsten Wurzeln der Kultur.

Es ist die Erfahrung: das Leben ist ein Wunder, ein Mysterium, dass sich nicht zu einem (technischen) Problem reduzieren lässt: kein Fragezeichen der Angst, sondern ein vitales Ausrufezeichen der Lebenslust. Darum sollen Therapeuten als Lebenskünstler ihren Körper gut versorgen mit gesunder Ernährung und mit sportlich-aktiven Gewohnheiten. Und vor allen: Therapeuten sollen den eigenen Körper lieben und kultivieren als einen lustfreundlichen Beziehungs-Leib. Sie werden den Körper als erotisch — attraktiven und expressiven Leib bewohnen: den Körper als die lebende und lebendige Landkarte der Lust- und Liebesreise durch das Leben.

Der/Die Therapeut(in) soll also ein Leben führen, wo die Körperpflege jeden Tag die notwendige Aufmerksamkeit und (Für)Sorge bekommt.

Gerade mit zunehmenden Alter soll auch die Aufmerksamkeit für den Leib zunehmen, auch als ein Zeichen von Selbstrespekt und Selbstwertgefühl und als Zeichen von Ehrfurcht dem/der Partner(in) gegenüber.

Eine schöne, persönliche Bekleidung, als Outfit gut geschnitten, akzentuiert die reifende Persönlichkeit als Mann oder Frau. So ist auch die erotische attraktive Bekleidung (z.B. seidene Unterwäsche) eine elegante Bestätigung der Ehrfurcht für den Leib und soll nicht abgewehrt werden als oberflächliche Behagsucht.

Gute Bekleidung soll also mit den Jahren wachsen und differenzieren wie eine zweite Haut. Auch das nonverbale Vokabularium der sexuellen Erotik soll ständig sich bereichern die Jahre hindurch und nicht stagnieren oder fixiert bleiben auf koitale Aktivität, in der modernen Leistungsgesellschaft noch immer überwertet von den »Sex-Athleten».

Und dann gibt es noch den Kuss.

Sexualtherapeuten, obwohl sie immer davor warnen, dass unsere leistungsorientierte Gesellschaft einseitig auf Koitus und Orgasmus fixiert ist, befragen bei sexuellen Partnerproblemen immer die Koitusfrequenz.

Sie vergessen, dass das Kussverhalten ein viel feineres Thermometer ist und bleibt für die Qualität und Intimität zwisschen den Partnern. Der Kuss bleibt lebenslang der empfindlichste Indikator der erotischen Liebe.

Der Kuss begleitet den Menschen durch alle Lebensjahreszeiten hindurch: von dem Mutterkuss für das Neugeborene bis zum Abschiedskuss beim Sterbenden.

Jeder Mensch — also auch der/die Therapeut(in) — soll lebenslang diese »Mündigkeit« des Küssens üben, täglich und mit erotischer Fleissigkeit.

Die non-verbale Kommunikation verkörpert sich am intensivsten in dem Kuss, und dies auf dreifache »sinnliche Weise: im Kuss-spiel der extrem tast-empfindlichen Lippen; die tiefe empfindliche Zunge mit ihrem Geschmack, der himmlische Gaumen.., und die geruchempfindliche Nase, die das Sekret des geheimnisvollen geliebten Mitmenschen in der Sekretion erotisch geniesst oder »verrät« (z.B. mit Knoblauch oder Zigarettenzähnen).

Küssen ist eine Kunst, die wie jede Kunst tägliches Üben mit kreativer Hingabe fragt. Küssen stärkt die Beziehung, aber sie bleibt eine verletzbare Kunst, auch weil die Küssenden einander so intim und intensiv — vom Wesen zum Wesen! — erfahren, während man die Augen schliesst in himmlischer Freude. Die Tiefenpsychologie hat den Ursprung des Küssens erhellt: es ist das Vehikulum der Oralerotik, wo die Beziehung erfahren wird als Dualunion ohne Grenzen: — ineinander fliessen über den sinnlichen Weg der warmen Muttermilch, die tiefste Sättigung der Kommunion als wortlose Kommunikation. Die wirklich erste Muttersprache ist non-verbal! Darum auch hat Kinsey in seinen zoologischen Untersuchungen als meist spezifisches menschliches Sexualverhalten das Küssen festgestellt: Streicheln und Küssen der Brüste bei 90 bzw 95% der Paare. Küssen ist gezähmte Aggressivität und Versöhnung für Ärger und Konflikte.

Die anfängliche Oralerotik jedes Menschen entwickelt sich rasch in eine zweifache Mündigkeit, die lebenslang geübt und genossen werden soll: die gemeinsame Freude beim Essen, die innig tiefe Lust beim Küssen.

8. Zuhören und miteinander Sprechen

Aber die Bekronung der Mündigkeit gestaltet sich in der mitmenschlichen Kommunikation. Aus der Musik der Koseworte wird beim Kind das Wunder der Sprache geboren: dieser mysteriöse Sprung in Universum der Sprache.

Mitmenschliche Beziehungen sind also wesentlich kommunikative Beziehungen. Der Mensch lebt nur im Dialog: er bewegt sich als Mit-Mensch mit einem zwischenmenschlichen »Sprache-Leib.«

Gerade in unserer Gesellschaft der Telekommunikation leidet der moderne Mensch an einer sprachlichen Austrocknung (Ringel). Das weiss ja jeder Therapeut.

Der/die Therapeut(in) soll aber nie vergessen das sein/ihr Gleichgewicht nicht nur von der professionellen Kommunikation abhängt.

Im persönlichen und sozialen Leben sollen also ausreichend Zeit, Energie und Interesse für mitmenschliche Kommunkation zur Verfügung bleiben, auch in der alltäglichen Gestalt des Plauderns.

Gleichschwebende Aufmerksamkeit nach Freud bedeutet auch, dass der Therapeut sich nicht buchstäblich »fixiert« auf das Sprechen nur in der Therapie.

Dies bedeutet konkret, dass der/die Therapeut(in) sich nicht in der Gesprächstherapie so überfordert (bis zum Burnout), dass er/sie auf jedes Ansprechen des/der Partner(s/in) taub oder mit Aversion reagiert.

»Lass mich doch endlich mal in Ruhe! »ist die typische — und tragische! — Reaktion eines modernen Stressmenschen, der weder in Berufsgesprächen noch bei Fernsehlärm und Palaver entschlossen Grenzen setzen kann.

Zuhören und Lauschen sind nicht passiv, sondern höchst aktiv - rezeptiv: sie verlangen wache Energie.

Es geht um Lebensenergie, zwischenmenschlich vital. Solange Partner einander hören, gehören sie zueinander. So gehört es. Und wenn sie nicht mehr hören, hört es auf. *Das Ohr is der Weg*; das Gehör is das empfindlichste und ästhetischste Sinnesorgan. Heilsam ist das Wort. Ein Wort ist die zärtlichste Berührung des Ohres, das zuhört.

Auch Therapeuten sollen sich dieser Wahrheit bewusst sein und sie bewusst durchleben.

Raum und Zeit, geschützt von Stille, sollen Partner immer wieder einander bieten mit fester Regelmässigkeit, z.B. 1 bis 2 mal pro Woche wenigstens 2 Stunden ohne Tagesordnung und geschützt von z.B. Telefon-Eindringern.

Diese »Wirsprache« spielt sich ab im Gegenspiel des Zuhörens und des sich Aussprechens. Sich aussprechen können als sich mitteilen ist nur möglich, wenn der/die Partner(in) empfänglich zuhören kann. Nur in dieser Geborgenheit wächst das Selbst des Menschen in einer Selbstenthüllung: (*self disclosure*). In der modernen Wüste der sprachlichen Austrocknung gelingt dem Menschen seine Lebensreise nur mit dem Kompass seines Ohres, im Zeichen des Zusammengehörens.

Schluss

Im Eid von Hippokrates lautet Artikel 5:
»Ich werde mein Leben und meine Kunst rein halten«. Leben und Kunst des Therapeuten sollen also miteinander in Harmonie sein. Darum war, nach Athenaeus, Hippokrates heilig in seiner Kunst und in seinem Charakter. Denn gerade der 5. Artikel des Eids macht den Nucleus, den Kern des Eids aus: medizinische Ethik in Harmonie mit einem heilsamen Leben. Dies macht Therapie zu einer göttlichen Mission und Aufgabe, der der Therapeut gewachsen sein soll.

Artikel 7 des Eides betont auch: »*Helfe dem Kranken*«, d.h. eine Einladung und Aufgabe, der der Arzt-Therapeut auch in *Ehrfurcht* und in *Abstinenz* durchführen soll: Ehrfurcht für den Kranken, für seinen Körper, für sein Haus. Dieser Abstinenz schützt auch vor Missbrauch: sowohl vor sexuellem Missbrauch (des anvertrauten Körpers) als vor Missbrauch oder Entehrung des Hauses, diesem *sakralem* Wohnort der Familie, mit deren Geheimen der Arzt-Therapeut behutsam umgehen soll.

Ehrfurcht für den Patienten und für seine Umgebung ist und bleibt bei Hippokrates die Grundeinstellung des Therapeuten. Der neue Therapeut macht also nicht nur eine Rückkehr zu Hippokrates; er geht mit Hippokrates vorwärts in die Zukunft des neuen Jahrhunderts. Respektvoll begleitet er treu den Mitmenschen in Not auf seinem Weg: ein heilsamer Weg zu Lebensharmonie, trotz Schicksalsschlägen oder Krankheitsdefekten.

Und dieser neue Therapeut begleitet begeistert in Bescheidenheit d.h. ohne Hybris, ohne »Ego-mania«, denn er weiss: »das Leben ist kurz; die therapeutische Kunst ist lang« (Hippocrates)

Literatur

- NIJS, P.: *Man en Vrouw* ... schiep Hij hen. Leuven, Peeters, 1998³, 848 S.
- NIJS, P., PETERSEN, P. (Eds): *Alles hat seine Zeit*. Gynäkologische Psychosomatik in Bewegung. Leuven, Peeters, 2000, 484 S.
- PETERSEN, P.: *Der Therapeut als Künstler*. Ein integrales Konzept von Psychotherapie und Kunsttherapie. Paderborn, Junferman Verlag, 1987, 259 S.
- VELDMAN, F.: *Haptonomie*. Wetenschap van de affectiviteit, Utrecht, Bijleveld, 1988, 444 S.

Die Wurzeln der Freudschen Psychoanalyse in der Philosophie Schopenhauers

Tanja Damm, Düsseldorf *(Deutschland)*

I. Einleitung — *Die Philosophie des Unbewußten und ihre Modifikation in Psychoanalyse*

Der nun folgende Beitrag über die Wurzeln der Freudschen Psychoanalyse in der Philosophie Schopenhauers ist dem größeren Rahmen der Examensarbeit »Die Philosophie des Unbewußten im 19. Jahrhundert« entnommen, die von der Autorin im Frühjahr/Sommer 1999 verfaßt wurde. In der genannten Examensarbeit wurde in Anlehnung an Odo Marquards Werk »Transzendentaler Idealismus, Romantische Naturphilosophie, Psychoanalyse« von 1963 die Entwicklung der »Philosophie des Unbewußten« als philosophischer Strömung im 19. Jahrhundert und ihre Modifikation in Psychoanalyse aufgezeigt[1]. Es wurde dabei die These Marquards bestätigt, daß wesentliche Elemente der Psychoanalyse Freuds philosophische Elemente der »Philosophie des Unbewußten« waren. Es konnte nachgewiesen werden, daß einzelne Elemente aus philosophischen Werken von I. Kant, F.J.W. Schelling, J.F. Herbart, A. Schopenhauer, E. von Hartmann und F. Nietzsche in die Theoriebildung der Freudschen Psychoanalyse eingegangen sind. Eine Auswahl an Primärwerken der genannten Philosophen wurde daraufhin untersucht, ob sie ein Unbewußtes annehmen, ob dieses Unbewußte für den Menschen erkennbar ist, ob das Unbewußte zum metaphysischen Prinzip erhoben wird und ob das Unbewußte das ethischen Verhalten der Menschen beeinflußt. Die genannten anthropologischen, erkenntnistheoretischen, metaphysischen und ethischen Fragen sind genuin philosophische Fragen, die auch Freud in seiner Psychoanalyse bzw. Metapsychologie aufwirft.

Der geistesgeschichtliche Zusammenhang von Philosophie und Psychoanalyse ist in der Forschung beider Disziplinen bereits zu Beginn des 20. Jahrhunderts gesehen worden. So wurde z.B. im Jahre 1913 der Aufsatz »Die Bedeutung Schopenhauers für die Psychiatrie« von O. Juliusburger im Jahrbuch der Schopenhauer-Gesellschaft veröffentlicht[2]. In der psychoanalytischen Fachzeitschrift »Imago« erschien 1925 der Aufsatz »Über das Verhältnis von Philosophie zur

---

[1] Marquard, Odo: »Transzendentaler Idealismus, Romantische Naturphilosophie, Psychoanalyse« Köln 1987

[2] Juliusburger, Otto: »Die Bedeutung Schopenhauers für die Psychiatrie«, in: Deussen, Paul (Hrsg.): »Zweites Jahrbuch der Schopenhauer-Gesellschaft für das Jahr 1913«, Nendeln/Liechtenstein 1968, S.103-125

Psychoanalyse« von C. Müller-Braunschweig[3]. Längere Zeit blieb der Zusammenhang von Philosophie und Psychoanalyse dann unbeachtet. Erst in den 60er und 70er Jahren erschien eine Reihe von Untersuchungen, die sich dem Vergleich eines der genannten Philosophen mit der Psychoanalyse Freuds widmen. Dabei stand der Vergleich von Schopenhauer und Freud im Vordergrund[4]. Es wurde aber auch bereits der Zusammenhang zwischen der »Philosophie des Unbewussten» des Eduard von Hartmann und der Theorie Freuds gesehen. So erschien 1969 der Aufsatz »Hartmanns Philosophie des Unbewußten und Freuds Tiefenpsychologie« von C. Dimitrov[5]. In den 80er und 90er Jahren erschienen dann Untersuchungen, die sich mit den allgemeinen philosophischen Einflüssen auf die Psychoanalyse befassen, z.B. Wilhelm Hemeckers »Vor Freud. Philosophiegeschichtliche Voraussetzungen der Psychoanalyse« von 1991[6]. Weiterhin entstanden umfassende und ausführliche Werke über den Zusammenhang von Freudscher Psychoanalyse und der Philosophie Schopenhauers und Nietzsches. So erschien 1987 das Werk »Der Nachdenker. Die Entstehung der Metapsychologie Freuds in ihrer Abhängigkeit von Schopenhauer und Nietzsche« von Margret Kaiser-EL-Safti[7] und 1997 das Werk »Nietzsche und Freud« von Reinhard Gasser.[8]

Da Freud nachweislich quantitativ wie qualitativ im besonderen Maße auf Schopenhauer zurückgriff, wird im vorliegenden Beitrag aus Gründen des Umfangs nur der Vergleich Schopenhauer- Freud erfolgen. Es wird dabei häufig auf das umfassende Werk »Die Flucht ins Vergessen. Die Anfänge der Psychoanalyse Freuds bei Schopenhauer« von Marcel R. Zentner aus dem Jahre 1995 zurückgegriffen werden[9].

II. Einführung in die Philosophie Schopenhauers

Zum Verständnis der Zusammenhänge und Übereinstimmungen in der Philosophie Schopenhauers und der Psychoanalyse Freuds ist es notwendig, kurz die

---

[3] Müller-Braunschweig, Carl: »Über das Verhältnis der Psychoanalyse zur Philosophie«, in: Freud, Sigmund (Hrsg.): »Imago. Zeitschrift für Anwendung der Psychoanalyse auf die Geisteswissenschaften«, Band XI, Wien 1925, S. 1-13

[4] siehe hierzu Becker, Aloys: »Arthur Schopenhauer- Sigmund Freud. Historische und charakterologische Grundlagen ihrer gemeinsamen Denkstrukturen«, in: Hübscher, Arthur (Hrsg.): »Schopenhauer-Jahrbuch für das Jahr 1971«, Frankfurt am Main 1971, S. 114-156 und Bernhard, Wolfram: »Schopenhauer und die moderne Charakterologie«, in: Hübscher, Arthur (Hrsg.): »Schopenhauer-Jahrbuch für das Jahr 1963«, Frankfurt am Main 1963, S. 25-123

[5] Dimitrov, Christo T.: »E. v. Hartmanns »Philosophie des Unbewußten» und Freuds »Tiefenpsychologie«, in: Dührssen, A. (Hrsg.): »Zeitschrift für Psychosomatische Medizin und Psychoanalyse«, 15. Jahrgang 1969, Göttingen 1969, S. 131-146

[6] Hemecker, Wilhelm: »Vor Freud. Philosophiegeschichtliche Voraussetzungen der Psychoanalyse«, München 1991

[7] Kaiser-El-Safti, Margret: »Der Nachdenker. Die Entstehung der Metapsychologie Freuds in ihrer Abhängigkeit von Schopenhauer und Nietzsche«, Bonn 1987

[8] Gasser, Reinhard: »Nietzsche und Freud«, Berlin 1997

[9] Zentner, Marcel R.: »Die Flucht ins Vergessen. Die Anfänge der Psychoanalyse Freuds bei Schopenhauer«, Darmstadt 1995

grundlegenden Gedanken der Philosophie Schopenhauers (1788-1860) vorzustellen. Schopenhauer wird in der Fachliteratur als »Vater des Unbewußten« bezeichnet, da er einen unbewußten, blinden »Willen zum Leben« als letzten, nicht mehr hintergehbaren, metaphysischen Seinsgrund annimmt.

Im Folgenden sollen nun die wesentlichen Gedanken des Schopenhauerischen Hauptwerks »Die Welt als Wille und Vorstellung« (1819) dargestellt werden. Nach Schopenhauer ist die Welt dem Menschen zweierlei: »Wille« und »Vorstellung«. Durch die subjektive Vorstellung bzw. Anschauung nimmt der Mensch die Dinge der Erscheinungswelt wahr. Die Erscheinungswelt ist nur die eine, äussere Seite des Daseins. Das innerste Wesen des Seins und der Erscheinungen der Welt ist nach Schopenhauer der »Wille«[10]. Der »Wille« als »Ding an sich« bzw. als metaphysisches Prinzip ist nicht wie die Dinge der Erscheinungswelt den apriorischen Kategorien Raum, Zeit und Kausalität unterworfen. Der Wille ist grundlos, zeitlos; ein blinder und nie zu befriedigender »Wille zum Leben«.

Die Dinge der Erscheinungswelt sind Objektivationen dieses einen Willens. Während er in den Pflanzen und Tieren als erkenntnisloser Drang wirkt, kann der Mensch den Willen durch das Vermögen des Intellekts erkennen. Dies kann er zunächst *nur in sich selbst*. Nach Schopenhauer ist dem Menschen der Wille durch den eigenen Leib zugänglich, da jeder Willensakt im Geiste unausbleiblich eine Bewegung des Leibes mit sich bringt. Die Aktionen des Leibes sind nichts anderes, als objektivierte, in die Anschauung getretene Willensakte. Die Erkenntnis der Identität von Leib und Wille ist nach Schopenhauer die unmittelbarste menschliche Erkenntnis[11].

Der Mensch besitzt nach Schopenhauer zwei grundlegende seelische Vermögen: den »Willen« und den »Intellekt«. Der Wille als »Wille zum Leben« begehrt alle Dinge, die zur Erhaltung des Daseins beitragen (Nahrung, Sexualität, Befriedigung von Wünschen). Der Intellekt dagegen ist für die Wahrnehmung der Außenwelt, für das rationale Denken verantwortlich. Der Intellekt dient dazu, in Übereinstimmung mit der Außenwelt das Begehren des Willens zu verwirklichen. Nach Schopenhauer ist der Wille das Primäre im Menschen [12], der Intellekt erfährt die »Beschlüße des Willens« oft erst hinterher, nachdem der Beschluß schon in die Tat umgesetzt wurde. *Durch den Intellekt besitzt der Mensch im Gegensatz zu anderen Lebensformen ein Selbstbewußtsein. Im Selbstbewußtsein verbindet sich das Erkennende (der Intellekt) mit dem Erkannten (dem Willen), nach Schopenhauer erkennt der Mensch sich selbst immer als »Wollenden«*[13].

Der Wille als »Ding an sich« ist das innerste Wesen jeder Erscheinung. In der Erscheinung ist er aber nicht mehr frei, sondern den Kategorien Raum, Zeit und Kausalität unterworfen, d.h. der menschliche Wille ist determiniert: »Allein, es

---

[10] Schopenhauer, Arthur: »Die Welt als Wille und Vorstellung«, Band I, in: Lütkehaus, Ludger (Hrsg.): »Arthur Schopenhauers Werke in fünf Bänden«, Zürich 1988, vgl. S. 65
[11] Schopenhauer, Arthur: »Die Welt als Wille und Vorstellung«, Band I, in: Ebd., vgl. S. 150-154
[12] Schopenhauer, Arthur: »Die Welt als Wille und Vorstellung«, Band II, in: Ebd., vgl. S. 232f
[13] Schopenhauer, Arthur: »Die Welt als Wille und Vorstellung«, Band II, in: Ebd., vgl. S. 227f

wird übersehen, daß das Individuum, die Person, nicht Wille als Ding an sich, sondern Erscheinung des Willens ist, als solche schon determiniert und in Form der Erscheinung, dem Satz vom Grunde eingegangen. Daher kommt die wunderliche Thatsache, daß Jeder sich apriori für ganz frei, auch in seinen einzelnen Handlungen, hält und meint, er könne jeden Augenblick einen anderen Lebenswandel anfangen, welches hieße ein Anderer werden. Allein a posteriori, durch die Erfahrung, findet er zu seinem Erstaunen, daß er nicht frei ist, sondern der Nothwendigkeit unterworfen, daß er alle Vorsätze und Reflexionen ungeachtet, sein Thun nicht ändert, und vom Anfang des Lebens bis zum Ende denselben von ihm selbst mißbilligten Charakter durchführen und gleichsam die uebernommene Rolle bis zu Ende spielen muß.«[14] Das Wesen des Menschen, dessen Wille bzw. »intelligibler Charakter« ist dem Menschen angeboren. Er ist unveränderlich. Der Mensch kann zwar durch äussere Einwirkungen in seinem Verhalten verändert werden, aber sein Wollen ändert sich nicht. Der Mensch besitzt lediglich eine Wahlentscheidungsfreiheit[15]. Der Mensch lernt seinen »empirischen Charakter«, die Bestimmung seines intelligiblen Charakters in Raum und Zeit, sein Wollen und Handeln in der Welt, erst im Laufe der Zeit durch Erfahrung kennen. Die genaue Kenntnis über sich selbst, die dadurch eventuell eintretende Verhaltensänderung, wird von Schopenhauer als »erworbener Charakter« bezeichnet.

Nach Schopenhauer ist der Wille immer ein »Wille zum Leben« bzw. zum »Daseyn«. Die wichtigste Triebfeder im menschlichen Wollen und Handeln ist deshalb der Egoismus, der auf Erhaltung des Daseins abzielt. Da zur Erhaltung des Daseins nach Schopenhauer andere Lebewesen gewaltsam unterworfen werden, ist die zweite menschliche Triebfeder nach Schopenhauer die Bosheit. Deshalb könne man überall in der Welt nur Streit, Kampf und Leid erblicken. Die dritte Triebfeder im Menschen ist das Mitleid. Durch das Mitleid, das Nicht — Sehen — Können des Leidens ähnlicher Lebewesen, wird der Egoismus und die Bosheit des Menschen gebrochen. Durch das Mitleid erkennt der Mensch, daß in allen Erscheinungen das gleiche ursprüngliche Wesen, der »Eine Wille» ist. Durch diese Erkenntnis, die Schopenhauer mit dem Ausspruch »tat twam asi« (»Das bist du!«) umschreibt, versucht der Mensch, das Leid des Anderen zu lindern[16].

Trotz des Mitleides als Gegenpol zu Egoismus und Bosheit ist es dem Menschen nach Schopenhauer nicht vergönnt, dauerhaft glücklich zu werden. Das Leben ist für ihn ein »Geschäft, dessen Ertrag die Kosten bei Weitem nicht deckt«. Der Mensch kann nichts anderes als Wollen, da der in ihm herrschende Wille ein Drang ohne Ziel oder Ende ist[17]. Nach der Befriedigung eines Wunsches wird der Mensch sofort etwas anderes begehren. Selbst wenn der Mensch sich alle Wünsche erfüllen kann, ist er nicht glücklich, da sich das Gefühl der Langeweile einstellt. Das Gefühl der Langeweile resultiert aus dem Umstand, daß

---

[14] Schopenhauer, Arthur: »Die Welt als Wille und Vorstellung«, Band I, in: Ebd., S. 167f
[15] Schopenhauer, Arthur: »Die Welt als Wille und Vorstellung«, Band I, in: Ebd., vgl. S. 390
[16] Schopenhauer, Arthur: »Die Welt als Wille und Vorstellung«, Band I, in: Ebd., vgl. S. 483
[17] Schopenhauer, Arthur: »Die Welt als Wille und Vorstellung«, Band I, in: Ebd., vgl. S. 418

der Mensch nach Schopenhauer kaum dazu fähig ist, Glück positiv zu empfinden. Glück wird bei Schopenhauer negativ definiert, als Abwesenheit von Leid und Schmerz. Nur in dem kurzen Moment, in dem der Schmerz den Menschen verlässt, wird der schmerzlose Zustand positiv empfunden[18].

Nur indem der Mensch sich vom »Willen zum Leben« selbst befreit, kann er Ruhe und »Erlösung« finden. Eine Möglichkeit, sich vom »Willen zum Leben« zu befreien, ist das Mitleid. Indem der Mensch im Leid des Anderen das Seinige erkennt, erkennt er damit zugleich, daß Dasein nur Leiden bedeuten kann. Dadurch stellt sich die Bereitschaft zur Willensverneinung ein. Schopenhauer schreibt: »Er erkennt das Ganze, faßt das Wesen desselben auf, und findet es in einem steten Vergehen, nichtigem Streben, innerm Widerstreit und beständigem Leiden begriffen, wohin er auch blickt, die leidende Menschheit und die leidende Thierheit und eine hinschwindende Welt. [...] Der Mensch gelangt zum Zustand der freiwilligen Entsagung, der Resignation, der wahren Gelassenheit und gänzlichen Willenlosigkeit.«[19] Eine weitere Möglichkeit zur Verneinung des Willens besteht in der ästhetischen Kontemplation. Indem der Mensch sich ganz auf ein ästhetisches Objekt konzentriert, befreit sich der Intellekt vom Willen; das Individuum hört auf, ein Wollendes zu sein. Es wird zum reinen Subjekt der Erkenntnis der im ästhetischen Objekt veranschaulichten Ideen. Diese Erkenntnis ist eine ruhige und schmerzlose, im Augenblick der Kontemplation tritt der Mensch in die reine Welt der Vorstellung ein und der blinde Wille wird erkannt. Schopenhauer äußert dazu: »So wenig ich ohne das Objekt, ohne die Vorstellung erkennendes Subjekt bin, sondern bloß blinder Wille; ebenso wenig ist ohne mich, als Subjekt des Erkennens, das erkannte Ding Objekt, sondern bloßer Wille, bloßer Drang. Dieser Wille ist *an sich*, d.h. außer der Vorstellung, mit dem meinigen Einer und derselbe: nur in der Welt, deren Form allemal wenigstens Subjekt und Objekt ist, *treten wir auseinander als erkanntes und erkennendes Individuum.*«[20] In der Kontemplation wird der Mensch nach Schopenhauer zum »hellen Spiegel« der Welt und wird zur Verneinung des Willens angeregt. Im Menschen kann der metaphysische Wille zur Erkenntnis seiner selbst gelangen.

Die Verneinung des Willens muß aus einer bewußten und dennoch intuitiven Erkenntnis heraus geschehen. Der Asket, der seinen Nahrungs- und Geschlechtstrieb als Zeichen der Bejahung des Willens unterdrückt, hebt den Willen zum Leben auf[21]. Der Selbstmörder dagegen will nur unter den gegebenen Umständen nicht mehr leben und hat nicht begriffen, daß jegliche Form des Lebens Leiden bringt. Da sein Wille zum Leben ungebrochen bleibt, wird er nach Schopenhauer wiedergeboren werden[22]. Durch eine wirkliche Verneinung des Willens wird der Mensch vom Dasein erlöst und geht ins »Nichts« bzw. »Nirwana« über. Um das »Nichts« zu umschreiben, verwendet Schopenhauer die Begriffe »Ekstase« und

---

[18] Schopenhauer, Arthur: »Die Welt als Wille und Vorstellung«, Band I, in: Ebd., vgl. S. 227f
[19] Schopenhauer, Arthur: »Die Welt als Wille und Vorstellung«, Band I, in: Ebd., S. 488f
[20] Schopenhauer, Arthur: »Die Welt als Wille und Vorstellung«, Band I, in: Ebd., S. 246f
[21] Schopenhauer, Arthur: »Die Welt als Wille und Vorstellung«, Band I, in: Ebd., vgl. S. 490ff
[22] Schopenhauer, Arthur: »Die Welt als Wille und Vorstellung«, Band I, in: Ebd., vgl. S. 509-515

»Erleuchtung«[23]. Die Bedeutung dieses Zustandes kann nach Schopenhauer nicht vermittelt werden.

III. Kurzer Abriß der Psychoanalyse Freuds

Sigmund Freud (1865-1939) ist der Begründer der »Psychoanalyse«, d.h. der »Seelenzergliederung«. Freud nimmt grundsätzlich ein Bewußtes und Unbewußtes in der menschlichen Seele bzw. Psyche an. Freud beschäftigte sich während seiner langen Schaffensphase mit den verschiedensten psychischen Phänomenen, wie der Verdrängung, der psychosexuellen Entwicklung, dem Traum, der Bedeutung der Triebe u.ä. Aus Gründen des Umfangs des vorliegenden Beitrags sollen hier nur ausschnitthaft die grundsätzlichen Annahmen Freuds vorgestellt werden: der Mechanismus der Verdrängung, das »Instanzen«-Modell und der Triebdualismus. Auch die chronologische Entwicklung seiner Theorie bzw. die Modifikationen, die einzelne Theorieelemente erfahren haben (Modell von der menschlichen Seele, Triebdualismus), können hier nicht ausführlich dargestellt werden.

Aus der Beobachtung hysterischer Patientinnen zog Freud den Schluß, daß die psychisch kranken Personen traumatische Ereignisse nicht verarbeiten konnten und diese so ins Unbewußte verdrängt wurden. Durch die nicht verarbeiteten Ereignisse zeigten sich körperliche Symptome, die seelischen Schmerzen wurden ins Körperliche übersetzt. Die Patientinnen konnten sich deshalb nicht an das traumatische Ereignis erinnern. Durch das Analysieren von Träumen und die freie Assoziation wurden diese Ereignisse ins Bewußtsein zurückgeholt. Die »kathartische Wiedererinnerung« führte zum Abreagieren der aufgestauten Affekte und zur Beseitigung der körperlichen Syptome.

In der Schrift »Das Ich und das Es« von 1923 stellt Freud das »Instanzen-Modell« von der menschlichen Psyche vor. Freud nimmt drei Instanzen an: ES, ICH und ÜBER-ICH. Das »ES« ist der Sitz der unbewußten Vorstellungen, der Triebe und Affekte. Das »ICH« dagegen ist die Instanz des Bewußtseins, der Wahrnehmung und des rationalen Denkens. Sie besitzt den Zugang zur Motilität. Das »ICH« entwickelt sich aus dem von Geburt aus vorhandenen »ES« heraus, es sitzt ihm als »Wahrnehmungsoberfläche« auf. Die verschiedenen Instanzen werden also nicht als streng voneinander getrennt gedacht. Nach dem frühen Triebdualismus von Sexual- und Selbsterhaltungstrieben gedacht, drängen die Triebe aus dem »ES« nach dem »Lustprinzip« nach sofortiger Befriedigung. Das »ICH« mit seiner Fähigkeit zur Wahrnehmung der Außenwelt und zur kritischen Reflexion arbeitet dagegen nach dem »Realitätsprinzip«, d.h. es prüft zuerst, ob die Bedingungen zur Triebbefriedigung günstig sind oder ob diese aufgeschoben werden muß. Das »ICH« vermittelt zwischen den individuellen Triebansprüchen und den Anforderungen der Realität und dient somit der Selbsterhaltung[24]. In der Metapher von Pferd und Reiter versucht Freud das Verhältnis von »ES« und

---

[23] Schopenhauer, Arthur: »Die Welt als Wille und Vorstellung«, Band I, in: Ebd., vgl. S. 525ff
[24] Freud, Sigmund: »Das Ich und das Es«, in: »Das Ich und das Es. Metapsychologische Schriften«, Frankfurt am Main 1994, vgl. S. 264f

»ICH« zu verdeutlichen. Das »ICH« soll wie der Reiter die Kraft des Pferdes zügeln und lenken. Oft passiert es aber, daß das Pferd stärker ist als der Reiter und der Reiter sich vom Pferd »mitschleifen» lassen muß. Das »ICH« muß weiterhin auch die Forderungen der dritten Instanz, dem »ÜBER-ICH«, berücksichtigen. Im »ÜBER-ICH« befinden sich die Werte und Normen der Eltern und der gesamten Gesellschaft. Der Prozess der Internalisierung vollzieht sich während des Ödipus-Komplexes durch die Identifizierung mit den Eltern[25]. Das »ICH« steht nach diesem Modell zwischen den Anforderungen von »ES«, »ÜBER-ICH« und Außenwelt in einem grundsätzlichen Konflikt. Die moralischen Ansprüche des »ÜBER-ICH« werden häufig dazu führen, daß Triebansprüche aus dem »ES« verdrängt werden.

Der grundsätzliche Konflikt in der Seele des Menschen wird durch die Annahme eines Triebdualismus angelegt. Zunächst nahm Freud einen Dualismus von Sexual- und Selbsterhaltungstrieben an (siehe »Formulierung über die zwei Grundprinzipien des psychischen Geschehens« von 1911). Durch das Phänomen des Narzißmus und durch die Beobachtung des Wiederholungszwanges mußte Freud diesen Triebdualismus aufgeben. In der Schrift »Jenseits des Lustprinzips» von 1920 stellte er seine Neufassung des Triebdualismus vor. Aus der Beobachtung des »Wiederholungszwanges« wurde deutlich, daß Menschen sich selbst immer wieder Leid zufügen, aggressive und destruktive Triebe werden gegen das eigene Selbst gerichtet. Von einer alleinigen Herrschaft des »Lustprinzips« in der Sphäre des Triebes konnte keine Rede mehr sein[26]. Diese aggressiven und destruktiven Triebe fasst Freud zum »Todestrieb« zusammen.

Der »Todestrieb« wird im neuen Triebdualismus dem »Lebenstrieb« gegenübergestellt, der die Sexual- und Selbsterhaltungstriebe umfasst. In Anlehnung an die zu Zeiten Freuds moderne Evolutionstheorie erklärt Freud den »Todestrieb« folgendermaßen: »Ein Trieb wäre also ein dem belebten Organismus innewohnender Drang zur Wiederherstellung seines früheren Zustandes.«[27] Und: »Das Ziel allen Lebens ist der Tod und zurückgreifend: Das Leblose war früher da als das Lebende.«[28] Wenn alles Lebende zum Tod hinstrebt, dann verschmelzen Sexual- und Selbsterhaltungstrieb: »Die Aufstellung der Selbsterhaltungstriebe, die wir jedem lebenden Wesen zugestehen, steht in merkwürdigem Gegensatz zur Voraussetzung, daß das gesamte Triebleben der Herbeiführung des Todes dient. Die theoretische Bedeutung der Selbsterhaltungs-, Macht- und Geltungstriebe schrumpft, in diesem Lichte gesehen, ein; es sind Partialtriebe, dazu bestimmt, den eigenen Todesweg des Organismus zu sichern und andere Möglichkeiten der Rückkehr zum Anorganischen als die immanenten fernzuhalten […].«[29] Die Sexualität dient jetzt der Erhaltung des Lebens. Während der individuelle Körper stirbt, sind die Keimzellen unsterblich.

---

[25] Freud, Sigmund: »Das Ich und das Es, Metapsychologische Schriften", Frankfurt am Main, 1994, , vgl. S. 273
[26] Freud, Sigmund: »Jenseits des Lustprinzips«, in: »Das Ich und das Es. Metapsychologische Schriften«, Frankfurt am Main 1994, vgl. S. 195
[27] Freud, Sigmund: »Jenseits des Lustprinzips«, in: Ebd., S. 221
[28] Freud, Sigmund: »Jenseits des Lustprinzips«, in: Ebd., S. 223
[29] Freud, Sigmund: »Jenseits des Lustprinzips«, in: Ebd., S. 224

Freud beruft sich in seiner Konzeption des »Todestriebes« auf Schopenhauer. Freud äussert: »Aber etwas anderes können wir nicht verhehlen: daß wir unversehens in den Hafen der Philosophie Schopenhauers eingelaufen sind, für den ja der Tod »das eigentliche Resultat« und insofern der Zweck des Lebens ist, der Sexualtrieb aber die Verkörperung des Willens zum Leben.«[30] Daß es sich hier um ein Schein-Zitat handelt, wird im folgenden Kapitel begründet werden.

IV. Vergleich Schopenhauer-Freud

Die Übereinstimmungen in der Philosophie Schopenhauers und der Psychoanalyse Freuds sind in zahlreichen Aufsätzen und umfassenden Werken aufgezeigt worden. In den Aufsätzen aus den 60er Jahren wurden die Übereinstimmungen stärker betont, in den neueren Arbeiten der 80er und 90er Jahre wurden auch die Differenzen herausgearbeitet und die Eigenständigkeit der beiden Denker betont. Im Folgenden werden anhand des Aufsatzes »A. Schopenhauer und S. Freud« von Christo Dimitrov und des Werkes »Die Flucht ins Vergessen. Die Anfänge der PsychoanalyseFreuds bei Schopenhauer« von Marcel R. Zentner die wichtigsten Übereinstimmungen und Differenzen zwischen den beiden Denkern dargestellt werden.

Daß diese Übereinstimmungen kein Zufall sein können, wird durch Marcel R. Zentners Werk »Die Flucht ins Vergessen« von 1995 gezeigt. Die zahlreichen Übereinstimmungen zwischen dem Philosophen und dem Psychoanalytiker sind auch dadurch bedingt, daß Schopenhauer selbst psychiatrische Beobachtungen anstellte. In seiner Einführung hebt Zentner die herausragende Stellung Schopenhauers unter den Philosophen seiner Zeit hervor: »Schopenhauer sprengte den Horizont der Inhalte, die bis zu seiner Zeit philosophische Dignität beanspruchen konnten: Sex, Böses, Leidenschaft, Leiden und Scheitern am Leben, Todesangst, Bezauberung durch Musik, religiöses Bedürfnis, unbewußte Schicksalswahl, kurz Themen, die den Menschen in seinem Alltag bewegen, erhob er zu einem Status, der eingehender philosophischer Reflexion würdig war, nicht weniger als tradierte Fragestellungen, [...].«[31]

Schopenhauer bewies Mut, sich zu einer Zeit mit dem Thema Geisteskrankheit zu befassen, als diese noch als »Sünde« bzw. böswilliger »Abfall vom Verstand« aufgefasst wurde. Schopenhauer betrieb nachweislich in seiner Berliner Studienzeit zwischen 1811 und 1813 eingehende klinische Studien in der Berliner Charité. Sein Interesse an der Geisteskrankheit wurde durch einen spektakulären Todesfall in der »melancholischen Station» der Berliner Charité geweckt, der großes Aufsehen in der Bevölkerung und in der Presse erregte. Am 1. 9. 1811 erstickte eine junge Patienten, die als Therapiemaßnahme in einen Sack eingeschnürt worden war. Die Berliner Charité war zu Schopenhauers Zeiten ein hochmodernes Krankenhaus, war aber durch den rasanten Zustrom von Patienten

---

[30] Freud, Sigmund: »Jenseits des Lustprinzips«, in: Das Ich und das Es. Metapsychologische schriften", Frankfurt am Main, 1994, S. 234f
[31] Zentner, Marcel R.: »Die Flucht ins Vergessen. Die Anfänge der Psychoanalyse Freuds bei Schopenhauer«, Darmstadt 1995, S. X

überbelegt. Berüchtigt war die »melancholische Station durch die »Foltermethoden« des leitenden Arztes Hofrat Dr. Ernst Horn. Zu Horns Methoden zählten Sturzbäder, bei denen den Patienten bis zu 200 Eimer kalten Wassers über den Kopf gegossen wurden, Hungerkuren, Aderläße und das Einschnüren in einen Sack.

Trotz dieser nach heutigen Maßstäben grausamen Methoden befand sich Schopenhauer im damaligen Zentrum der Psychiatrie[32].

Schopenhauer knüpfte während seiner Besuche in der »melancholischen Station« zu zwei Patienten engen Kontakt: zu Traugott Schultze und Ernst Hoeffner. Wie einfühlsam sich Schopenhauer um diese Patienten gekümmert haben muß, wird daran ersichtlich, daß Schultze Schopenhauer ein Gedicht schrieb, in dem er ihn als »leidenden Menschenfreund« bezeichnete. Durch Hoeffner wurde Schopenhauer sogar in seinem Philosophieren beeinflußt. Hoeffner schrieb selbst einen Bericht über seine Krankheit. In diesem Bericht finden sich zentrale Aussagen zum Mitleid und der Askese, die sich in Schopenhauers Hauptwerk »Die Welt als Wille und Vorstellung« wiederfinden. Schopenhauer machte bei seinen »Fallstudien« immer wieder dieselbe Beobachtung, die sich auffällig mit dem Mechanismus der Verdrängung Freuds deckt: der Wahnsinn besteht in der »Zerrüttung des Gedächtnisses«. Nach Schopenhauer entsteht der Wahnsinn durch eine aktive Kraft, diese führt dazu, daß ein schmerzliches Ereignis aus dem Gedächtnis bzw. Bewußtsein getilgt wird und die dadurch entstandene Lücke im Gedächtnis mit einer »Fiktion« gefüllt wird. Zentner schreibt: »Die Amnesien, welche Schopenhauer bei seinen Kranken feststellt, werden nicht aus der Konstitution, sondern aus der Lebensgeschichte erklärt. Es seien »Unglücksfälle, die, weil sie das Gemüth zu verwinden zu schwach ist«, aus dem Gedächtnis vertilgt und durch andere Bilder und Begebenheiten, die Schopenhauer als variierend einstuft, ersetzt werden. Diese »falschen« Bilder und Begebenheiten werden nun im Bewußtsein oder in der Erinnerung als bessere Realität anerkannt.«[33] Der Mensch erhält durch dieses Vertilgen Erleichterung, aber die Realitätswahrnehmung wird beeinträchtigt. Schopenhauer führt dazu aus: »Dieserhalb [wegen der »Fiktion« im Gedächtnis] ist es so schwer, einem Wahnsinnigen, bei seinem Eintritt ins Irrenhaus, seinen früheren Lebenslauf abzufragen. Immer mehr nun vermischt sich in seinem Gedächtnis Wahres mit Falschem. Obgleich die unmittelbare Gegenwart richtig erkannt wird, so wird sie verfälscht durch den fingirten Zusammenhang mit einer gewähnten Vergangenheit [...].«[34] Um die auffällige Übereinstimmung zu verdeutlichen, soll Freud im Original zitiert werden: »Die Amentia ist die Reaktion auf einen Verlust, den die Realität behauptet, der aber vom Ich als unerträglich verleugnet werden soll. Darauf bricht das Ich die Beziehung zur Realität ab [...]. Mit dieser Abwendung von der Realität ist die Realitätsprüfung beseitigt- die unverdrängten, durchaus bewußten Wunschphantasien

---

[32] Zentner, Marcel R.: »Die Flucht ins Vergessen. Die Anfänge der Psychoanalyse Freud bei Schopenhauer«, vgl. S. 1-16
[33] Zentner, Marcel R.: Ebd., S. 50
[34] Schopenhauer, Arthur: »Die Welt als Wille und Vorstellung«, Band I, in: Lütkehaus, Ludger (Hrsg.): »Arthur Schopenhauers Werke in fünf Bänden«, Zürich 1988, S. 261

können im System vordringen und werden von dort aus als bessere Realität anerkannt.«[35]

Im zweiten Band der »Welt als Wille und Vorstellung« befindet sich ein eigenes Kapitel »Ueber den Wahnsinn«. Der Mechanismus der Vertilgung wird darin wie folgt beschrieben: »Der obigen Darstellung zufolge kann man den Ursprung des Wahnsinns ansehen als ein gewaltsames »Sich aus dem Sinn schlagen« irgend einer Sache, welches jedoch nur möglich ist mittelst des »Sich in den Kopf setzen« irgend einer anderen.«[36] Es ist der Wille des Menschen, der bestimmte Ereignisse aus Gründen der Selbstachtung nicht ertragen kann: »Die im Text gegebene Darstellung der Entstehung des Wahnsinns wird faßlicher werden, wenn man sich erinnert, wie ungern wir an Dinge denken, welche unser Interesse, unsern Stolz, oder unsere Wünsche stark verletzen, wie schwer wir uns entschließen, Dergleichen dem eigenen Intellekt zu genauer und ernsthafter Untersuchung vorzulegen, wie leicht wir dagegen *unbewußt* davon abspringen oder abschleichen, [...]. In jenem Widerstreben des Willens, das ihm Widrige in die Beleuchtung des Intellekts kommen zu lassen, liegt die Stelle, an welcher der Wahnsinn auf den Geist einbrechen kann.« Noch sehr viel näher erinnert der folgende Wortlaut an die Freudsche Verdrängungstheorie: »Wir können Jahre lang einen Wunsch hegen, ohne ihn uns einzugestehen, oder auch nur zum klaren Bewußtseyn kommen zu lassen; weil der Intellekt nichts davon erfahren soll; indem *die gute Meinung, welche wir von uns selbst haben, dabei zu leiden hätte.*«[37]

Auch bei Freud werden diejenigen Wünsche und Triebansprüche ins Unbewußte verdrängt, die nicht mit den Normen des »ÜBER-ICHS« bzw. dem eigenen ICH-IDEAL in Einklang zu bringen sind.

Sowohl Schopenhauer als auch Freud sehen im Erinnerungsausfall die Ursache des Wahnsinns, der durch ein »Vertilgen« bzw. »Verdrängen« unangenehmer Vorstellungen hervorgerufen wird. Weiterhin weisen beide Denker darauf hin, daß die Verdrängung ein normales, nicht immer pathologisches Phänomen ist. Jeder Mensch neigt nach Schopenhauer dazu, peinliche Erlebnisse vor sich selbst zu verstecken. Ein Unterschied in der »Verdrängungstheorie« der beiden Denker besteht darin, daß es bei Schopenhauer der Wille ist, der »die gute Meinung von uns selbst« enthält und die unangenehmen Vorstellungen mit seiner Kraft vertilgt. Bei Freud ist es das »ICH«, welches aufgrund der internalisierten Normen im »ÜBER-ICH« die Verdrängung vornimmt. Außerdem schränkt Freud die verdrängten Vorstellungen und deren Ersatzbildungen meist auf den sexuellen Bereich ein, während Schopenhauer unspezifisch von »irgend etwas« redet. Während Freud seine theoretischen Erkenntnisse über die Verdrängung auch praktisch einsetzt, betont Schopenhauer bloß die prophylaktische Vermeidung der Verdrängung.

---

[35] Freud, Sigmund: »Metapsychologische Ergänzungen zur Traumlehre«, in: »Das Ich und das Es. Metapsychologische Schriften«, Frankfurt am Main 1994, S. 168

[36] Schopenhauer, Arthur: »Die Welt als Wille und Vorstellung«, Band II, in: Lütkehaus, Ludger: (Hrsg.): »Arthur Schopenhauers Werke in fünf Bänden«, Zürich 1988, S. 466

[37] Schopenhauer, Arthur: »Die Welt als Wille und Vorstellung«, Band II, in: Ebd., S. 465f

Christo Dimitrov weist in seinem Aufsatz »A. Schopenhauer und S. Freud«, der 1971 in der »Zeitschrift für Psychosomatische Medizin und Psychoanalyse« erschien, auf zahlreiche Übereinstimmungen zwischen dem Schopenhauerischen Willen und dem Freudschen Trieb hin. Übereinstimmung besteht in folgenden Punkten:

a) Die Anschauung Schopenhauers, daß der Wille ein blinder, nicht aufzuhaltener Drang ist, der dem unorganischen, biologischen, psychischen und sozialen Leben zugrunde liegt, entspricht in hohem Maße der Annahme Freuds von der »Zentralstelle« der Triebe, welche sich auf alle psychischen Prozesse auswirkt.
b) Wie der Wille verwirklicht der Trieb seine Handlungen unbewußt, unabhängig von den bewußten Absichten des Individuums.
c) Gleich dem Willen charakterisiert sich auch der Trieb durch sein ungehemmtes Streben nach Befriedigung.
d) Wie bei Schopenhauer der »Wille« das Ewige und Unzerstörbare im Menschen und in dessen Seelenleben ist, so sind auch die Freudschen Triebe unzerstörbar.
e) Bei beiden Denkern ermüdet der Wille bzw. die psychische Energie der Triebe nicht.
f) Der Wille Schopenhauers und die Triebe Freuds sind nicht Raum und Zeit unterworfen.
g) Sowohl bei Schopenhauer als auch bei Freud ist der Intellekt und das Bewußtsein sekundär, bei Schopenhauer entwickelt er sich erst auf der höchsten Objektivationsstufe aller Erscheinungen (Mensch), bei Freud entwickelt sich das »ICH« als Instanz des Intellekts und Bewußtseins aus dem »ES« bei jedem einzelnen Menschen heraus.
h) Bei beiden Denkern spielt der Wille bzw. die Triebe die entscheidene Rolle im menschlichen Handeln und Wollen.
i) Der Intellekt bzw. das vernünftige »ICH« wird in seiner Arbeit vom Willen bzw. »ES« beeinträchtigt und instrumentalisiert[38].

Zentner weist neben der Verdrängung auf zahlreiche Übereinstimmungen im allgemeinen Seelenmodell hin, die im vorliegenden Referat nicht mehr so ausführlich behandelt werden sollen wie der Mechanismus der Verdrängung. Die weitgehende Identität von Schopenhauerischem »Willen« und Freudschem »Trieb« wurde bereits oben durch Christo Dimitrov gezeigt. Deshalb sollen hier die von Zentner angelegten Tabellen angeführt werden, die das Ausmaß der Übereinstimmungen deutlich vor Augen bringen[39].

---

[38] Dimitrov, Christo T.: »A. Schopenhauer und S. Freud«, in: Adam, R. (Hrsg.): »Zeitschrift für Psychosomatische Medizin und Psychoanalyse«, Göttingen 1971, vgl. S. 71ff
[39] Zentner, Marcel R: »Die Flucht ins Vergessen. Die Anfänge der Psychoanalyse Freuds bei Schopenhauer«, Darmstadt 1995, vgl. S. 87 und 88

Tabelle I: »Wille« und »Es« im Vergleich

Merkmale	Prädikate des Willens	Prädikate des Es
Strukturelle	Kern unseres Wesens	Kern unseres Wesens
	Die Basis; das Innere	Das Tiefere
	Das Ursprüngliche	Ursprünglich ist alles Es
	Das Primäre	Primär (-vorgang)
	Das Allererste	Älteste Instanz im psychischen Apparat
	Tritt als Fertiges auf: - bei Säuglingen - bei Neugeborenen	Bei Geburt mitgebracht
	Hat das Primat im Selbstbewußtseyn	Wichtigster Teil des psychischen Apparates
Dynamische	Stellt sich als Trieb dar	Wirkort organischer Triebe
	Unermüdliches Triebwerk	Von Trieben erfüllt
Qualitativ-formale	Vom Intellekt grundverschiedenes Wesen, das seinen eigenen Gesetzen folgt	Im Es gelten andere Regeln als im Ich
	Frei von Kausalität	Logische Gesetze ungültig
	Frei von Zeit	Zeitlosigkeit seiner Inhalte
	Einheitlichkeit	Konfliktfreiheit, Widerspruchslosigkeit
Qualitativ-inhaltliche	Bewußtlos	Unbewußt
	Identisch mit Willen zum Leben	Drückt die eigentliche Lebensabsicht aus
	Tritt im Geschlechtstrieb hervor	Tritt im Eros hervor
	Sein Brennpunkt: der Geschlechtstrieb	Libidoreservoir
	Grundthema: Befriedigung der Bedürfnisse	Bestreben, den Trieben Befriedigung zu verschaffen
	Wünsche	Wunschregungen
	Leidenschaften, Affekte	Ungezähmte Leidenschaften
	Unerkennbar	Unerkennbar
	Nur durch Bild oder Gleichnis darstellbar	Annäherung anhand von Vergleichen
	Ihm gehören Lust und Unlust unmittelbar an	An der elementaren Lust-Unlust-Reihe erkennbar
	Strebt nach vollkommenem Genuß	Vom Lustprinzip regiert
	Drang nach Wohlseyn	
Metaphorische	Unbändiges Roß	Pferd
	Herr	Herr

Tabelle 2: »Intellekt« und »Ich« im Vergleich

Merkmale	Prädikate des Intellekts	Prädikate des Ich
Strukturelle	Aus dem Willen stammend	Ein Stück vom Es
	Aus dem Willen entsprossen	Hat sich aus der Rindenschicht des Es entwickelt
	Nimmt dem Willen gegenüber eine untergeordnete Stellung ein	Das Es ist umfangreicher als das Ich
	Sekundär	Sekundär (-vorgang)
Dynamische	Wird vom Willen angeregt	Seine Energien sind vom Es abgeleitet
	Nicht aus eigener Kraft tätig	
Qualitativ-formale	Befähigt zu Vernunft und Besonnenheit	Vertritt Vernunft und Besonnenheit
	Die Zeit ist eine seiner Anschauungsformen	Seine Arbeitsweise gibt der Zeitvorstellung Ursprung
	Ermöglicht ein Bild von Wesen in Raum und Zeit	
Qualitativ-inhaltliche	Das Bewußtseyn beruht auf ihm	Mit Bewußtsein ausgestattet
Funktionale	Dient der Selbsterhaltung	Aufgabe der Selbsterhaltung
	Ministerium des Äußeren	Steht in direktem Kontakt mit der Außenwelt
	Dient dem Willen zur Kommunikation mit der Außenwelt	Das Es verkehrt mit der Außenwelt über das Ich Vermittler zwischen Es und Außenwelt
Metaphorische	Diener des Willens	Diener des Es
	Werkzeug des Willens	Helfer des Es
	Sklave des Willens	Unterwürfiger Knecht des Es
	Reiter	Reiter

Zentner äußert angesichts der in den Tabellen aufgeführten Übereinstimmungen: »Wüßten wir nicht um das Format Freuds, könnte dieser tabellarische Vergleich den Verdacht erwecken, daß der Vater der Psychoanalyse Schopenhauer einfach abgeschrieben hat. Dieser Eindruck würde durch den Umstand gestützt, daß Freud seine Strukturhypothese in den frühen zwanziger Jahren entwarf, als er Schopenhauer nachweislich gelesen hatte.«[40] Und weiterhin: »Es gibt hier keine Eigenschaft des Willens Schopenhauers, die sich nicht auch dem Es Freuds zuerkennen ließe, und keine Eigenschaft des Intellekts Schopenhauers, die man nicht

---

[40] Zentner, Marcel R.: »Die Flucht ins Vergessen. Die Anfänge der Psychoanalyse Freuds bei Schopenhauer«, Darmstadt 1995, S. 89

in den Beschreibungen von Freuds Ich wiedererkennen könnte.«[41] Dennoch gibt es auch Differenzen. Schopenhauers »Wille« ist ein metaphysisches Prinzip, Freuds Begriff des »Triebes« bewegt sich nach eigener Aussage als Grenzbegriff zwischen Seelischem und Somatischem. Freuds »ES« hat seinen Sitz in der individuellen Psyche jedes Einzelnen, während Schopenhauers »Wille« letztlich ein überindividueller ist. Der auffälligste Unterschied besteht darin, daß Schopenhauer nicht ausdrücklich ein drittes seelisches Vermögen annimmt, welches strukturell dem Freudschen »ÜBER-ICH« entspräche. Da Schopenhauer aber von der »guten Meinung von uns selbst spricht«, ist das Vorhandensein einer Art Ich-Ideal angedeutet.

Hinsichtlich der Trieblehren sind weitere Gemeinsamkeiten aufzufinden. Schopenhauer vertritt wie Freud in seiner frühen Phase den Konflikt von Sexual- und Selbsterhaltungstrieben. Die Sexualität ist nach Schopenhauer der »Brennpunkt des Willens«. Jeder Mensch sucht sich zur Sexualität und Fortpflanzung nach Schopenhauer möglichst einen Menschen, der genau die entgegengesetzten Merkmale wie er selbst aufweist. Durch die »Durchmischung« bei der Fortpflanzung sollen so durchschnittliche Menschen mit »reinem Gattungscharakter« entstehen. Nachdem der »Liebeswahn« aber überstanden ist und die Menschen die Aufgabe der Fortpflanzung erfüllt haben, werden sie aufgrund ihrer Gegensätzlichkeit nach Schopenhauer im weiteren Zusammenleben nicht glücklich[42]. Freud modifizierte 1920 in »Jenseits des Lustprinzips« seinen Triebdualismus in den Dualismus von Lebens- und Todestrieben. Daß Schopenhauer keinen Todestrieb annimmt, auch wenn Freud selbst dies behauptet, soll anhand des Aufsatzes »Das Ziel allen Lebens ist der Tod.« Schopenhauer und Freuds »Todestrieb« von Marcel R. Zentner gezeigt werden[43]. In der Forschungsliteratur wurde das Zitat Freuds lange Zeit ungeprüft übernommen, die Behauptung eines Schopenhauerischen »Todestriebes« weiter fortgeschrieben (z.B. Wolfram Bernhard: »Schopenhauer und die moderne Charakterologie«).

Freud äussert Folgendes: »Verweilen wir kurz bei der exquisit dualistischen Auffassung des Trieblebens. Nach der Theorie E. Herings von den Vorgängen in den lebenden Substanzen laufen in ihr unausgesetzt zweierlei Prozesse entgegengesetzter Richtung ab, die einen aufbauend assimilatorisch, die anderen abbauend dissimilatorisch. Sollen wir es wagen, in beiden Richtungen der Lebensprozesse die Betätigung unserer beiden Triebregungen, der Lebenstriebe und Todestriebe zu erkennen? Aber etwas anderes können wir nicht verhehlen: daß wir unversehens in den Hafen der Philosophie Schopenhauers eingelaufen sind, für den ja der Tod »das eigentliche Resultat« und insofern der Zweck des Lebens ist, der Sexualtrieb aber die Verkörperung des Willens zum

---

[41] Zentner, Marcel R.: »Die Flucht ins Vergessen. Die Anfänge der Psychoanalyse Freuds bei Schopenhauer«, Darmstadt 1995, S. 109

[42] Schopenhauer, Arthur: »Die Welt als Wille und Vorstellung«, Band II, in: Lütkehaus, Ludger (Hrsg.): »Arthur Schopenhauers Werke in fünf Bänden«, Zürich 1988, vgl. S. 616-650

[43] Zentner, Marcel R.: »Das Ziel allen Lebens ist der Tod.« Schopenhauer und Freuds »Todestrieb«, in: Specht, Rainer (Hrsg.): »Archiv für Geschichte der Philosophie«, Band 75, Berlin 1993, S. 319-339

Leben.«⁴⁴ Hier zitiert Freud nicht aus dem Hauptwerk »Die Welt als Wille und Vorstellung« Schopenhauers, in dem sich Schopenhauer intensiv mit der Frage von Bejahung und Verneinung des Willens auseinandersetzt (hier hätte dann ein »Todestrieb« beschrieben werden müssen), sondern aus der kleinen Schrift »Transcendente Spekulation über die anscheinende Absichtlichkeit im Schicksale des Einzelnen«. In dieser Schrift wird der »intelligible Charakter«, die Lebensführung des Menschen behandelt. Hätte Freud den Bezugsrahmen seines Zitates deutlich gemacht, wäre schnell aufgefallen, daß es sich hier um eine Fehlinterpretation bzw. gefälschte Bezugnahme handelt. Zum Vergleich soll nun der Bezugsrahmen, dem Freud sein Zitat entnommen hat, angeführt werden. Schopenhauer schreibt: »So geleitet dann jene unsichtbare und nur in zweifelhaftem Scheine sich kund gebende Lenkung uns bis zum Tode, diesem eigentlichen Resultat und Zweck des Lebens. In der Stunde desselben drängen all die geheimnisvollen (wenngleich eigentlich in uns selbst wurzelnden) Mächte, die das ewige Schicksal des Menschen bestimmen, sich zusammen und treten in Aktion. [...] — Hierauf beruht der hochernste, wichtige, feierliche und furchtbare Charakter der Todesstunde.«⁴⁵

Schopenhauer spricht hier also von der »Erleuchtungskraft« der Todesstunde, die dazu führt, daß der Mensch nun sein gesamtes Leben verdichtet in einem Augenblick erlebt und so zur Erkenntnis seines »intelligiblen Charakters« und des wahren Wesens der Welt gelangt. Freud postuliert mit seinem »Todestrieb« einen biologischen und psychisch aktiven Trieb, nach dem jede Lebensform aus inneren Gründen ihrer Auflösung zustrebt. Bei Schopenhauer ist der biologische Tod (wie in Kapitel II geschildert) nicht relevant. Zur »Verneinung des Willens zum Leben« ist eine ethisch-intuitive Anstrengung notwendig, die nur die wenigsten Menschen erreichen werden.

Die wirkliche Übereinstimmung zwischen Schopenhauer und Freud besteht in ihrer Auffassung von den assimilatorischen und dissimilatorischen Vorgängen, wie Christo Dimitrov in dem Aufsatz »A. Schopenhauer und S. Freud« zeigen kann. Schopenhauer äussert sich wie folgt: »Daß Zeugung und Tod als Etwas zum Leben Gehöriges und dieser Erscheinung des Willens Wesentliches zu betrachten sind, geht auch daraus hervor, daß Beide sich uns als die nur höher potenzirten Ausdrücke Dessen, woraus auch das ganze übrige Leben besteht, darstellen. Dieses nämlich ist durch und durch nichts Anderes, als ein steter Wechsel der Materie, unter dem festen Beharren der Form: und eben das ist die Vergänglichkeit der Individuen, bei Unvergänglichkeit der Gattung. Die beständige Ernährung und Reproduktion ist nur dem Grade nach von der Zeugung, und die beständige Exkretion nur dem Grade nach vom Tode verschieden. [...] Von diesem Standpunkt aus erscheint es daher eben so verkehrt, die Fortdauer seiner Individualität

---

⁴⁴ Freud, Sigmund: »Jenseits des Lustprinzips«, in: »Das Ich und das Es. Metapsychologische Schriften«, Frankfurt am Main 1994, S. 234f
⁴⁵ Schopenhauer, Arthur: »Transscendente Spekulation über die anscheinende Absichtlichkeit im Schicksale des Einzelnen«, in: Lütkehaus, Ludger (Hrsg.): »Arthur Schopenhauers Werke in fünf Bänden. Paerga und Paralipomena I«, Zürich 1988, S. 224

zu verlangen, welche durch andere Individuen ersetzt wird [...].«[46] Im Vergleich dazu lautet Freuds Äußerung: »Der Tod ist eine Zweckmässigkeitseinrichtung, eine Erscheinung der Anpassung an die äußeren Lebensbedingungen, weil von der Sonderung der Körperzellen in Soma und Keimplasma an die unbegrenzte Fortdauer des Individuums ein ganz unzweckmässiger Luxus geworden wäre. [...] Seither stirbt das Soma der höheren Lebewesen aus inneren Gründen zu bestimmten Zeiten ab, die Protisten aber sind unsterblich geblieben.«[47]

Es muß nach Zentner gefragt werden, warum Freud hier Schopenhauer überhaupt zitiert, den er sonst hartnäckig verschweigt- und dann auch noch mit einer falschen Angabe. Nach Zentner ist es die Anstößigkeit des Todestriebes, die Freud dazu bewegte, den Ursprung dieses Gedankens jemand anderem anzulasten[48].

Die Auffassung des Todes selbst wird nach Zentner bei den beiden Denkern grundsätzlich verschieden konzipiert. Während der Wille des Menschen bei Schopenhauer nach dem Tod in die metaphysische Einheit des Willens zurückkehrt (wenn der Wille nicht verneint wurde), führt der Tod bei Freud zum »gänzlichen» Tod. Mit dem Zerfall des Körpers stirbt auch die Seele bzw. Psyche des Individuums. Freud vertritt einen naturwissenschaftlichen Todesbegriff. Beide Autoren verwenden zwar den Ausdruck »Nirwana«, meinen damit aber Verschiedenes. Während das »Nirwanaprinzip« bei Freud die Tendenz des seelischen Apparates meint, Energie abzuführen, so meint »Nirwana« bei Schopenhauer das Nichts als idealisierten, schmerzlosen Zustand[49].

Zentner bewertet das Verhältnis von Schopenhauer und Freud abschließend so: »Was also erstaunen muß, ist das Ausmaß von Schopenhauers Vorwegnahmen. [...] Folgende Schlußfolgerung scheint mir angemessen: *Alles andere als revolutionär, ist Freuds Psychoanalyse vielmehr anzusehen als Weiterentwicklung eines grundlegenden Perspektivenwechsels, der im wesentlichen auf Schopenhauer zurückgeht. So erweisen sich die zentralen Neuerungen Freuds als weitgehend begrifflicher Natur: Er hat Begriffe geschaffen, die das von Schopenhauer Gedachte so zum Ausdruck brachten, daß sie ihm im 20. Jahrhundert den Erfolg sicherten.*«[50] Freuds Verdienst und eigene Leistung besteht nach Zentner darin, die in Schopenhauers Werk verstreuten Gedanken in einer zusammenhängenden Theorie von der Seele systhematisiert zu haben und den Schopenhauerischen Ideen »praktischen Wert« verliehen zu haben.

Mit Margret Kaiser-El-Saftis Werk »Der Nachdenker. Die Entstehung der Metapsychologie Freuds in ihrer Abhängigkeit von Schopenhauer und Nietzsche«

---

[46] Schopenhauer, Arthur: »Die Welt als Wille und Vorstellung«, Band I, in: Lütkehaus, Ludger (Hrsg.): Arthur Schopenhauers Werke in funf Bänden", Frankfurt am Main 1994, S. 346f

[47] Freud, Sigmund: »Jenseits des Lustprinzips«, in: »Das Ich und das Es. Metapsychologische Schriften«, Frankfurt am Main 1994, S. 231

[48] Zentner, Marcel R.: »Das Ziel allen Lebens ist der Tod.« Schopenhauer und Freuds »Todestrieb«, in: Specht, Rainer (Hrsg.): »Archiv für Geschichte der Philosophie«, Band 75, Berlin 1993, vgl. S. 336

[49] Zentner, Marcel R.: Ebd,, vgl. S. 333

[50] Zentner, Marcel R.: »Die Flucht ins Vergessen. Die Anfänge der Psychoanalyse Freuds bei Schopenhauer«, Darmstadt 1995, S. 177

sollen noch zwei weitere Übereinstimmungen gezeigt werden. Nach Kaiser-El-Safti deckt sich Schopenhauers teleologische Erklärung des Leibes mit der Freudschen psychosexuellen Entwicklung. Bei Schopenhauer heißt es: »Die Theile des Leibes müssen deshalb den Hauptbegehrungen, durch welche der Wille sich manifestirt, vollkommen entsprechen, müssen der sichtbare Ausdruck derselben seyn: Zähne, Schlund und Darmkanal sind der objektivirte Hunger; die Genitalien der objektivirte Geschlechtstrieb; die greifenden Hände, die raschen Füße entsprechen dem unmittelbaren Streben des Willens, welches sie darstellen.«[51] Diese Körperteile und -funktionen entsprechen der Freudschen oralen, analen, phallischen und genitalen Phase der psychosexuellen Entwicklung des Menschen.

Weiterhin geht die Erklärung des Traumes auf Schopenhauer zurück. Schopenhauer entwirft seine Theorie des Traumes in der kleinen Schrift »Versuch über das Geistersehn und was damit zusammenhängt« von 1851. In der genannten Schrift beschäftigt sich Schopenhauer (mit sachlichem Ernst) mit den »übersinnlichen« Phänomenen Hellsehen, Wachträumen, Schlafwandeln etc.

All diese Phänomene werden von Schopenhauer von dem Grundmechanismus des Traumes ausgehend erklärt, da sie alle durch das »Traumorgan« vor sich gehen: »Zunächst nun also frägt sich, ob denn wirklich in unserm anschauenden Intellekt, oder Gehirn, anschauliche Bilder, vollkommen und ununterscheidbar gleich denen, welche daselbst die auf die äusseren Sinne wirkende Gegenwart der Körper veranlaßt, ohne diesen Einfluß entstehen können. Glücklicherweise benimmt uns hierüber eine uns sehr vertraute Erscheinung jeden Zweifel: nämlich Der Traum.«[52]

Schopenhauer weist auf die Realitätsnähe des Traumes hin, die Eindrücke des Traumes können so stark sein, daß der Erwachsene oft überlegen muß, ob er geträumt hat oder nicht. Die Realitätsnähe des Traumes korrespondiert mit seiner inhaltlichen Absurdität. Schopenhauer rückt den Traum in die Nähe des Wahnsinns: »Das durchaus Objektive desselben zeigt sich ferner darin, daß seine Vorgänge [die des Traumes] meistens gegen unsre Erwartung, oft gegen unseren Wunsch ausfallen, sogar bisweilen unser Erstaunen erregen; nicht weniger auch die dramatische Richtigkeit der Charaktere und Handlungen, welche die artige Bemerkung veranlaßt hat, daß Jeder, während er träumt, ein Shakespeare sei. In Folge alles Diesen ist die Täuschung, die der Traum erzeugt, so stark, daß die Wirklichkeit selbst, welche beim Erwachen vor uns steht, oft erst zu kämpfen hat […]. Andererseits wieder hat der Traum eine nicht zu leugnende Aehnlichkeit mit dem Wahnsinn. Nämlich was das träumende Bewußtseyn vom wachen hauptsächlich unterscheidet, ist der Mangel an Gedächtnis, *oder vielmehr an zusammenhängender, besonnener Rückerinnerung*. Wir träumen uns in wunderliche, ja unmögliche Lagen und Verhältnisse, ohne daß es uns einfiele, nach der

---

[51] Schopenhauer, Arthur: »Die Welt als Wille und Vorstellung«, Band I, in: Lütkehaus, Ludger (Hrsg.): »Arthur Schopenhauers Werke in fünf Bänden«, Zürich 1988, S. 162

[52] Schopenhauer, Arthur: »Versuch über das Geistersehn und was damit zusammenhängt«, in: Lütkehaus, Ludger (Hrsg.): »Arthur Schopenhauers Werke in fünf Bänden. Paerga und Paralipomena I«, Zürich 1988, S. 230

Relation derselben zum Abwesenden und den Ursachen ihres Eintritts zu forschen; wir vollziehen ungereimte Handlungen, weil wir des ihnen Entgegenstehenden nicht eingedenk sind.«[53] Schopenhauer bringt es auf den Punkt: »*Von diesem Gesichtspunkt aus läßt sich daher der Traum als ein kurzer Wahnsinn, der Wahnsinn als ein langer Traum bezeichnen.*«[54]

Der Traum findet im Schlaf statt, einem Zustand, in dem das Gehirn ruht und keine Eindrücke von außen empfängt; der Traum wird aber nach Schopenhauer durch innere Nervenreize im Gehirn bewirkt. Die Nerven des Gehirns werden durch den inneren Stoffwechsel erregt, dort entstehen dann dieselben Anschauungen, die auch durch äussere Einwirkung im Gehirn entstehen: »[...] eben so reagirt auch das Gehirn, auf alle zu ihm gelangenden Erregungen, mittelst Vollziehung der Ihm eigenthümlichen Funktion. Diese besteht zunächst *im Entwerfen von Bildern im Raum, als welcher seine Anschauungsform ist, nach allen drei Dimensionen; sodann die Bewegung derselben in der Zeit und am Leitfaden der Kausalität*, als welche ebenfalls die Funktion seiner ihm eigenthümlichen Thätigkeit sind.«[55] Deshalb empfindet der Träumer die im Traum erlebten Ereignisse so real.

Die Inhalte des Traumes sind nach Schopenhauer aber nicht beliebig, sondern durch den Willen des Menschen determiniert. In der Schrift »Transcendente Speculation über die anscheinende Absichtlichkeit im Schicksale des Einzelnen« stellt Schopenhauer das Verhältnis von Wille und Traum dar. Schopenhauer schreibt: »Sehn wir nun aber von hier zurück auf das Hauptergebnis meiner gesammten Philosophie, daß nämlich Das, was das Phänomen der Welt darstellt und erhält, der Wille ist, der auch in jedem Einzelnen lebt und strebt, und erinnern wir uns zugleich der so allgemein anerkannten *Aehnlichkeit des Lebens mit dem Traume*; so können wir, alles Bisherige zusammenfassend, es uns, ganz im Allgemeinen, als möglich denken, daß, auf analoge Weise, wie Jeder der heimliche Theaterdirektor seiner Träume ist, so auch jenes Schicksal, welches unsern wirklichen Lebenslauf beherrscht, irgendwie zuletzt von jenem Willen ausgehe [...].«[56]

Im Vergleich dazu soll nun die Freudsche Auffassung vom Traum dargestellt werden. Das Wesen des Traumes fasst Freud wie folgt zusammen: »Der Traum ist ein vollwichtiger psychischer Akt; seine Triebkraft ist alle Male ein zu erfüllender Wunsch; *seine Unkenntlichkeit als Wunsch* und seine *vielen Sonderbarkeiten und Absurditäten* rühren von dem Einfluß der psychischen Zensur her, den er bei der Bildung erfahren hat; außer der Nötigung, sich dieser Zensur zu entziehen, haben bei seiner Bildung mitgewirkt *die Nötigung zur Verdichtung des psychischen Materials, eine Rücksicht auf die Darstellbarkeit in Sinnesbildern und — wenn auch nicht regelmäßig- eine Rücksicht auf ein rationelles und intelligibles Äußere des Traumgebildes.*«[57]

---

[53] Schopenhauer, Arthur: "Versuch über das Geistersehn un was damit zusammenhängt", in: Lütkehaus, Ludger (Hrsg.): "Arthur Schpenhauers Werke in fünf Bänden", Zurich, 1988, S. 231

[54] Schopenhauer, Arthur: Ebd., S. 232

[55] Schopenhauer, Arthur: Ebd., S. 237

[56] Schopenhauer, Arthur: »Transscendente Spekulation über die anscheinende Absichtlichkeit im Schicksale des Einzelnen«, in: Ebd., S. 219

[57] Freud, Sigmund: »Die Traumdeutung«, Frankfurt am Main 1996, S. 524

Der Traum, der einer Erfüllung eines unbewußten Wunsches dient, wirkt wie ein Ereignis im Wachen. Unterstützt wird dieser Eindruck durch die Regression, das Zurückbilden der Gedanken in visuelle Bilder. Da im Schlafzustand der Weg zur Motilität versperrt bleibt, kann der unbewußte Wunsch zugelassen werden. Die Zensur verhindert dann, daß die uns peinlichen oder bedrohenden Wünsche den Weg ins Bewußtsein finden. Sowohl Schopenhauer als auch Freud betonen die Realitätsnähe und gleichzeitige Absurdität des Traumes. Als Differenz muß festgehalten werden, daß Schopenhauer den Mechanismus der Traumzensur nicht kennt.

V. Biographische Rekonstruktion

Freud hat bis in die 20er Jahre des 20. Jahrhunderts seine philosophischen Quellen abgestritten bzw. zu verschweigen gesucht. Dies tat er entweder aus Prioritätsgründen und/ oder, weil er die Psychoanalyse als Teilgebiet der naturwissenschaftlichen Medizin etablieren wollte. Die Philosophie, insbesondere in ihrer abstrakt-spekulativen Form des Idealismus, war zu Freuds Zeiten verpönt.

Das Verschweigen und Dementieren seiner philosophischen Quellen hat im Kreis der engsten Mitarbeiter Freuds wie Adler, Jung und Rank schon früh zu heftigen Kontroversen geführt. Bereits am 1.4.1908 wies Adler in der Sitzung der »Wiener Psychoanalytischen Vereinigung« auf Verbindungslinien mit den Philosophen Schopenhauer und Nietzsche hin[58]. Am 24.11.1909 hielt Tausk ein Referat, welches auf die Übereinstimmungen von Schopenhauerischem Willen und Intellekt mit dem Freudschen Unbewußten und Bewußtsein als Gegensatz von Affektfunktion und Erkenntnisfunktion hinwies. Hitschmann hielt 1912 in der »Mittwochsgesellschaft« einen Vortrag über Schopenhauer, in dem er auf zahlreiche Übereinstimmungen mit der Psychoanalyse hinwies. Im Protokoll dieser Sitzung findet sich eine absolute Rarität: es fand keine anschließende Diskussion statt[59]. Freud hat hier wohl um seinen Prioritätsanspruch zu verdeutlichen, jede Diskussion über eventuelle Verbindungen unterdrückt. Freud behauptete, die Gedanken Schopenhauers und Nietzsches nicht zu kennen und erklärt die wesentlichen Übereinstimmungen mit einem außergewöhnlichen Fall von »Kongenialität«. So behauptete Freud noch 1925: »Die Übereinstimmungen der Psychoanalyse mit der Philosophie Schopenhauers — [...] — lassen sich nicht auf meine Bekanntschaft mit seiner Lehre zurückführen. Ich habe Schopenhauer sehr spät im Leben gelesen.«[60] Nach Freuds eigenen Aussagen habe er Schopenhauer erst in den 20er Jahren gelesen — genau dann, als ihm die Bezugnahme auf Schopenhauer zur Rechtfertigung seines »Todestriebes« (siehe Kapitel IV) günstig

---

[58] Nitzschke, Bernd: »Zur Herkunft des »Es«: Freud, Groddeck, Nietzsche — Schopenhauer und E. von Hartmann«, in: Mitscherlich-Nielsen, M.: »Psyche«, 37. Jahrgang, Heft 7, Stuttgard 1983, vgl. S. 783f
[59] Nitzschke, Bernd: Ebd., vgl. S. 748
[60] Becker, Aloys: »Arthur Schopenhauer — Sigmund Freud. Historische und charakterologische Grundlagen ihrer gemeinsamen Denkstrukturen«, in: Hübscher, Arthur (Hrsg.): »Schopenhauer-Jahrbuch für das Jahr 1971«, Frankfurt am Main 1971, S. 117

erschien. So schrieb Freud in einem Brief vom 1.8.1919 an Lou Andreas-Salomé: »Ich habe mir jetzt als Altenteil das Thema des Todes ausgewählt, bin über die merkwürdige Idee von den Trieben gestolpert und muß jetzt allerlei lesen, was dazu gehört, z.B. zum ersten Mal Schopenhauer.«[61]

Freud war im Verhüllen seiner philosophischen Quellen nicht einmal konsequent. Schopenhauer, den er 1919 zum ersten Mal gelesen haben will, gab er bereits 1900 in der Literaturliste seiner »Traumdeutung« an. Hier gibt Freud im Gegensatz zum Zitat in »Jenseits des Lustprinzips« die richtige Quelle an, nämlich die Schrift Schopenhauers »Versuch über das Geistersehen und was damit zusammenhängt« (siehe oben).

Zu diesem auffälligen Verhalten äussert sich Margret Kaiser-El-Safti in ihrem Werk »Der Nachdenker« wie folgt: »Gerade die Art und Weise der Zurückweisung hat Aufsehen erregt, nämlich, daß Freud so vehement und wiederholt leugnete, möglicherweise irgend etwas entlehnt zu haben. Wollte man Freuds These, daß, wann immer der Patient einen verdrängten Gedankeninhalt verneint, er damit nolens volens das Richtige eingestanden habe, auf ihn selbst anwenden, dann könnte man sich den nicht unbeträchtlichen Aufwand ersparen, den tatsächlichen Einfluß gerade dieser Philosophen [Schopenhauer und Nietzsche] nachzuweisen. Das Motiv der Leugnung muß demnach in einer Art von »Widerstand« gesucht werden, der freilich nicht dem Unbewußten entstammt haben kann, aber auf irgend eine Weise seinen Zweck erfüllte.«[62]

Anhand von Marcel R. Zentners Werk »Die Flucht ins Vergessen« kann gezeigt werden, daß Freud die Lehre Schopenhauers bereits sehr früh kannte. Freud gehörte während seiner Studienzeit dem »Leseverein der deutschen Studenten Wiens« an. In diesem Leseverein und dem »Redeclub«, der sich aus Mitgliedern des »Lesevereins« gründete, waren Schopenhauer, von Hartmanns »Philosophie des Unbewußten« und Nietzsche zentrale Themen. Weiterhin muß nach Zentner beachtet werden, daß Schopenhauer der »Modephilosoph« des letzten Drittels des 19. Jahrhunderts war. Begriffe wie »Wille«, »Vorstellung« und »Intellekt« waren nach Zentner beinahe »Haushaltswörter« geworden. Diesem »Zeitgeist« konnte sich Freud schwerlich verschließen[63].

VI. Paradigmenwechsel

Ein »Paradigma« (griech. »paradeigma«= Beispiel) ist nach T. Kuhns Werk »The structure of Scientific Revolutions« ein Denkmodell bzw. -horizont, durch den das wissenschaftliche Denken und die wiss. Methoden in einer Gesellschaft/ Kultur bestimmt werden. Die wissenschaftliche Arbeit vollzieht sich so lange in

---

[61] Zentner, Marcel R.: »Die Flucht ins Vergessen. Die Anfänge der Psychoanalyse Freuds bei Schopenhauer«, Darmstadt 1995, S. 159

[62] Kaiser-El-Safti, Margret: »Der Nachdenker. Die Entstehung der Metapsychologie Freuds in ihrer Abhängigkeit von Schopenhauer und Nietzsche«, Bonn 1987, S. 2

[63] Zentner, Marcel R.: »Die Flucht ins Vergessen. Die Anfänge der Psychoanalyse Freuds bei Schopenhauer«, Darmstadt 1995, vgl. S. 159f und S. 165

den vorgegebenen Bahnen des herrschenden Paradigmas, bis neue Erkenntnisse in Widerspruch zu diesem geraten und das Paradigma durch ein Neues abgelöst wird. So wurde durch die Erkenntnis des Kopernikus, daß sich die Planeten um die Sonne bewegen, das alte ptolemäische Weltbild abgelöst[64].

Im Rahmen der im Beitrag behandelten Denker Schopenhauer und Freud sowie dem heutigen Verständnis des Verhältnisses zwischen beiden Denkern, lassen sich zwei Paradigmenwechsel feststellen. Zunächst ist der Paradigmen- bzw. Perspektivenwechsel der Auffassung von der Geisteskrankheit am Ende des 18. und Anfang des 19. Jahrhunderts und derjenigen Schopenhauers zu nennen.

Nach Erwin Ackerknechts Werk »Kurze Geschichte der Psychiatrie« ist die Psychiatrie des 18. Jahrhunderts durch eine Ausrichtung auf die körperlichen Symptome der Geisteskranken gekennzeichnet. Philippe Pinel, leitender Arzt der Irrenabteilungen der Bicêtre und der Salpetrière, nennt acht grundsätzliche Ursachen des Wahnsinns. Diese sind: Vererbung, fehlerhafte soziale Zustände (z.B. Erziehung), unregelmäßige Lebensweise, spasmodische Passionen (Zorn, Schreck), schwächende oder bedrückende Passionen (Kummer, Furcht, Reue), heitere Passionen, melancholische Konstitution und weitere körperliche Störungen wie Ausbleiben der Menstruation, Fieber, Wochenbett, Kopfverletzungen[65]. Weiterhin bemühte sich Pinel um eine Klassifikation der Geisteskrankheiten. Nach Pinel gibt es nur vier Grunderkrankungen: Manie, Melancholie, Demenz und Idiotie. Die Manie umfasst alle Arten von Anregungszuständen. Die Melancholie zeichnet sich durch das Vorhandensein von traurigen Ideen aus, auf die sich die Kranken ausschließlich konzentrieren. Die an Demenz Erkrankten zeigten isolierte, voneinander unabhängige Gedanken. Idiotie bedeutet die Abwesenheit jeglicher geistiger Fähigkeiten. Wie unschwer erkennbar, handelt es sich bei der Angabe der Ursachen von Geisteskrankheit um eine Mischung von körperlichen Faktoren und seelischen Affekten. Die Annahme von körperlichen oder rein seelischen Ursachen der Geisteskrankheit spiegelt sich nach Ackerknecht auch im Streit zwischen den »Psychikern« und den »Somatikern« in der deutschen Psychiatrie der ersten Hälfte des 19. Jahrhunderts in Deutschland wider. Die »Psychiker« hielten den Wahnsinn für eine Erkrankung der unstofflichen Seele, die »Somatiker« dagegen für ein seelisches Symptom einer körperlichen Störung. In dieser Epoche wurden überall in Deutschland moderne Anstalten erbaut. Der Leiter der Berliner Charité, Ernst Horn, wurde nach Ackerknecht durch seine Methode des Einschnürens in einen Sack und das Zwangsstehen berühmt. Nach Marcel R. Zentners Werk »Die Flucht ins Vergessen« erklärt Horn die Wirksamkeit seiner Methode, Patienten in einen Sack zu stecken, folgendermaßen: die Geisteskrankheit sei ein Rückfall in urmenschliche Zustände, in denen nur Hunger, Angst und der Geschlechtstrieb den Menschen beherrschen. Wird nun ein Patient in einen Sack gesteckt, wird er durch die Angst vor der Dunkelheit aufhören zu toben[66].

---

[64] Böhm, Winfried: »Wörterbuch der Pädagogik«, Stuttgart, 15. Auflage 2000
[65] Ackerknecht, Erwin: »Kurze Geschichte der Psychiatrie«, Stuttgart, 2. Auflage 1967, vgl. S. 42
[66] Zentner, Marcel R.: »Die Flucht ins Vergessen. Die Anfänge der Psychoanalyse Freuds bei Schopenhauer«, Darmstadt 1995, vgl. S. 2f

Horn ist von der Wirksamkeit seiner Schock- und Schmerztherapien überzeugt: »Im Jahre 1807 führte ich den Gebrauch der Drehmaschine ein [...]. Vermittelst eines Hebels, der von 3 bis 4 Gehülfen gezogen wird, wird dieses Drehbette in Bewegung gesetzt, dergestalt, daß in einer Minute 40-50-60 Umschwingungen der Maschine erfolgen. [...] Kranke, die, 1,5 bis 2 Minuten gedreht werden, kündigen durch Schreien und Rufen den unbehaglichen Zustand an, der dadurch bewirkt wird. [...] Die Erfahrung hat gelehrt, daß eben diese Wirkungen in vielen Fällen der Geisteskrankheit höchst wohltätig waren.«[67] Horn war der Überzeugung, daß Geisteskrankheiten körperlichen Ursprungs sind und daß diese auch körperlich therapiert werden müssen. Man müsse den von Leidenschaften besessenen Menschen zur Rückkehr zu Vernunft und Verstand zwingen. Schopenhauer ist nun die Einsicht zu verdanken, daß der Wahnsinn nicht auf eine Anzahl körperlicher Krankheiten zurückgeführt wird, sondern nur auf *einen* seelischen Mechanismus, der der Vertilgung unangenehmer Vorstellungen aus dem Gedächtnis. Durch das »Vertilgen« wahrer Ereignisse und deren Ersetzen durch Fiktionen sind nur Teilbereiche der Realitätswahrnehmung beeinträchtigt. Dem Wahnsinnigen fehlt es nicht gänzlich an Vernunft und Verstand (siehe Kapitel IV). Freud übernahm, wie im IV. Kapitel geschildert, die wesentlichen Annahmen Schopenhauers zur Entstehung des Wahnsinns. Zwar versuchte Freud, die psychischen Vorstellungen als quantitative »Erregungssummen« im zentralen Nervensystem zu lokalisieren, doch diese Absicht konnte er nicht verwirklichen. Im »Entwurf einer Psychologie« werden die Neuronen des Gehirns dadurch bestimmt, daß sie miteinander verzweigt sind und in ihnen Energie transportiert wird. Diese reine Quantität der Energie oder Erregung sagt aber nichts über die Qualität der Vorstellungen aus.[68] Freud gibt dies in »Jenseits des Lustprinzips« zu: »Die Unbestimmtheit all unserer Erörterungen [zum energetischen Ablauf des »Traumas«], die wir metapsychologische heißen, rührt natürlich daher, daß wir nichts über die Natur des Erregungsvorganges in den Elementen des psychischen Systems wissen und uns zu keiner Annahme darüber berechtigt fühlen. So operieren wir also stets mit einem großen X, welches wir in jede neue Formel mit hinübernehmen.«[69]

Ein weiterer Perspektivenwechsel ist in der heutigen Auffassung der Psychoanalyse selbst zu verzeichnen. Die Psychoanalyse wird nicht mehr selbstverständlich der naturwissenschaftlichen Medizin zugeordnet. Der wissenschaftliche Standort der Psychoanalyse ist nach Margret Kaiser-El-Safti von Freud selbst nicht eindeutig formuliert worden: »Freud äußert sich zeitlebens, was den eigentlichen Standort seiner Lehre betrifft, durchaus nicht eindeutig, vielmehr plazierte er sie einmal in die Nähe der Novellistik, dann wieder betonte er die Affinität zur Biologie und bezeichnete sie als Naturwissenschaft, in anderen Schriften wird sie als Theorie der Psychologie oder als Paradigma der Geisteswissenschaften

---

[67] Horn, Ernst, zitiert nach Zentner, Marcel R.: Die Flucht ins Vergessen. Die Anfänge der Psychoanalyse Freud bei Schopenhauer", Darmstadt 1995, S. 9
[68] Laplanche, Jean: »Leben und Tod in der Psychoanalyse«, Freiburg 1974
[69] Freud, Sigmund: »Jenseits des Lustprinzips«, in: »Das Ich und das Es. Metapsychologische Schriften«, Frankfurt am Main 1994, S. 215f

vorgestellt.«[70] Durch die im vorliegenden Beitrag angeführten zahlreichen Untersuchungen über die philosophischen Quellen der Freudschen Psychoanalyse wird deutlich, daß seit den 80er und 90er Jahren des 20. Jahrhunderts die geisteswissenschaftliche Grundlage der Psychoanalyse ins Bewußtsein der breiten Öffentlichkeit gerückt ist (im engsten Kreis der Mitarbeiter Freuds war dies bereits zu Beginn des 20. Jahrhunderts gesehen worden, siehe Kapitel V.). Die Psychoanalyse wird in der Gegenwart vielmehr als eine Geistes- bzw. Sozialwissenschaft betrachtet. Um dies zu verdeutlichen, soll kurz auf das Werk »Geisteskrankheit- Ein moderner Mythos?« von Thomas S. Szasz eingegangen werden. Nach Szasz gibt es keine naturwissenschaftlichen Methoden, mit denen man eine Geisteskrankheit feststellen oder messen könnte. Die Psychiater heilen nach Szasz nicht auf naturwissenschaftlicher Basis: »Tatsächlich hat sich zwischen dem, was die Psychotherapeuten und Psychoanalytiker in ihrer Praxis tun und dem, was sie darüber so von sich geben, eine breite, vielleicht gar unüberbrückbare Kluft aufgetan. Was sie tun ist natürlich, mit Patienten durch Sprache, nichtverbale Zeichen und Regeln *Kommunikation* herzustellen. Des weiteren analysieren sie mit Hilfe verbaler Symptome die kommunikativen Interaktionen, die sie beobachten und an denen sie selbst beteiligt sind. Damit wäre die Wirkungsweise der Psychoanalyse und der psychosozial orientierten Psychiatrie meines Erachtens korrekt beschrieben.«[71] Psychoanalyse und Psychiatrie haben nach Szasz also mehr mit Hermeneutik, Sprachwissenschaft und Sozialwissenschaft gemein, als mit der Medizin. Die Bindung an die naturwissenschaftliche Medizin wurde nach Szasz nur durch die Imitation ihres Vokabulars hergestellt, z.B. durch Ausdrücke wie »Neurose«, »seelischer Apparat« und »Behandlung«.

Die Fehleinordnung der Geisteskrankheit als medizinisch feststellbarer Krankheit geht nach Szasz auf Charcot zurück. Er habe die »Geisteskrankheit« erfunden, indem er nicht vorhandene körperliche Krankheiten (sondern nur Symptome) als Resultate einer seelischen Krankheit anerkannte. Der Irrtum besteht nach Szasz darin, daß hier der Unterschied zwischen einer tatsächlichen Erkrankung und hysterischen Symptomen verwischt werde. Wenn z.B. organische Krankheiten in die Klasse A gehören und nur simulierte, d.h. nicht-vorhandene körperliche Krankheiten in die Klasse Nicht-A, dann aber die seelische Krankheit doch als Krankheit anerkannt wird, dann ist der Unterschied zwischen A und Nicht-A nicht mehr festellbar. Szasz schreibt: »Vorgetäuschte Krankheit oder Simulation ist jetzt eine Art Krankheit. Die gelungene Imitation des Meisterwerkes wird selbst in ein Meisterwerk umdefiniert.«[72] Und weiterhin: »Wenn wir diesen Unterschied zwischen Objekten [körperlichen Krankheiten] und ihren Darstellungen [Imitation] ernstnehmen, müssen wir zu der Einsicht gelangen, daß die Psychiatrie es mit Kommunikation zu tun hat und nicht mit Geisteskrankheit. Also sind Psychiatrie und Neurologie keine Schwesternwissenschaften, die beide der

---

[70] Kaiser-El-Safti Morgret: »Der Nachdenker. Die Entstehung der Metapsychologie Freuds in ihrer Abhängigkeit von Schopenhauer und Nietzsche«, Bonn 1987, S. 1
[71] Szasz, Thomas S.: »Geisteskrankheit- Ein moderner Mythos?«, Olten 1973, S. 15
[72] Szasz, Thomas S.: Ebd., S. 62

Medizin genannten übergeordneten Klasse angehörten. Vielmehr steht die Psychiatrie in einer Metabeziehung zur Neurologie und anderen Zweigen der Medizin. Die Neurologie befasst sich mit bestimmten Teilen des menschlichen Körpers und dessen Funktionen als eigenständigen Objekten, aber nicht mit jenen als Zeichen für andere Objekte. Die Psychiatrie (wie wir sie hier definierten) befaßt sich ausdrücklich mit Zeichen als Zeichen, nicht nur mit Zeichen als Dingen, die auf Objekte weisen, [...].«[73]

Szasz begreift Hysterie oder »Geisteskrankheit« als erlerntes Kommunikationsverhalten. Hysterie wird als eine ganz eigene, nonverbale Sprache erlernt. Nach Szasz muß gefragt werden, warum diese »Sprache« erlernt wird und mit welchem Ziel. Die Sprache der Hysterie wird nach Szasz erlernt, wenn der gewünschte Effekt durch die verbale Mitteilung ausbleibt. Die nonverbale Sprache ist die ursprünglichere und wirkt direkter als die verbale Sprache. Durch nonverbale Kommunikation können Affekte und gesellschaftlich nicht anerkannte Bedürfnisse leichter ausgedrückt werden, da der Mitteilende ohne ausdrückliche verbale Äußerung unangreifbar bleibt. Hysterie-Patienten wollen sich durchsetzen, Aufmerksamkeit erhalten, im Alltag entlastet werden. Nach Szasz haben Freud und Breuer in den »Studien über Hysterie« den Sprachaspekt der Hysterie genau erkannt. Hysterische Sypmtome resultieren aus einem »Übersetzungsvorgang« (Konversion), bei dem seelische in körperliche Schmerzen umgewandelt werden.

Literatur

ACKERKNECHT, Erwin: »Kurze Geschichte der Psychiatrie«, Stuttgart 1969
BECKER, Aloys: »Arthur Schopenhauer- Sigmund Freud. Historische und charakterologische Grundlagen ihrer gemeinsamen Denkstrukturen«, in: Hübscher, Arthur (Hrsg.): »Schopenhauer-Jahrbuch für das Jahr 1971«, Frankfurt am Main 1971, S. 114-156
BERNHARD, Wolfram: »Schopenhauer und die moderne Charakterologie«, in: Hübscher, Arthur (Hrsg.): »Schopenhauer-Jahrbuch für das Jahr 1963«, Frankfurt am Main 1963, S. 25-123
DIMITROV, Christo T.: »E.v.Hartmanns »Philosophie des Unbewußten« und Freuds »Tiefenpsychologie«, in: Dührssen, A. (Hrsg.): »Zeitschrift für Psychosomatische Medizin und Psychoanalyse«, 15. Jahrgang 1969, Göttingen 1969, S. 131-146
DIMITROV, Christo T.: »A. Schopenhauer und S. Freud«, in: Adam, R. (Hrsg.): »Zeitschrift für Psychosomatische Medizin und Psychoanalyse«, 17. Jahrgang 1971, Göttingen 1971, S. 68-83
FREUD, Sigmund: »Die Traumdeutung«, Frankfurt am Main 1996
FREUD, Sigmund: »Metapsychologische Ergänzungen zur Traumlehre«, in: »Das Ich und das Es. Metapsychologische Schriften«, Frankfurt am Main 1994, S. 157-169
FREUD, Sigmund: »Jenseits des Lustprinzips«, in: Ebd., S. 193-249
FREUD, Sigmund: »Das Ich und das Es«, in: Ebd., S. 253-295

---

[73] Szasz, Thomas S.: Geisteskrankheit - Ein Moderner Mythos?", Olten 1973, S. 66

GASSER, Reinhard: »Nietzsche und Freud«, Berlin 1997

HEMECKER, Wilhelm: »Vor Freud. Philosophiegeschichtliche Voraussetzungen der Psychoanalyse«, München 1991

JULIUSBURGER, Otto: »Die Bedeutung Schopenhauers für die Psychiatrie«, in: Deussen, Paul (Hrsg.): »Zweites Jahrbuch der Schopenhauer-Gesellschaft für das Jahr 1913«, Nendeln/Liechtenstein 1968, S. 103-125

KAISER-EL-SAFTI, Margret: »Der Nachdenker. Die Entstehung der Metapsychologie Freuds in ihrer Abhängigkeit von Schopenhauer und Nietzsche«, Bonn 1987

LAPLANCHE, Jean: »Leben und Tod in der Psychoanalyse«, Freiburg 1974

MARQUARD, Odo: »Transzendentaler Idealismus, Romantische Naturphilosophie, Psychoanalyse«, Köln 1987

MÜLLER-BRAUNSCHWEIG, Carl: »Über das Verhältnis der Psychoanalyse zur Philosophie«, in: Freud, Sigmund (Hrsg.): »Imago. Zeitschrift für die Anwendung der Psychoanalyse auf die Geisteswissenschaften«, Band XI., Wien 1925, S. 1-13

NITZSCHKE, Bernd: »Zur Herkunft des »Es«: Freud, Groddeck, Nietzsche-Schopenhauer und E. von Hartmann«, in: Mitscherlich-Nielsen, M.: »Psyche«, 37. Jahrgang, Heft 7, Stuttgard 1983, S. 769-804

SCHOPENHAUER, Arthur: »Die Welt als Wille und Vorstellung«, Band I und II, in: Lütkehaus, Ludger (Hrsg.): »Arthur Schopenhauers Werke in fünf Bänden«, Zürich 1988

SCHOPENHAUER, Arthur: »Transscendente Spekulation über die anscheinende Absichtlichkeit im Schicksale des Einzelnen«, in: Lütkehaus, Ludger (Hrsg.): »Arthur Schopenhauers Werke in fünf Bänden. Paerga und Paralipomena I«, Zürich 1988, S. 200-224

SCHOPENHAUER, Arthur: »Versuch über Geistersehn und was damit zusammenhängt«, in: Ebd., S. 225-310

SZASZ, Thomas S.: »Geisteskrankheit- Ein moderner Mythos?«, Olten 1973

ZENTNER, Marcel R.: »Das Ziel allen Lebens ist der Tod.« Schopenhauer und Freuds »Todestrieb«, in: Specht, Rainer (Hrsg.): »Archiv für Geschichte der Philosophie«, Band 75, Berlin 1993, S. 319-339

ZENTNER, Marcel R.: »Die Flucht ins Vergessen. Die Anfänge der Psychoanalyse Freuds bei Schopenhauer«, Darmstadt 1995

Haptonomie

Eva Waldschütz, Bensberg *(Deutschland)*

Vor mehr als 10 Jahren begegnete ich der Haptonomie zum ersten Mal. Der Begründer der Haptonomie, Frans Veldman, gab im Rahmen der Jahrestagung der Deutschen Gesellschaft für Psychosomatische Gynäkologie und Geburtshilfe eine Einführung in der Frauenklinik der Universität Düsseldorf.

Veldman, ein Niederländer, hat die Haptonomie in den 40-er Jahren entdeckt und sein Leben dieser Entwicklung im Bereich der Lebenswissenschaften gewidmet. Seit 1950 ist er als Forscher tätig und leitet seit den 80-er Jahren ein internationales Ausbildungszentrum für Haptonomie in Frankreich.

Nach eigenen Angaben basiert seine Entdeckung des psychotaktilen Kontaktes auf unmenschlichen Erlebnissen während des zweiten Weltkrieges.

In dieser Extremsituation hatte Veldman erlebt, wie einander völlig fremde Menschen auf eine innige bestärkende Art und Weise miteinander affektiv zusammensein und sich unterstützen konnten. Dieses Phänomen, das jeder Mensch in lebenswichtigen existentiellen Grenzsituationen erfahren kann, hat Veldman systematisch erforscht. Bei seiner klinischen Tätigkeit stellte er fest, daß ein viel tieferer, heilsamer Umgang mit den PatientInnen möglich wurde, wenn diese Ebene des affektiven Kontaktes hergestellt werden konnte. Er konnte zeigen, wie durch den haptonomischen psychotaktilen, affektiv bestärkenden Kontakt der Umgang mit schwerkranken, bewußtlosen und auch psychisch gestörten PatientInnen entscheidend verbessert werden konnte. Er entwickelte Hilfestellungen für andere, um diese fundamentale menschliche Kontaktebene zu erspüren.

Die Wurzeln des haptonomischen Kontaktes entdeckte Veldman im vorgeburtlichen Kontakt zwischen Mutter und Kind. In der pränatalen Phase entwickelt sich das affektive Miteinandersein aus den Interaktions- und Kommunikationsmöglichkeiten zwischen Kind, Mutter und Vater. Aus diesen Beobachtungen Veldmans entstand die haptonomische Schwangerschaftsbegleitung, um die gefühlsmäßigen Beziehungen zwischen Eltern und Kind zu fördern und zu unterstützen.

Das Lebenswerk von Frans Veldman, das Buch, »Haptonomie, die Wissenschaft von den Grundlagen der Affektivität«, ist leider nur in Niederländisch und Französisch erschienen, in Frankreich mittlerweile in der 7. Auflage. In Deutschland hat sich bisher kein Verlag gefunden, der dieses Buch übersetzen und herausgeben wollte.

Da ich keine der beiden Sprachen verstehe, bin ich auf einzelne wissenschaftliche Informationen und Artikel sowie eigene Erlebnisse mit der Haptonomie angewiesen. Von 1993 bis 1995 habe ich bei Frans Veldman einen Kurs in haptonomischer Schwangerschaftsbegleitung besucht und werde meine Erfahrungen, die ich seitdem im Rahmen der haptonomischen Schwangerschaftsbegleitung machte, hier kurz referieren.

Also, zurück zu meinem ersten Kontakt mit der Haptonomie, der mich nachhaltig — im wahrsten Sinne, bzw. in beiden Bedeutungen des Wortes — taktil und emotional — berührt hat. Folgen Sie mir zurück in den Hörsaal der Frauenklinik an der Düsseldorfer Universität.

Knarrige Holzklappstühle, steil übereinander angeordnet, die quietschen, wenn man sie herunterklappt, Pultbretter mit Herzchen, Sprüchen und Liebesschwüren bekritzelt, unten, wie in einer Arena, Platz für ReferentInnen und PatientInnen, dahinter eine riesige Holztafel. Den Raum beherrscht die typische Hörsaallluft, eine Mischung aus Klinikmief, Bohnerwachs und Studentenschweiß. Zahlreiche Vorlesungen hatte ich hier besucht, die psychosomatischen Fallvorstellungen von Prof. Molinski und auch Frau Prof. Mitscherlich war einige Male mit ihrer gut besuchten Freitagabendvorlesung vom Kinderklinikhörsaal hierher ausgewichen. Bestimmt können sich einige der Anwesenden an diesen Hörsaal erinnern.

In diesen Hörsaal nun hatte Frans Veldman schwangere Frauen zur Demonstration der Haptonomie geladen. In der ersten Reihe, ganz unten, saßen etwa vier bis sechs Schwangere, stolz mit rundem Bäuchlein, vor ihnen eine bequeme, höhenverstellbare Liege. Frans, auch zu diesem Zeitpunkt bereits ein älterer Herr mit dichtem weißem Haar, braungebrannt, gab eine kurze Einführung zur Haptonomie und lud dann eine der schwangeren Frauen ein, zu ihm auf die Liege zu kommen. Er fragte sie, ob er sie berühren dürfe und ob sie beide zusammen Kontakt zu ihrem Baby aufnehmen wollten. Uns, die Zuschauer, hielt er an, uns gut die Silhouette des schwangeren Bauches einzuprägen. Zuerst forderte er die Frau auf, ihren Bauch objektiv, wie eine Kugel oder einen Fußball wahrzunehmen und er demonstrierte den straffen Muskeltonus an ihrer Bauchhaut. Daraufhin bat er sie, nun in gefühlsmäßigen Kontakt mit ihrem Baby zu treten, legte seine Hände auf ihren Bauch und lud das Baby ein, über seine Berührung mit ihm in Kontakt zu treten. Und, ich konnte es kaum glauben, die Beule des Bauches bewegte sich auf Frans zu, oder auch von ihm weg, jedenfalls dorthin, wohin er das Kind mit seinen Händen einlud und auf dem Gesicht der Frau erschien ein freudig strahlendes, entspanntes Lächeln. So »spielte« Frans mit dem Baby und nach kurzer Zeit konnten wir an der Körpersilhouette deutlich sehen, daß die Spannung des Uterus nachgelassen hatte und auch der Hauttonus war sichtbar geringer geworden. Und alle Frauen, an denen Frans diese Begegnung demonstrierte, machten danach einen sehr zufriedenen Eindruck.

Ich hatte zu diesem Zeitpunkt zwar noch nicht die leiseste Vorstellung, was Frans nun genau gemacht hatte, aber selbst als Zuschauerin war mir das Ganze so sehr unter die Haut gegangen, daß ich die haptonomische Begegnung sobald wie möglich erlernen wollte.

Es dauerte letztendlich dann nochmals vier Jahre, bis es soweit war und ich mit über 20 anderen neugierigen KursteilnehmerInnen, überwiegend Hebammen und GynäkologInnen, am zweiten deutschsprachigen Kurs zur prä- und postnatalen haptonomischen Begleitung bei Frans in Oms, einem kleinen französischen Dorf, nahe den Pyrenäen, teilnehmen konnte.

In Anbetracht unserer Umgebung möchte ich auch auf die Wurzeln des Wortes »Haptonomie« hinweisen. Neugriechisch bedeutet »νομος« Gesetz, Regel, Satz und »απτομαι« berühren, tasten, fühlen, anfassen; im übertragenen Sinne ist damit gemeint: ich nehme taktilen Kontakt auf, um gesund zu machen, zu heilen und den Anderen in seinem Dasein zu stärken.

Die Haptonomie vermittelt dem Menschen eine Ganzheit, das Gefühl von Angenommensein. Sie appelliert an seine spezifisch affektiven Fähigkeiten und ermöglicht ihm dadurch deren Entdeckung und Weiterentwicklung. Bei der haptonomischen Begleitung nimmt man den Menschen so an, wie er ist, bestätigt ihn in seiner Existenz, legt »Hand an«, stellt Kontakt her, lädt ihn ein, sein Inneres nach Außen zu bringen und ermöglicht so eine wahre Begegnung. Es kommt zu einer wechselseitigen Bezugnahme, die dem anderen Menschen existentielle Anerkennung und affektive Bestärkung und damit fundamentale Sicherheit gibt.

Die affektive Bestätigung im psychotaktilen Kontakt unterscheidet die Haptonomie von allen objektivierenden therapeutischen Ansätzen, die wir üblicherweise anwenden. Dadurch stellt die Haptonomie spezielle Anforderungen an die Ausübenden und unterstützt somit auch die Entfaltungsmöglichkeiten deren Begegnungs- und Kontaktfähigkeiten.

Frans Veldman beschreibt die Haptonomie als »Wissenschaft der Affektivität«, die er seit 1942 entwickelte.

In der Haptonomie unterscheidet man die körperliche Gegenwart, die Wirklichkeit des menschlichen Daseins von seiner Körperlichkeit, den individuellen Entwicklungsmöglichkeiten, die seine besondere Eigenheit, sein Wesen ausmacht. Das Körperliche ist an den Körper und die Konstitution des Einzelnen gebunden. Die Körperlichkeit bezeichnet die individuelle Repräsentation eines Menschen, d. h. wie er mit seiner körperlichen Existenz umgeht und sein eigentliches Wesen, seine persönliche Seinsweise darstellt. Je mehr es dem Menschen gelingt, sein Selbst in Echtheit und Wahrhaftigkeit, unverhüllt, harmonisch und konsequent zu repräsentieren, um so mehr hat er gelernt, sich von den Beschränkungen des Körpers zu lösen. Gleichzeitig wird damit die Basis für ein bewußtes, unabhängiges und authentisches Selbstsein gelegt. Dabei scheint die Möglichkeit, die funktionelle körperliche Wirklichkeit zu übersteigen und seine eigentliche beseelte Körperlichkeit darzustellen, davon abhängig zu sein, auf welche Art und Weise ein Individuum, von seinem frühesten Lebensbeginn an, in seinem Dasein bestätigt und unterstützt und in seinem Wesen und seiner Eigenheit affektiv bestärkt wurde. Das Arbeitsfeld der Haptonomie befaßt sich vor allem mit dieser beseelten Körperlichkeit des Menschen.

Jeder Mensch ist von Natur aus auf Kontaktaufnahme und Beziehungen mit seinen Mitmenschen und seiner Umwelt ausgerichtet. Jeder wahre menschliche

Kontakt, jede echte Begegnung ist ein gegenseitiges Berühren auf körperlicher und emotionaler Ebene.

In der heutigen schnellebigen, rationalisierten und unpersönlichen Gesellschaft, in der nur noch Effektivität und Profit zählen, verkümmern unsere ursprünglichen affektiven Fähigkeiten, die jede und jeder von uns in sich trägt. Die Haptonomie gibt durch eine affektiv bestärkende Annäherung einen direkten Appell an das, möglicherweise unterdrückte oder atrophierte, Gefühlsleben und - erleben einer Person und fördert dadurch deren Entfaltung in ihrer Ganzheit. Insofern definiert Veldman die Haptonomie als »Wissenschaft des menschlichen Gefühlslebens und des affektiven Kontaktes«.

Der Tastsinn scheint entwicklungsgeschichtlich unser Ursinn zu sein, aus dem sich die anderen Wahrnehmungsorgane gebildet haben. Das einfachste Lebewesen, z. B. eine Amöbe, selbst jede Zelle besitzt diesen Urtastsinn. Der Tastsinn ist aber auch unser Urkontaktsinn. Zusätzlich zu seiner Wahrnehmungsfunktion hat er eine Unterscheidungsfunktion, die es dem lebendigen Wesen ermöglicht, zwischen dem, was der Lebenserhaltung dient oder sie gefährdet zu differenzieren. Jedes Lebewesen unterscheidet das zur Lebenserhaltung notwendige »vitale Gute« von dem lebensbedrohenden »vitalen Bösen«. In diesem Unterscheidungsvermögen liegen die ersten Ansätze einer Basisintelligenz.

Die Haptonomie bedient sich dieser Grundlagen des Gefühls und Gefühlslebens. Man berührt, stellt Kontakt her, nimmt eine Verbindung auf, um zu bestärken. Die therapeutische haptonomische Annäherung umfaßt dabei den ganzen Menschen, um ihn in seinem Wesen und seiner Körperlichkeit zu bestärken und ist dadurch ganzmachend, gesundmachend, heilmachend, bzw. heilend.

Bestärken bedeutet in der Haptonomie, den Menschen in seiner beseelten Körperlichkeit, seinem Wesen, seinem persönlichen Gutsein wahrzunehmen und damit seine Authentizität zu unterstützen. Dabei beschränkt sich die Haptonomie nicht darauf, nur die persönlichen Fähigkeiten und Qualitäten zu bestätigen, wie meist im sozialen Umgang, sondern sie gibt eine affektive Seinsbestärkung, indem sie den Wert, das Wesen eines Menschen erfaßt und ihn bestärkt.

Mit Gutsein ist das potentielle Gute gemeint, das jedes Wesen in sich trägt. Bestärkt man dieses Gutsein, so kann sich dieser Mensch selbst als gut wahrnehmen.

Frans Veldman beschreibt es als Haupteindruck seiner haptonomischen Arbeit, daß diese affektive Seinsbestärkung, eine von Herzen kommende Bestätigung des anderen, für die Entwicklung und Entfaltung eines Menschen von fundamentaler und essentieller Bedeutung ist. Jeder strebt an, so wie er ist, uneingeschränkt angenommen und geliebt zu werden. Fehlt diese basale Bestätigung des Menschseins, wird eine Person ihr Gefühl und Gefühlsleben nicht voll entfalten können, d. h. ihr wird das innere Wachsen und Reifen zum psychischen Erwachsensein nicht ermöglicht. Wird ein Mensch von den ersten Lebensmomenten an affektiv bestärkt und kann sich als gut und angenommen erfahren, erhält er dadurch die Basis zur Entfaltung eines authentischen Selbst.

Und in diesem haptonomischen Basiszustand von Sicherheit und Geborgenheit liegt nach Veldman die Voraussetzung für die Entwicklung der Fähigkeit zu affektivem Kontakt: zum Liebhaben.

Meine eigenen Erfahrungen mit Haptonomie habe ich hauptsächlich mit der haptonomischen Schwangerschaftsbegleitung gemacht. Ich habe in den letzten sieben Jahren zahlreiche Schwangere und schwangere Paare haptonomisch begleitet und bin immer wieder von neuem erfreut, wenn ich Eltern die affektive Begegnung mit ihrem Kind vermitteln kann. Es berührt mich sehr, wie beglückt die Eltern reagieren, wenn das Kind bereits intrauterin mit Bewegungen auf ihren psychotaktilen Kontakt antwortet. Der Foet ist kein reaktionsloses Wesen, sondern ist sehr sensibel für sensorische Reize. Und meine Beobachtungen bestätigen die Untersuchungen von Veldman, daß haptonomisch betreute Kinder eine harmonischere postnatale Entwicklung und eine sehr frühe psychische Entfaltung zeigen. Wer von Ihnen in der Geburtshilfe tätig ist, kennt bestimmt den offenen, in sich ruhenden Gesichtsausdruck, den manche Neugeborenen zeigen: sie sind einfach ganz da — so würde ich haptonomisch begleitete Babys beschreiben. Janus bezeichnet diese Kinder als »in besonderer Weise wach, bezogen und innerlich stabil«. Nach Veldman haben sie einen innerlichen Zustand von Basisvertrauen und Basissicherheit entwickelt. Er konnte beobachten, daß sie auch psychomotorisch besser koordinieren können und aufmerksamer und lebhafter sind, als Kinder, die keine affektive Bestärkung erhielten.

Bereits intrauterin ist das Kind mit seiner umgebenden Welt konfrontiert und es empfängt positive und negative Eindrücke und Stimmuli, die sich bei ihm als Engramme speichern. Diese Eindrücke und Stimmuli kommen sowohl direkt durch die mütterliche Körperlichkeit als auch durch den Körper der Mutter hindurch von der Umwelt.
Die Kinder sind besonders für vitale Kontaktstimmuli empfänglich, vor allem, wenn sie affektiv bestärkend sind. Die Eltern erleben bei der haptonomischen Begleitung, daß sie sich mit ihrem Kind austauschen können, indem sie den bestätigenden Kontakt voller Zärtlichkeit und Liebe verwirklichen. Sie bauen eine innige Bindung zum Kind auf und entdecken, daß sie ihr Kind in seiner körperlichen, psychischen und gefühlsmäßigen Entwicklung unterstützen können. Das Kind nimmt durch die liebevollen »Spiele« der Eltern wahr, daß es willkommen ist. Es spürt und speichert, daß es so, wie es ist, gut ist und geliebt wird. Es erhält dadurch eine Basissicherheit, von der es lebenslang profitieren kann, Grundlage für das Urvertrauen in sich und seine Umgebung.
Aber nicht nur das Ungeborene spürt die affektive Bestätigung, auch der Umgang der Eltern miteinander verändert sich. Sie teilen das beglückende Gefühl, ihr Baby durch ihre liebevolle Zuwendung bestärken zu können und diese gemeinsame Freude läßt sie einander näherrücken. Außerdem wird auch der Kontakt des Paares untereinander von der haptonomischen Begegnung »infiltriert«. In diesem Sinne ist die Haptonomie eine Lebenseinstellung, die auch die Paarbeziehung inniger macht. Dabei muß ich erwähnen, daß diese Nähe nichts mit

Erotik oder Sexualität zu tun hat. Trotzdem werden sich die Partner durch die haptonomische Erfahrung anders begegnen und berühren.

Sobald ein Paar »schwanger« ist oder werden will, empfiehlt es sich, dem Paar die Grundlagen der Haptonomie zu vermitteln, damit sich beide schon mit der Phänomenologie vertraut machen können. Ich habe meist zwei Treffen mit den Paaren durchgeführt, in denen ich jedem der beiden eine haptonomische Begegnung spüren ließ und ihnen die Grundbegriffe erklärte. Eine haptonomische Schwangerschaftsbegleitung ist aber keine Geburtsvorbereitung und kann auch nicht in Gruppen durchgeführt werden. Die haptonomische Begleitung kann nur im Rahmen einer individuellen persönlichen Begegnung stattfinden.

Die eigentliche Schwangerschaftsbegleitung beginnt dann etwa zu dem Zeitpunkt, zu dem die Mutter ihr Kind spürt, sollte aber nicht mehr nach Ende des sechsten Monats, d.h. nach der 27. SSW begonnen werden. Bis zur Geburt sollten insgesamt etwa fünf bis acht Zusammenkünfte erfolgen, jeweils an die Phasen der Schwangerschaft angepaßt. Nach der Geburt empfiehlt Veldman mindestens vier Zusammenkünfte zur postnatalen Begleitung.

Ich persönlich habe sozusagen als Nebeneffekt der haptonomischen Schwangerschaftsbegleitung besonders positive Erfahrungen gemacht, was die Beeinflussung vorzeitiger Wehen und schwangerschaftsbedingter Rückenschmerzen betrifft. Bei den haptonomischen Begegnungen ändert sich der Tonus des Uterus und so kann die werdende Mutter mithilfe ihres Partners und der Besinnung auf das Kind spannungsbedingte Kontraktionen zur Ruhe bringen.

Was die Rückenbeschwerden betrifft, so wird eine haptonomische begleitete Schwangere ihr Kind anders tragen, es besser in ihren Körper integrieren und somit haltungsbedingten Rückenbeschwerden entgegenwirken.

Selbst bei meinen Ultraschalluntersuchungen hat mich die Haptonomie beeinflußt. Da ich schwerpunktmäßig in der Pränataldiagnostik tätig bin, mich aber an das sogenannte »alara«-Prinzip (as low as reasonable achieveable — nur das unbedingt Notwendige zu tun) halte und »Babyfernsehen« ablehne, versuche ich immer, die Aufmerksamkeit der werdenden Mutter auf das Kind in ihrem Bauch und nicht auf die Ultraschallabbildung zu lenken. Bei manchen Frauen fällt das auf fruchtbaren Boden und sie akzeptieren dann die Ultraschalluntersuchung als medizinische Diagnostik, begehen aber nicht den Fehler, es als Kontakt zu ihrem Kind zu sehen.

Für mich war das Kennenlernen der Haptonomie sehr bedeutend und hat meinen privaten und beruflichen Werdegang entscheidend beeinflußt. Ich bin überzeugt, daß die Haptonomie in vielen Bereichen sinnvoll angewendet werden kann, wie zum Beispiel in der Physiotherapie und der Psychotherapie.

1988 erschien das Buch Haptonomie in niederländischer und 1989 in französischer Sprache. 1990 fand der erste internationale Kongreß, unterstützt von der UNESCO im UNESCO-Gebäude in Paris statt, 1995 der zweite, ebenfalls in Paris.

Der 3. Kongreß der Haptonomie fand am 24. und 25. November 2000 in Montpellier statt. Dort wurden die neuesten Forschungsergebnisse vorgetragen und Erfahrungen ausgetauscht.

Literatur

C. DOLTO-TOLITCH: Pre- and Postnatal Haptonomic Communication, Affective Security and Development, Int. J. Prenatal and Perinatal Psychology and Medicine Vol. 9 (1997) No. 2 165-180

L. JANUS: Was ist Haptonomie?, Int. J. Prenatal and Perinatal Psychology and Medicine Vol. 8 (1996) No. 1, 119 — 121

H. LEVEND: Interview mit Frans Veldman: Öffnung zum Leben, Int. J. Prenatal and Perinatal Psychology and Medicine Vol. 8 (1996) No. 1, 111 — 118

F. VELDMAN: Haptonomie — Die Wissenschaft von den Grundlagen der Affektivität, Int. J. Prenatal and Perinatal Psychology and Medicine Vol. 4 (1992) No. 1/ 2, 87 — 100

F. VELDMAN: Confirming Affectivity, the Dawn of Human Life, Int J. Prenatal and Perinatal Psychology and Medicine Vol. 6 (1994) No. 1, 11-26

Palliativmedizin auf neuen Wegen: Leben im Angesicht des Todes

Michaela Nijs, Leuven *(Belgium)*

Lebens-Begleitung

Am Beginn dieses Artikels soll eine Frage stehen, eine kleine innere Gedankenreise, die uns in die Landschaft des Themenbereiches von Sterben, Tod und Trauer bringen wird.

Was würden wir antworten, wenn ein schwerkranker Mensch uns fragt: »Sind Sie bereit, mich auf dem letzten Stück meines Lebensweges zu begleiten?«

Es gibt viele Antworten auf diese Frage, einige davon will ich hier nennen.
- »Dafür habe ich keine Zeit.«
- »Das kann ich nicht.«
- »Das habe ich noch nie getan.«
- »Das habe ich im Studium und in meiner Psychotherapie-Ausbildung nicht gelernt.«
- »Das geht mir viel zu nah.«
- »Das soll besser ein Seelsorger tun.«

Eine ganz andere Antwort wäre folgende:
- »Ich bin bereit, Ihr Weggefährte zu sein.«
- »Ich bin offen für das, was uns auf diesem gemeinsamen Weg begegnen wird.«

Offen-Sein für das, was kommt: diese Grundhaltung wünsche ich den LeserInnen, vielleicht werden manche an eigene Erfahrungen mit dem Sterben anderer Menschen erinnert.

Was bedeutet der Titel dieses Textes: Leben im Angesicht des Todes?

Es ist Leben in allen seinen Facetten, bewußtes Leben, todes-bewußtes Leben. Alle Gefühle und Stimmungen gehören dazu, Ernst, Trauer, Wut, Heiterkeit und Froh-Sein. Manche werden in dieser Lebenszeit andere Prioritäten als in ihrem vorherigen Alltagsleben setzen, für andere ist es gerade ganz wichtig, daß alles seinen gewohnten Gang geht.

Körperliche Möglichkeiten sind eventuell eingeschränkt, aber mit Phantasie und Kreativität ist vieles möglich. Ein Bett mit Rollen kann man in den Garten schieben, eine Infusionsflasche kann auch an einem Nagel an der Wand aufgehängt werden...

Die Hospiz-Bewegung nennt das, was wir gewöhnlich Sterbebegleitung nennen, Lebens-Begleitung: Leben bis zum letzten Atemzug.

Mahatma Gandhi hat die Zusammengehörigkeit von Leben und Tod einmal so beschrieben: »Das Geheimnis des Lebens und das Geheimnis des Todes sind verschlossen in zwei Schatullen, von denen jede den Schlüssel zum Öffnen der anderen enthält.«

Die Hospiz-Idee

Die neuere Geschichte der Hospiz-Bewegung ist in Europa wesentlich geprägt durch die britische Ärztin Ciceley Saunders, die 1967 in London das Hospiz St. Christopher's gründete. Saunders Anliegen war und ist es, den Sterbenden als ganzen Menschen mit körperlichen, seelischen, sozialen und spirituellen Seiten wahr- und anzunehmen (Saunders 1993). Darum ist das Team von St. Christopher's ein multiprofessionelles Team: Pflegende, ÄrztInnen, SozialarbeiterInnen, PhysiotherapeutInnen, PsychotherapeutInnen, SeelsorgerInnen. Ein weiterer bedeutender Impuls war es, freiwillige HelferInnen in die Hospiz-Arbeit einzubeziehen.

Heute gibt es in Europa verschiedene Hospiz-Formen: stationäre, ambulante und Tages-Hospize. Stationäre Hospize sind entweder eine selbstständige Institution, oder sie sind in einer Klinik oder in einem Altenheim als sogenannte Palliativ-Stationen integriert. Ambulante Hospize kümmern sich um die häusliche Versorgung Sterbender und unterstützen das soziale Netzwerk. Auch hier arbeitet ein multiprofessionelles Team, viele ambulante Hospize werden außerdem wesentlich von Freiwilligen mit-getragen. Im Tageshospiz können Schwerstkranke ein- oder mehrmals pro Woche tagsüber betreut werden, um dann abends wieder in ihre häusliche Umgebung zurückzukehren. Wie man sieht, ist das Hospiz keine einheitlich gestaltete Einrichtung, sondern ein flexibles Konzept.

Die Aufmerksamkeit der Hospiz-Bewegung richtet sich auf die Frage, wie wir sterben und vor allem darauf, wie wir bis dahin leben (Albrecht et al. 1995).

Es ist vieles in Bewegung gekommen, und es bleibt noch viel zu tun. Obwohl die meisten Menschen sich wünschen, zuhause sterben zu können, geht dieser Wunsch nur für 7% in Erfüllung. 80% der Patienten sterben in Kliniken, 13% in Altenheimen und Hospizen.

Um das Leben so gut wie möglich zu gestalten, hat die Hospiz-Bewegung sich sehr um die Weiterentwicklung der Schmerztherapie bemüht. Schmerztherapie ist heute mit vielfältigen Methoden und Medikamenten möglich. In den allermeisten Fällen kann der Schmerz gelindert oder sogar ganz genommen werden, ohne daß der Patient dadurch in eine Art Dämmerschlaf verfällt. Orale Morphinpräparate sind meist gut verträglich und können vom Hausarzt verschrieben werden (allerdings nur, wenn dieser vor dem Ausfüllen von BTM-Rezepten nicht zurückscheut). In schwierigen Fällen kann eine Überweisung in ein Schmerztherapie-Zentrum erforderlich sein.

Beziehungsgestaltung im Angesicht des Todes

Für den sterbenden Menschen und für seine Angehörigen ein Weg-Gefährte sein, da sein und da bleiben — das scheint zunächst so einfach und ist doch manchmal so schwierig. Wir kennen den Weg nicht, der vor uns liegt.

Lebensbegleitung von Menschen im Angesicht des Todes verlangt vom Begleiter, daß er Kontakt aufnehmen kann, daß er Beziehungen aufbauen und pflegen kann und sich einfühlsam mitmenschlich verhält. Kommunikations- und Konfliktfähigkeit sind weitere wichtige Voraussetzungen.

Liebevolle Achtung und warmes Interesse für die Individualität des anderen sind Grundsteine jeder tragfähigen Beziehung, dies gilt in besonderem Maße für die Beziehung zu einem sterbenden Menschen.

Zudem ist es von großer Bedeutung, daß klare Grenzen bestehen. Wir müssen die Grenzen des anderen respektieren und unsere eigenen Grenzen deutlich setzen. Verschiedene Rollen und Aufgabenbereiche dürfen nicht vermischt werden, sonst entsteht Konfusion, die den Patienten sehr belastet.

Ein weiterer wichtiger Beziehungsbaustein ist Ehrlichkeit, sowohl dem Patienten als auch der Familie gegenüber. Wie wichtig der ehrliche und offene Umgang miteinander ist, möchte ich mit der folgenden Fallvignette verdeutlichen.

Ein Hausarzt bestellte den Sohn eines schwerkranken Patienten zu sich in die Sprechstunde und sagte ihm: »Ich will Ihrem Vater nicht sagen, daß die Tumormarker ganz enorm angestiegen sind. Es geht ihm gerade subjektiv so gut, aber ich will es Ihnen doch schon mitteilen...« Bis zu diesem Zeitpunkt war der Vater über seine Erkrankung voll informiert. Für den Sohn waren es sehr schwierige Tage: er wußte, daß der Gesundheitszustand seines Vaters sich drastisch verschlechtert hatte und daß er vermutlich sehr bald sterben würde. Der Sohn sagte: »Meinem Vater nicht mehr in die Augen sehen können, weil da ein schreckliches Geheimnis, eine Lüge ist — das war fast unerträglich für mich. Nach zwei Tagen habe ich den Arzt gebeten, meinem Vater die Wahrheit zu sagen.« (Nijs 2000). Der Vater erlebte das Verhalten des Arztes als einen Vertrauensbruch. In mehreren Gesprächen gelang es ihm, wieder so viel Vertrauen aufzubauen, daß die Behandlung durch diesen Arzt doch fortgesetzt werden konnte. Die Krise, die durch dieses Nicht-Mitteilen entstand, war sicher viel größer als die, die vielleicht auf ein von Anfang an ehrliches Gespräch gefolgt wäre.

Fragt man sterbende Menschen nach ihren Wünschen, formulieren sie oft elementare Bedürfnisse:
- nicht allein gelassen werden und an einem vertrauten Ort mit vertrauten Menschen sein können
- nicht mehr unter Schmerzen leiden müssen
- Unerledigtes erledigen können
- Sinnfragen stellen dürfen

Wir müssen sensibel sein und bleiben für die individuellen Bedürfnisse und Wünsche unserer Patienten. Auf keinen Fall dürfen wir dem Sterbenden dogmatische Leitbilder aufzwingen, nach dem Motto: »So haben Sie sich entsprechend der neuesten thanatologischen Fachliteratur zu verhalten, so wird den Regeln gemäß gestorben.«

Es gibt keine allgemeingültigen Regeln im Angesicht des Todes. Die Phasen, die Elisabeth Kübler-Ross vor vielen Jahren beschrieben hat, wollte sie als mögliche Aspekte des Sterbeprozesses verstanden wissen, nicht als ein lineares Geschehen, das jeder durchlaufen muß (Kübler-Ross 1971).

Der therapeutische Prozeß kann sich im Angesicht des Todes anders gestalten als im »gewöhnlichen Leben«. Zeit wird relativ, die individuelle Zeit ist viel wichtiger als die absolute. Vielleicht sind aufgrund des körperlichen Zustands nur kurze Gespräche möglich, aber gerade in dieser Kürze zeigt sich oft eine unvorstellbare Intensität. Jede Begegnung sollte als ein in sich geschlossenes Ganzes gestaltet sein, denn wir können nicht wissen, ob noch eine weitere Begegnung folgen wird. Das verlangt wache Aufmerksamkeit vom therapeutischen Weggefährten.

Wir fragen nach offenen Wünschen und bisher nicht erfüllten Träumen, nach Unerledigtem, nach offenen Gestalten, wie die Integrative Therapie es nennt. Gemeinsam suchen wir, welche Wünsche sich noch erfüllen lassen, welche Gestalten noch geschlossen werden können. Und oft sind es kleine Wünsche, die uns beinahe 'zu' klein erscheinen und die doch für den Sterbenden so wichtig sind. Eine Patientin antwortete auf die Frage, was sie sich noch wünsche: »Ich möchte so gern noch einmal den Duft von frischgebackenem Brot riechen.« Oft wird auch der Wunsch geäußert, einen Menschen noch einmal zu sehen, um die Beziehung klären zu können und bewußt Abschied zu nehmen.

Manche Wünsche können verwandelt werden: z.B. wenn ein Sterbender eine Reise in eine geliebte Stadt machen möchte und dies aufgrund seines Gesundheitszustands nicht mehr möglich ist, kann er Fotos und Bücher von dieser Stadt gemeinsam mit einem Angehörigen betrachten und so in Gedanken durch die vertrauten Straßen schlendern.

Einige Wünsche können nicht mehr erfüllt und auch nicht umgewandelt werden, sie müssen betrauert werden.

Wir bemühen uns, mit dem schwerkranken Menschen ein Bild seines Lebens-Panoramas zu malen, sei es real mit Farbstiften oder in Gedanken und Worten. Die Stimmung, in der diese Arbeit geschieht, ist gelassen, manchmal wie von einem hohen Berg nach unten blickend auf den sich schlängelnden Lebensweg. Wir stellen dem Patienten einige Leitfragen. »Welche Menschen waren und sind wichtig auf Ihrem Weg? Welche Begegnungen haben Ihr Leben bereichert? Was wollen Sie für die Gegenwart und Zukunft?« (Zukunft kann hier bedeuten: die nächsten Stunden und Tage...)

Oft ist erstaunlich tiefe innere Arbeit möglich, sehr konzentriert, auf das Wesentliche reduziert. Die Freude über die inneren Wandlungsschritte, die auch und gerade im Angesicht des Todes möglich werden, ist groß.

Zuhause sterben

Es ist von großer Bedeutung, mit dem Patienten und mit seinen Angehörigen konkret und detailliert zu besprechen, was im Verlaufe des Krankheitsprozesses geschehen könnte. Das Wissen, daß bestimmte Symptome auftrteten können und was dann getan werden kann, nimmt viele Ängste. Angehörige, die noch nie das

Sterben eines anderen miterlebt haben, werden viele Fragen haben, die sie vielleicht nicht wagen, zu stellen. Wenn wir sie darauf ansprechen, ist meist ein gutes Gespräch möglich.

Die Nacht ist eine besondere Zeitspanne, wenn man einen sterbenden Menschen begleitet. Es kann eine Zeit der Ruhe und der intensiven Begegnung sein. Es kann aber auch eine bedrohliche Zeit sein: allein, in der Dunkelheit, niemanden anders wecken wollen, durch den Schlafmangel überreizt und unruhig. Manche Klinikeinweisung »in letzter Minute« ließe sich verhindern, wenn wir immer wieder nach der Belastbarkeitsgrenze der Versorgenden fragen und gemeinsam nach anderen Lösungen suchen (z.B. eine Nachtwache).

Ganz wichtig ist eine Telefonnummer, die auch nachts besetzt ist, am besten natürlich von einem ambulanten Hospiz-Dienst. Die Erfahrung zeigt, daß allein der Zettel oft genug beruhigt und daß nur selten wirklich angerufen wird.

Neue Aufgaben

Palliativmedizin auf neuen Wegen, das bedeutet: Ärzte und Therapeuten auf neuen Wegen, denn sie sind es, die das Wagnis von neuen Aufgaben annehmen.

Die Heil-Kunst ist hier nicht mehr primär auf physische Heilung hin orientiert, sondern darauf, ein würdiges Leben bis zum letzten Atemzug zu ermöglichen. Wir verlieren uns nicht in ziel-losen Aktivitäten im Äußeren, sondern widmen den Wünschen der Sterbenden innere Aufmerksamkeit. Diese neuen Wege der Lebens- und Sterbebegleitung führen uns zurück zu den Grundprinzipien ärztlichen, d.h. menschlichen Handelns: liebevoller Respekt, Ehrlichkeit, wachsame Sorge.

Es ist keine leichte Aufgabe, Sterbende und ihre Familien zu begleiten. Professionelle Helfende leben nicht selten in der Überzeugung, dafür verantwortlich zu sein, daß ihre Patienten keinen seelischen Schmerz leiden. Eine Krankenschwester drückte dies sehr plastisch aus: » Als Pflegende wollen wir den Schmerz wegwaschen und ein Pflaster auf die Trauer kleben.« (Poetsch 1987). Wir müssen einsehen, daß der Schmerz der Seele nicht weggewaschen werden kann und darf. Der Abschied von diesem Leben, die Trauer um ungelebtes Leben, um das, was nicht mehr möglich ist, und um den Verlust von geliebten Menschen, muß durchlebt werden. Trauer darf nicht mit einem Pflaster verdeckt werden, sie muß offen zum Ausdruck kommen können. Ob professionelle Helfende es wagen, den Schmerz da sein zu laseen, hängt neben ihrer entsprechenden Aus- und Weiterbildung ganz wesentlich davon ab, wie ihre eigenen (frühen) Erfahrungen mit Verlust und Trennung sind (Nijs 1999). Haben sie selbst trauern dürfen? Hatten sie als Erwachsene die Möglichkeit, frühe Verlusterlebnisse zu bearbeiten?

Weiterbildungen zur Thematik von Sterben, Tod und Trauer müssen daher die ganze Person des Helfenden einbeziehen, so hat Elisabeth Kübler-Ross immer wieder gefordert. Denn die Konfrontation mit dem Tod führt uns an eigene existentielle Fragen.

Martin Buber hat einmal gesagt: »Man muß bei sich selbst gewesen sein, um zum anderen ausgehen zu können.« (Buber 1985). Wenn wir diese Aussage auf die Begleitung von sterbenden Menschen beziehen, dann bedeutet das: nur wenn wir uns mit unserer eigenen Endlichkeit und mit unserer Trauer um den Verlust geliebter Menschen auseinandergesetzt haben, können wir offen zugehen auf einen sterbenden Menschen.

Wir begegnen unserer Angst vor unserem eigenen Tod, unserer Angst vor dem Tod geliebter Menschen und unserer Trauer um durchlittene Verluste. Wir müssen bewußt mit diesen Ängsten umgehen, nur dann können wir wirklich für die Patienten da sein (Student 1999). Gelingt dieser bewußte Umgang nicht, dann kommt es zu enorm belastenden Vermischungen, die eine angemessene Begleitung unmöglich machen.

Ein junger Mann sagte mir nach dem Tod seiner Mutter: »Unser Hausarzt war ganz durcheinander, als meine Mutter im Sterben lag. Er konnte es nicht ertragen, sie leiden zu sehen. Deshalb ist er auch in der letzten Nacht nicht mehr gekommen. Obwohl ich seine Unterstützung so sehr gebraucht hätte... Im Rückblick vermute ich, daß die Situation für ihn zu nahe an seinem eigenen Leben war: er war genau so alt wie meine Mutter, seine Kinder waren so alt wie ich. Er hat es nicht geschafft, sich innerlich zu distanzieren, und hat auch nicht ehrlich gesagt: 'Ich kann nicht mehr, suchen Sie bitte einen anderen Arzt.' Es war sehr schwierig für uns alle so.« (Nijs 2000).

Je mehr Ähnlichkeiten es mit unserer eigenen Biographie gibt, desto bewußter müssen wir uns darum bemühen, unsere eigenen Anteile von denen der Patienten zu trennen. Sehr hilfreich ist eine Supervision bei jemandem, der selbst vertraut ist mit dem Themenkreis von 'Sterben, Tod und Trauer'.

Die Begleitung von Sterbenden und ihren Familien formt einen bedeutenden Teil einer präventiven Medizin. Wenn die Angehörigen im Rückblick sagen können: »Es hat weh getan, Abschied zu nehmen, aber es war gut so.«, dann können sie diese Erfahrungen als einen integralen Teil ihrer Biographie sehen. Ihr Trauerprozeß kann einen gesunden Verlauf nehmen.

Wenn die Angehörigen während des Sterbens des geliebten Menschen ihre Gefühle in einem angemessenen Rahmen ausdrücken konnten, entlastet das in der akuten Situation und hilft langfristig, einer Verschiebung auf die körperliche Ebene mit funktionalen und somatischen Beschwerden vorzubeugen. So kann Sterbebegleitung auch im Sinne der Gesundheitsförderung für die Angehörigen verstanden werden.

Hilfreiche Abschiedsrituale

Die Gestaltung eines Abschiedsrituals im Sinne einer Gedenkfeier für den Verstorbenen ist für alle, für die Familie ebenso wie für die professionellen Helfenden, sehr wichtig. Ein Abschiedsritual ist eine bewußt vorbereitete und vollzogene Handlung die Gefühle und Gedanken ausdrückt. Diese symbolische Handlung ist individuell gestaltet, ihr Inhalt wird geprägt durch die Bedürfnisse und Überzeugungen der beteiligten Menschen. Rituale sind ein schöpferischer und aktiver Weg, mit Gefühlen umzugehen (Imber-Black u. Roberts 1992). Symbolische Handlungen integrieren viele Funktionen in sich, und sie haben eine integrative Wirkung für denjenigen, der sie vollzieht. Ein Ritual bezieht den Menschen in seiner Ganzheit ein: seine intellektuellen Fähigkeiten, seinen physischen Körper, seine Gefühle und seine Spiritualität. Rituale gehören wesentlich zum Mensch-Sein dazu. Eine Gedenkfeier bietet Momente der Stille und der Besinnung, sie bietet Raum für die Frage: Wer war der Verstorbene? Was hat seinen Lebensweg geprägt? Wenn eine solche Gedenkfeier in einem Hospiz, einem Altenheim oder einer Klinik von den Mitarbeitern gestaltet wird, wird das von allen Beteiligten als eine große Hilfe erlebt. Je nach Situation werden Angehörige und Mit-Patienten bzw. Mit-Bewohner an dieser Feier teilnehmen.

Ein Moment des Gedenkens kann auch direkt nach dem Tod gestaltet werden. Davon berichtete eine junge Frau mir: »Ich war als Nachtwache bei einer alten Freundin, auch in der letzten Nacht zuhause, als sie starb. Nach ihrem Tod haben wir dann alle zusammen (ihr Mann, ihre erwachsenen Kinder, eine Freundin und ich) in dem Zimmer um das Bett gesessen, und ihr Mann hat aus ihrem Leben erzählt. Es war eine so friedvolle Stimmung. Ich bin sehr dankbar, daß ich ihren Tod und dieses gemeinsame Gedenken miterleben durfte. So habe ich bewußt Abschied nehmen können. Die Erinnerung daran begleitet mich bis heute.« (Nijs 2000).

Den Schluß dieses Artikels bildet eine Aussage von Vaclav Havel. Er hat sehr eindrücklich die Grundstimmung der Hoffnung beschrieben, die uns in der Begleitung von schwerkranken Menschen helfen kann.

»Hoffnung ist nicht Optimismus,
nicht die Überzeugung,
daß etwas gut ausgeht,
sondern die Gewißheit,
daß etwas einen Sinn hat,
ohne Rücksicht darauf,
wie es ausgeht.«

Wenn es uns jeden Tag neu gelingt, in diesem Sinne zu hoffen, dann können wir Kraft schöpfen für unsere vielfältigen Aufgaben.

Literatur

ALBRECHT, E., Orth, C., Schmidt, H.: Hospizpraxis. Ein Leitfaden für Menschen, die Sterbenden helfen wollen. Freiburg 1995
BUBER, M.: Pfade in Utopia. Heidelberg 1985
IMBER-BLACK, E., Roberts, J.: Rituals for our times: celebrating, healing and changing our lives and our relationships. HarperCollins Publishers, New York 1992
KÜBLER-ROSS, E.: Interviews mit Sterbenden. Kreuz Verlag, Stuttgart 1971
NIJS, M.: Weg-Gefährte für Sterbende sein — Hilfen für professionelle Helfende. Unveröffentl. Manuskript, 2000
NIJS, M.: Trauern hat seine Zeit — Abschiedsrituale beim frühen Tod eines Kindes. Verlag für Angewandte Psychologie, Göttingen 1999

POETSCH, P.: Taking Care of Yourself. In: H.A.N.D. (ed.): Health Provider's Manual For Helping after Perinatal Death. Los Gatos 1987

SAUNDERS, C. (Hrsg.): Hospiz und Begleitung im Schmerz. Herder Verlag, Freiburg 1993

STUDENT, J.-C.: Bereicherung des Lebens — Fortbildung von SterbebegleiterInnen. Dr. med. Mabuse 5/1999, 36-38

Das Ganze ist mehr als die Summe seiner Teile
Visionen und Wirklichkeit eines multiprofessionellen Modells für die frauenärztliche Praxis

Mura Kastendieck, Bremen *(Deutschland)*

Angeregt durch das Thema der Tagung möchte ich die Paradigmen in der derzeitigen Gynäkologie betrachten und sie in Bezug setzen zu den Paradigmen unseres Modells.

In der heutigen wissenschaftlichen Gynäkologie ist die Methode vorherrschend der »biotechnischen Medizin, die den Körperbegriff als physikalisch-chemische Maschine definiert« (Uexküll S.18). »Wissenschaftlichkeit« scheint nur noch bei chemischen und zellulären Analysen und in Zahlen und Signifikanzen ausdrückbaren Werten vorzuliegen, wie es die Programme der großen Kongresse vermuten lassen. Die Entwicklung der Molekularbiologie, die Auswirkungen in der Reproduktionsmedizin und der Pränatalen Eugenik und die Behandlung der Lebensübergänge beispielsweise der Wechseljahre suggerieren, das Ziel der Medizin sei es, Krankheit zu eliminieren und eine Verlängerung des Lebens, wenn nicht gar »Unsterblichkeit« anzustreben.

Hierbei geht die Achtung von Lebensübergängen und von Krankheit in seiner Bedeutung für die psychische und moralische Reifung des Menschen verloren.

In der Beschäftigung mit den Lehren des Hippokrates gewann ich den Eindruck, dass die Auffassungen unseres Teams den Lehren der Antike näher stehen als der technisierten Medizin.

Zu Zeiten des Hippokrates waren in der Medizin die Beachtung des Einzelfalles, die Betrachtung des Menschen in seiner Umgebung und die Bedeutung der »Medizin als Kunst« die vorherrschenden Paradigmen. Wie Prof. Godderis zitierte: der Patient muss mithelfen (»cooperative patient«) und der persönliche Kontakt ist bedeutsam (»personal contact« and »observe and watch the patient«)

Die Aufgabe des Arztes diente vorrangig dem Gesunden und der Gesunderhaltung.

Vielleicht ist hier sogar eine Wiederannäherung zu beobachten, denn ist es in den vergangenen 200 Jahren zu einem *Paradigmenwechsel* in der Medizin gekommen hin zum technisierten Maschinen-Modell, so kommt es in den vergangenen 10 Jahren zu einem *Aufgabenwechsel* in der ambulanten Versorgung, dem Wechsel von der ausschließlichen »Krankheitsmedizin« zu der »Vorsorgemedizin«.

Von 1995 bis 1999 hat sich die Zahl der Fachärzte verdoppelt, es ist im Bereich der niedergelassenen Facharztpraxen ein Anstieg von 25% zu verzeichnen (Ärzteblatt).

Somit ist es zu einer Verlagerung der Tätigkeiten und zu einem Rollenwechsel des Arztes gekommen: Von der Behandlung von Krankheiten zu Früherkennung, vom Behandler zum Berater.

Was sind die Begleiterscheinungen dieser Entwicklung?
Einerseits ist eine erhöhte Lebenszeiterwartung zu verzeichnen und ein Rückgang von Mütter- und Säuglingssterblichkeit. (Vergleich Afrika: 20% Kindersterblichkeit unter 5 Jahre; 6-8% Müttersterblichkeit.)
Andererseits ist Vorsorgemedizin auch eine »Absicherungsmedizin«. Sie hat zu Folge, dass es auf Seiten der Patientinnen zu erhöhter Angst und Verunsicherung kommt, (wie wir anhand der hohen Inanspruchnahme des Medizinsystems vermuten können), zu geringerem Vertrauen in die Natur und somit auch in die eigenen Ressourcen und zu einer geringeren »Schicksalshaftigkeit«.
Die Suche nach Elimination von Störungen, die Suche nach Schuld und die Medizinierung gesunder Vorgänge sind die Schattenseite dieser Entwicklung.
Neben dieser Entwicklung in der Medizin hat der gesellschaftliche Wandel mit den veränderten Familienstrukturen und die Vereinzelung der Menschen die Heranbildung »professioneller Berater und Berührer« notwendig gemacht.
Die Bildung unseres multiprofessionellen Modells ist die *folgerichtige* Konsequenz aus dieser Entwicklung und sie ist nicht aus einem theoretischen Konzept entstanden.

Unser Paradigma möchte ich nennen:
- Der Versuch im eigentliche Sinne »psycho-soma-sozial« zu arbeiten
- Die Fähigkeiten der Selbstheilung anerkennen
- Die Integration der modernen Erkenntnisse aus der Gynäkologie und der Tiefenpsychologie d.h. Geburt, Lebensübergänge, Krankheit und Tod als Bestandteile des Lebens zu achten
- Die Integration verschiedener sich ergänzender therapeutischer Systeme: die klassische Medizin, die Psychotherapie und die körperorientierten Verfahren

Wir haben eine gynäkologische Praxis der Basisversorgung und betreuen alle Gebiete der Gynäkologie. Unser Modell hat sich in der Schwangerenvorsorge entwickelt.
Der genannte Rollen- und Aufgabenwechsel führt zu der Frage, wer ist in der Betreuung von werdenden Müttern und Eltern eigentlich auf welcher Ebene wichtig und richtig?
Über zwanzig Jahre hat sich nach und nach eine Zusammenarbeit entwickelt von:

Multiprofessionelle Gemeinschaftspraxis
◆ Drei Gynäkologinnen
◆ Davon zwei mit Zusatz Psychotherapie
◆ Zwei Hebammen, davon zwei Geburtsvorbereiterinnen
◆ Eine Krankengymnastin
◆ Sechs Arzthelferinnen, davon eine Geburtsvorbereiterin

Mit den folgenden spezifischen, aber auch überlappenden Aufgabenbereichen:

Funktionsbereiche
- Ärztin — Risikoabschätzung, US
- Psychotherapie — Krisenintervention
- Hebamme — Vorsorge, Beratung
- Geburtsvorbereiterin — Körperarbeit etc
- Krankengymnastin — Rückbildung
- Arzthelferin — Erstkontakte
- Hebamme Post Partum — Hausbesuche

Welche strukturellen Bedingungen sind hierfür notwendig?

Strukturelle Voraussetzungen
- Hebammenraum in den Praxisräumen
- Gruppenraum
- Tägliche Übergaben
- Team-Intervision
- Balintgruppen und externe Supervision
- Abrechnung über Kassenärztliche Vereinigung, Hebammen Gebührenordnung, die Kurse direkt mit den Krankenkassen

Wir nennen das Konzept ein Versorgungs*netz* und ein Versorgungs*nest*, das der natürlichen Regression der Schwangeren angemessen sein soll.

Wichtiger Bestandteil der Betreuung sind die Kurse mit einem wesentlichen Anteil an Körperarbeit.

Geburtsvorbereitungskurse
- Austausch
- Geburtsberichte
- Information
- Körperwahrnehmung (Atem, Spannung…)
- Entspannung, Massage
- Imagination
- Kontakt zum Kind

Hiermit werden erreicht
- Gesundheitsverhalten
- Sensibilisierung für sich und für das Kind
- Autonomie
- Angstreduktion
- Bildung von Gruppen nach der Geburt

Was sind die wichtigsten inhaltlichen Parameter für eine gelingende Zusammenarbeit:

> **Das Primat der gemeinsamen Grundlagen und Ziele**
> *Die gemeinsam getragene Idee wiegt mehr als die Interessen des Individuums!*
> ◆ Gleiche Paradigmen und gleiche ethische Grundhaltung
> ◆ Die gegenseitige Achtung der Kompetenz
> ◆ Akzeptanz der verschiedenen Persönlichkeiten
> ◆ Bereitschaft zu Selbstreflexion
> ◆ Fähigkeit zu Kritik
> ◆ Keine hierarchische Patientinnen Bindung

Diese Ziele können keine *vorbestehende Grundlage* der Zusammenarbeit sein und sind somit nicht als »Voraussetzung« zu sehen, sondern sie werden in den Intervisions- und Teambesprechungen mühevoll und wiederholt erarbeitet.

Im Rahmen dieser Treffen, wo jede von uns ihre Eindrücke und Kenntnisse über die Patientin und das Paar mitteilt, Subjektivität und Gefühle wie beim »szenischen Verstehen« zulassend, erleben wir, dass die Patientinnen uns in unterschiedlicher Weise einsetzen.

Hieraus ergab sich die Beobachtung, dass wir im Sinne »verschiedener Instanzen« genutzt werden. Wir werden gewissermaßen entlang der jeweilig unterschiedlichen Bedürfnisse der Schwangeren nach Autonomie und Abhängigkeit aufgesucht.

> **Instanzen und Zuschreibungen**
> ◆ Ärztin: Pathologie, Kontrolle, Sicherheit, Verantwortung, hierarchisches Gefälle
> ◆ Hebamme: Normalität, Befindlichkeiten, »einfache« Fragen, angstfreier, Fachfrau
> ◆ Geburtsvorbereiterin: Körpernähe, Fürsorglichkeit, Begleitung
> ◆ Arzthelferin: Schlüsselfigur in Praxis, erste Befürchtungen aussprechen

Hierbei kommen Zuschreibungen qua Profession vor, d.h. der Ärztin bleibt beispielsweise die patriarchale Instanz der Autorität vorbehalten.

Wir führen eine Schwangerenvorsorge entlang den Mutterschaftsrichtlinien durch und empfehlen den Schwangeren abwechselnd einen Termin bei der Hebamme und der Ärztin. Sie können jedoch entscheiden, wen sie wann aufsuchen können. Durch dieses Angebot, dass sich die Schwangere die Betreuungsform *selbst* aussucht, wird der Faktor der selbstgewählten Beziehungsebene ermöglicht.

Wir treten jedoch nicht nur mit unserer *beruflichen* Qualifikation in Erscheinung sondern auch mit unserer verschiedenen Wesensart. Die verschiedenen Personen mit ihren jeweiligen individuellen Persönlichkeitsstrukturen ermöglichen darüberhinaus die Wahl einer Vertrauensperson. Fast könnte man vermuten, dass hier – entlang der Objektbeziehungstheorie – die Patientin »mit ihrer individuellen Identitätsbildung in dem gewählten Gegenüber ihre inneren

Objektrepräsentanzen wiederfindet und dieses zu Öffnung, emotionaler Tiefe und Zufriedenheit beiträgt.« (Kernberg S.30)

Mit dem Betreuungskonzept erreichen wir u.E. mehrere Wirkungen auf seiten der Patientinnen.

Auswirkungen für die Patientin (mit Rückwirkung auf uns)
- Entpathologisierung der Schwangerschaft
- Achtung ihrer biopsychosozialen Ganzheit
- Patientin gestaltet ihre therapeutische Beziehung
- Entwicklung von Körperwahrnehmung
- Förderung der Sensibilisierung zum Kind
- Übernahme von Eigenverantwortung
- Risikominderung

Schwangerschaftskomplikationen (vorzeitige Wehen, Hypertonie, Ödeme) betrachten wir als »*Kompromisslösungen*« anderer zugrundeliegender Konflikte. In dem Maße, wie es gelingt, Zugang zu diesen Konflikten zu bekommen, sind andere Lösungen als die Entwicklung von Symptomen realisierbar.

Indem wir die Patientin zum Subjekt ihrer Handlung machen und nicht zum Objekt einer technischen Medizin werden lassen (US,CTG Verwendung), wird ihr Selbst gestärkt und wir als Professionelle treten in den Hintergrund.

Zwei kleine Beispiele für die Stärkung der Selbstwahrnehmung:
Frau in der Frühschwangerschaft: »Ich glaube, ich bin schwanger«.
Arzt/Ärztin: »Dann wollen wir erstmal einen Test und einen Ultraschall machen«.
Oder besser: Arzt/Ärztin: »Woran merken Sie es, wie fühlen Sie sich?«
Eine Frau in der z.B 28.SSW: »Ich habe so ein Ziehen«
Arzt/Ärztin: »Dann machen wir eine Untersuchung mit dem Wehenschreiber«
Oder besser: Arzt/Ärztin/Hebamme: »Wie fühlt es sich genau an, wann bemerken Sie es?«

Bedeutung für Teammitglieder mit Rückwirkung auf die Patientin
- Verschiedene Beobachtungen schärfen den eigenen Blick
- Lernen durch die Kenntnisse der anderen
- Gegenseitige Kontrolle erhöht die Sicherheit
- Entlastung
- Gegenseitige Vertretung
- Lebendigkeit durch Bereicherung und vice versa

Probleme in der Arbeit bereitet der Weggang von Teammitgliedern und dadurch entstehende Diskontinuität. Neue Mitglieder werfen jedoch andererseits neue Auseinandersetzungen auf: so stehen wir derzeit in einem Prozess, ob sich die Einführung von Akupunktur in die Geburtsvorbereitung mit unseren Paradigmen vereinbaren läßt.

> **Probleme in der Praxis**
> ◆ Personalwechsel, Diskontinuität
> ◆ Abhängigkeit von dem Wohlwollen der Krankenkassen
> ◆ Starrheit des Abrechnungssystems verhindert Innovationen

Grenzen einer Erweiterung des Modells werden durch die augenblickliche Abrechenbarkeit gesetzt. Modelle wie in einer sozialpädiatrischen Praxis mit der Finanzierung anderer Berufsgruppen sind in der Zukunft wünschenswert. Sie würden ermöglichen, künstlerische Therapien und Sozialarbeit miteinzubeziehen und wir könnten unser Modell auf die Onkologie erweitern.

> **Zukunftsvisionen**
> ◆ Neue Finanzierungsmodelle erreichen, um weitere Arbeitsfelder einzubeziehen, z.B. Sozialarbeit, künstlerische Therapien
> ◆ Erweiterung auf onkologisches Betreuungskonzept

Unser Konzept hat sich über einen langen Zeitraum entwickelt und dennoch wurde ich gebeten über *Modelle der Zukunft* zu sprechen. Die Medizin befindet sich derzeit ökonomisch und ökologisch vor einem notwendigen Umbruch. Multiprofessionelle Modelle könnten zu einem sparsamerem Umgang mit den vorhandenen Ressourcen führen.

Schließen möchte ich mit der Metapher »Göttinnen in jeder Frau«. Ich komme hier in Griechenland zu dem Gedanken, wie sehr in unserer monotheistischen Kultur noch die Vorstellung des Arztes als »Halbgott in weiß« vertreten ist.

Unser Modell ermöglicht in einer Analogie mit den griechischen Gottheiten, eine Demeter, eine Artemis, Hera, Athene, Hestia, Aphrodite oder eine Persephone zu wählen und eine oder mehrere zur gleichen Zeit anzurufen und sich nutzbar zu machen.

Literatur

KERNBERG, Otto F.: Objektbeziehungen und Praxis der Psychoanalyse Klett-Cotta Stuttgart 1997

UEXKÜLL, Thure von: Integrierte Psychosomatische Medizin Schattauer Stuttgart 1994

SCHÜLER DUDEN: Die Philosophie, Duden Verlag Mannheim 1985

WITTERN, R. und PELLEGRIN, P.: Hippokratische Medizin und Philosophie der Antike, G.Olms AG Hildesheim 1996

Deutsches Ärzteblatt Jg.97 Heft 31-32 S. A2076

Gibt es ein universelles Recht auf medizinische Versorgung?

Gregor Schotten, Rommerskirchen *(Deutschland)*

A. Einführung

Am 15. Oktober des vergangenen Jahres wurde der Friedensnobelpreis an die Hilfsorganisation »Médecins sans Frontières« (Ärzte ohne Grenzen) vergeben. Diese weltweit in Krisenregionen operierende Organisation tritt seit längerem für die Anerkennung eines Rechts der Opfer von Kriegen, Naturkatastrophen und anderen Notfällen auf humanitäre Hilfe, insbesondere medizinische Versorgung, ein. Die Verleihung des Friedensnobelpreises an »Médecins sans Frontières« hat die Diskussion, ob es ein universelles Menschenrecht auf medizinische Versorgung gibt, neu entfacht.

Die Dringlichkeit der Anerkennung eines solchen Rechts stellt sich insbesondere angesichts von Praktiken willkürlicher Verweigerung medizinischer Versorgung.

Die sudanesische Regierung verbot wiederholt Hilfsflüge in von Hungersnot unmittelbar betroffene Gebiete.[1]

Das fundamental-islamistische Taliban-Regime in Afghanistan verbot Frauen und jungen Mädchen den Zutritt zu Krankenhäusern und anderen medizinischen Einrichtungen.[2]

Im Irak hat sich seit Verhängung der Wirtschaftssanktionen durch die Vereinten Nationen (1990) die Kindersterblichkeit verzehnfacht, ein einstmalig funktionierendes öffentliches Gesundheitswesen ist zusammengebrochen, da unentbehrliche Spezial-und Ersatzteile für medizinische Infrastruktur nicht eingeführt werden dürfen.[3]

In Nordkorea verhungerten zwischen 1995 und 1997 ca. 3 Millionen Menschen, die Regierung war weder in der Lage Maßnahmen zu treffen, die zu einem Anlaufen von wirksamen Selbstversorgungsaktionen geführt hätten, noch ließ sie zunächst internationale Helfer ins Land. Später durften Helfer nur in bestimmte Teile des Landes reisen.[4]

---

[1] A. P. Davis, Sudan — atrocities as the way of war, in World Alliance for Nutrition and Human Rights Bulletin, No. 7, 1998, S. 12; International Committee of the Red Cross (ed.), ICRC Annual Report 1997, Genf 1997, S. 104 ff.

[2] Vgl. etwa United Nations Commission on Human Rights, Resolution 2000/18 (18 April 2000), preambular para. 6.

[3] Zur Situation im Irak sei etwa verwiesen auf: F. Bauer, Der wackere Kampf eines Einzelnen?, FAZ 18.02. 2000, S. 5; Gregor Schotten, Die Rolle des Roten Kreuzes in Ländern unter Wirtschaftssanktionen der Vereinten Nationen, in Humanitäres Völkerrecht — Informationsschriften 11 (1998), S. 216 ff.

[4] A. M. Mouradian, The Fight Against Famine: Food is now a Weapon of War, Humanitarian Affairs Review 5 (1999), S. 16 (18).

Diese Untersuchung soll der Frage nachgehen, ob es ein universelles Recht auf medizinische Versorgung gibt und wenn ja wie dieses ausgestaltet ist. Weiterhin ist zu fragen, wer durch dieses Recht berechtigt und verpflichtet wird und wie dieses Recht durchzusetzen ist.

Die Annäherung an ein universelles Recht auf medizinische Versorgung erfordert zunächst, dass man sich vergegenwärtigt, in welcher Rechtsordnung dieses verankert sein müßte. Da die Betrachtung hier der Frage nachgeht, ob dieses Recht universell existiert, kann die Rechtsordnung, in dem es zu finden wäre, nur das Völkerrecht sein, da dieses den Rechtsrahmen nicht nur für die Beziehungen von Staaten untereinander stellt, sondern in ihm auch die universell anerkannten Menschenrechte verankert sind sowie die Normen des humanitären Völkerrechts, der Rechtsordnung, die im bewaffneten Konflikt Anwendung findet.

B. Das Recht auf universelle medizinische Versorgung als Bestandteil der Menschenrechte

I. Die Entwicklung der Menschenrechte seit 1945

Seit dem Ende des zweiten Weltkrieges wurden die Menschenrechte in mehreren größeren universellen und regionalen Konventionen niedergelegt. Zu nennen wären als universelle Kodifikationen etwa die Allgemeine Erklärung der Menschenrechte (1948), der Pakt über politische und bürgerliche Rechte (1966), der Pakt über wirtschaftliche und soziale Rechte und das Übereinkommen über die Rechte des Kindes (1989). Als regionale menschenrechtliche Verträge wären etwa die Europäische Menschenrechtskonvention (1950), die Amerikanische Menschenrechtskonvention (1969) oder die Afrikanische Charta der Menschenrechte und Rechte der Völker (1984) aufzuführen.[5] Die menschenrechtlichen Verträge sind von einer Vielzahl von Staaten unterzeichnet, wichtige Normen sind inzwischen derart anerkannt, dass sie auch Bestandteil des Völkergewohnheitsrechts sind und damit alle völkerrechtlichen Akteure (Staaten, internationale Organisationen und in Ausnahmefällen Individuen) direkt binden. Derartige Normen sind etwa das Recht auf Leben, das Verbot der Sklaverei, das Verbot der Folter oder das Verbot unmenschlicher Behandlung. Diese Normen sind nicht derogierbar, dass heißt sie gelten auch in Krisenzeiten wie bewaffneten Konflikten oder Naturkatastrophen. Andere Rechte können von Staaten in solchen Fällen suspendiert werden.

II. Das Recht auf medizinische Versorgung innerhalb der Menschenrechte

Ein eigenständiges Recht auf medizinische Versorgung existiert innerhalb der Menschenrechte nicht, vielmehr ist zu untersuchen, ob ein Recht auf medizinische Versorgung Bestandteil anderer anerkannter Menschenrechte ist.

---

[5] Ein ausführlicher Überblick über menschenrechtliche Verträge findet sich bei K. Ipsen, Völkerrecht, 4. Auflage, München 1999, S. 671 ff.

1. Das Recht auf medizinische Versorgung als Bestandteil des Rechts auf Gesundheit

a) Vertragsrechtliche Normen

Das Recht auf Gesundheit ist in mehreren menschenrechtlichen Kodifikationen enthalten. So bestimmt Art. 25 der Allgemeinen Erklärung der Menschenrechte:

> *»(1.) Jeder Mensch hat Anspruch auf eine Lebenshaltung, die seine und seiner Familie Gesundheit und Wohlbefinden einschließlich Nahrung, Kleidung, Wohnung, ärztlicher Betreuung und der notwendigen Leistungen sozialer Fürsorge gewährleistet; (…)«.*[6]

Art. 12 des Internationalen Paktes über wirtschaftliche, soziale und kulturelle Rechte (IPWSKR), (1966) lautet:

> *»(1) Die Vertragsstaaten erkennen das Recht eines jeden auf das für ihn erreichbare Höchstmaß an körperlicher und geistiger Gesundheit an.*
>
> *(2) Die von den Vertragsparteien zu unternehmenden Schritte zur vollen Verwirklichung dieses Rechts umfassen die erforderlichen Maßnahmen*
> *a) zur Senkung der Zahl der Totgeburten und der Kindersterblichkeit sowie zur gesunden Entwicklung des Kindes;*
> *b) zur Verbesserung aller Aspekte der Umwelt-und der Arbeitshygiene;*
> *c) zur Vorbeugung, Behandlung und Bekämpfung epidemischer, endemischer, Berufs-und sonstiger Krankheiten;*
> *d) zur Schaffung der Voraussetzungen, die für jedermann im Krankheitsfall den Genuß medizinischer Einrichtungen und ärztlicher Betreuung sicherstellen.*[7]

Schließlich heißt es in Art. 24 des Übereinkommens über die Rechte des Kindes:

> *»(1) Die Vertragsstaaten erkennen das Recht des Kindes auf das erreichbare Höchstmaß an Gesundheit an sowie auf Inanspruchnahme von Einrichtungen zur Behandlung von Krankheiten und zur Wiederherstellung der Gesundheit. Die Vertragsstaaten bemühen sich sicherzustellen, dass keinem Kind das Recht auf Zugang zu derartigen Gesundheitsdiensten vorenthalten wird (…)«.*[8]

b) Inhalt und Charakter des Rechts auf Gesundheit

Schon der Begriff »Recht auf Gesundheit« (»right to health«) impliziert mehr den Charakter eines Rechtes mit vagen, als den eines mit fest umrissenen inhaltlichen Konturen. Innerhalb der Menschenrechte zählt das Recht auf Gesundheit zu den sog. wirtschaftlichen und sozialen Rechten. Diese charakterisieren sich gegenüber den sog. politischen und bürgerlichen Rechten, die klassische staatsbürgerliche

---

[6] Allgemeine Erklärung der Menschenrechte (1948), dt. Übersetzung abgedruckt in Sartorius II, Internationale Verträge, Europarecht, Nr. 19, S. 5.

[7] Internationaler Pakt über wirtschaftliche, soziale und kulturelle Rechte (1966), dt. Übersetzung abgedruckt in Sartorius II, Internationale Verträge, Europarecht, Nr. 21, S. 5; amtliche dt. Übersetzung in Bundesgesetzblatt 1973 II, S. 1570 ff.

[8] Übereinkommen über die Rechte des Kindes (1989), dt. Übersetzung abgedruckt in Sartorius II, Internationale Verträge, Europarecht, Nr. 29, S. 10; amtliche deutsche Übersetzung in Bundesgesetzblatt 1992 II, S. 122 ff.

und politische Freiheitsrechte regeln und als Abwehrrechte gegen den Staat konzipiert sind, dadurch, dass sie zwar einen verbindlichen Kern haben, ansonsten aber nur Ziele vorgeben, zu deren Verwirklichung sich die Vertragsparteien innerhalb ihrer Möglichkeiten verpflichten.[9] Dieser Charakter der wirtschaftlichen und sozialen Rechte offenbart sich auch beim Recht auf Gesundheit. Art. 12 I IPWSKR legt den Vertragsparteien auf, das »erreichbare Höchstmaß an körperlicher und geistiger Gesundheit« anzustreben. Das »erreichbare Höchstmaß« ist dabei abhängig von dem einzelnen Staat und seinen Möglichkeiten.

Damit besteht allerdings die Gefahr, dass die wirtschaftlichen und sozialen Rechte zu konturenlosen Programmsätzen verkümmern. Der Wirtschafts- und Sozialrat der Vereinten Nationen, der das Organ ist, unter dessen Ägide der IPWSKR entstanden ist, hat deshalb ein Expertenkomitee gebildet (»Committee on Economic, Social and Cultural Rights«), welches Kommentierungen zu den einzelnen wirtschaftlichen und sozialen Rechten verfassen soll. Dieses Gremium soll dadurch dazu beitragen, dass der für alle verbindliche Kern dieser Rechte definiert wird und die Verpflichtungen aufgelistet werden, die für alle gelten. Durch die Annahme der Kommentierungen in den entsprechenden VN-Organen (Generalversammlung, Menschenrechtskommission) erhalten sie ein entsprechendes Gewicht, was noch dadurch verstärkt wird, dass dieses Expertenkomitee von den Staaten, die im Wirtschafts- und Sozialrat vertreten sind, eingesetzt wurde.[10]

Im Mai 2000 hat das Expertenkomitee den ersten Bericht zum Recht auf Gesundheit (»General Comment No. 14, im folgenden «Comment»)[11] vorgelegt. Er stellt gleichzeitig die ausführlichste Analyse dieses bisher im völkerrechtlichen Schrifttum eher stiefmütterlich behandelten Rechtes dar.

Der Comment betont zunächst,

> »*Health is fundamental human right indispensable for the exercise of other human rights. (...)*«.

Zum Kern dieses Rechts, der für alle verbindlich sei, zählt er,

> »*(...) the underlying determinants of health, such as access to safe and potable water and adequate sanitation, an adequate supply of safe food, nutrition and housing, healthy occupational and environmental conditions, and access to health-related education and information, including on sexual and reproductive health.*«

---

[9] Dies stellt Art. 2 des IPWSR klar: »*(1) Jeder Vertragsstaat verpflichtet sich, einzeln und durch internationale Hilfe und Zusammenarbeit, insbesondere wirtschaftlicher und technischer Art, unter Ausschöpfung aller seiner Möglichkeiten Maßnahmen zu treffen, um nach und nach mit allen geeigneten Mitteln, vor allem durch gesetzgeberische Maßnahmen, die volle Verwirklichung der in diesem Pakt anerkannten Rechte zu erreichen.*«

[10] Zu Arbeitsweise und Funktion des Committee on Economic, Social and Cultural Rights ausführlich B. Simma, Die internationale Kontrolle des VN-Paktes über wirtschaftliche, soziale und kulturelle Rechte: neue Entwicklungen, in: U. Beyerlin/M. Bothe / R. Hofmann / E. U. Petersmann (Hrsg.), Recht zwischen Umbruch und Bewahrung, Festschrift für Rudolf Bernhardt, Heidelberg u. a. 1995, S. 579 (582 ff.).

[11] United Nations Document E/C.12/2000/4. Im Internet abrufbar unter http://www.unhchr.ch/tbs/doc.nsf.

Weiterhin müßten den Möglichkeiten des betroffenen Staates gemäß medizinische Einrichtungen verfügbar (»availability«) und zugänglich (»accessibility«) sein. In diesen müsse die medizinische Ethik akzeptiert werden (»acceptability«) und es müsse nach wissenschaftlichen Methoden gearbeitet werden (»quality«).

Der Zugang zu medizinischen Einrichtungen zählt damit zum Recht auf Gesundheit.

2. Das Recht auf medizinische Versorgung als Bestandteil des Rechts auf Leben

Dem Recht auf Leben kommt innerhalb der Menschenrechte eine besondere Bedeutung zu. Es zählt zu den unmittelbar verpflichtenden Rechten und ist in allen wichtigen universellen und regionalen Menschenrechtskonventionen enthalten.[12] Art. 6 I des Internationalen Paktes über bürgerliche und politische Rechte bestimmt:

> »*Jeder Mensch hat ein angeborenes Recht auf Leben. Dieses Recht ist gesetzlich zu schützen. Niemand darf willkürlich seines Lebens beraubt werden.*«[13]

Das Recht auf Leben beinhaltet allerdings ein Recht auf medizinische Versorgung nur insoweit, als letzteres notwendig ist, um unmittelbare lebensbedrohende Umstände abzuwenden.[14] Damit gewährt das Recht auf Leben nur einen Kern des Rechts auf medzinische Versorgung und ist gegenüber dem Recht auf Gesundheit weniger weitreichend. Andererseits zählt das Recht auf Leben zu den nicht-derogierbaren Menschenrechten.

C. Das Recht auf medizinische Versorgung als Bestandteil des humanitären Völkerrechts

Das humanitäre Völkerrecht ist ein Notrecht.[15] Es soll gewährleisten, dass während bewaffneter Konflikte — also in einem Ausnahmezustand — ein Minimum an Schutzvorschriften anwendbar bleibt. Das humanitäre Völkerrecht ist älter als das Recht der Menschenrechte. Wichtige Kodifikationen erfolgten bereits Mitte und Ende des letzten Jahrhunderts. Die wichtigsten Vertragswerke des

---

[12] So in Art. 3 der Allgemeinen Erklärung der Menschenrechte (1948); Art. 6 I Internationaler Pakt über bürgerliche und politische Rechte (1966); Art. 2 Europäische Menschenrechtskonvention (1950); Art. 4 Amerikanische Menschenrechtskonvention (1969) und Art. 4 Afrikanische Charta der Menschenrechte und Rechte der Völker.

[13] Internationaler Pakt über politische und bürgerliche Rechte (1966), dt. Übersetzung abgedruckt in Sartorius II, Internationale Verträge, Europarecht, Nr. 20, S. 5; amtliche dt. Übersetzung in Bundesgesetzblatt 1973 II, S. 1534 ff.

[14] V. A. Leary, Implications of a Right to Health, in: K. E. Mahoney / P. Mahoney (eds.), Human Rights in the Twenty-first Century, A global challenge, Dordrecht, Boston, London 1993, S. 481 (486 f.).

[15] Einführend zum humanitären Völkerrecht: H. P. Gasser, Humanitäres Völkerrecht, Stuttgart, Bern 1995; K. Ipsen, a. a. O. (Fn. 5), S. 1038 ff.

humanitären Völkerrechts sind die vier Genfer Abkommen (1949) und die beiden Zusatzprotokolle (1977) zu den vier Genfer Abkommen.

Auch im humanitären Völkerrecht gibt es kein ausdrücklich verbürgtes Recht auf medizinische Versorgung. Aber auch eine Norm vergleichbar dem Recht auf Gesundheit existiert nicht. Es gibt aber einige gewohnheitsrechtliche Prinzipien, die ein Recht auf medizinische Versorgung mitenthalten. So ist anerkannt, dass Konfliktparteien Zugang für humanitäre Hilfe für die notleidende Zivilbevölkerung nicht willkürlich verweigern dürfen.[16] Diesem Recht auf Zugang immanent ist auch ein Recht auf medizinische Versorgung, da humanitäre Hilfe für die Zivilbevölkerung auch medizinische Betreuung umfassen kann. Weiterhin ist inzwischen anerkannt, dass humanitäre Hilfstransporte nicht willkürlich behindert und humanitäre Helfer nicht grundlos in ihrer Arbeit eingeschränkt werden dürfen.[17] Auch in diesem Prinzip ist das Recht auf medizinische Versorgung mitenthalten.

Folglich gibt es im bewaffneten Konflikt ein Recht auf medizinische Versorgung als Ausfluß der gewohnheitsrechtlichen Prinzipien des Rechts auf Zugang und des Verbots der willkürlichen Behinderung humanitärer Hilfe.

D. Berechtigte und Verpflichtete des Rechts auf medizinische Versorgung

Wenn damit ein Recht auf medizinische Versorgung sowohl als Ausfluß menschenrechtlicher als auch humanitär-völkerrechtlicher Normen nachweisbar ist, stellt sich die Frage, wer dadurch berechtigt und verpflichtet wird.

Verpflichtet durch die Menschenrechte werden die Staaten als Vertragsparteien. Verpflichtet durch humanitär-völkerrechtliche Prinzipien werden die Konfliktparteien bewaffneter Konflikte. Dies sind im klassischen Fall des internationalen bewaffneten Konfliktes Staaten, es gibt aber auch, und dies ist seit Anfang der neunziger Jahre der vorherrschende Konflikttypus, Konflikte innerhalb von Staaten zwischen einer staatlichen Konfliktpartei und Rebellen oder zwischen Rebellen untereinander. Im letzteren Fall ist humanitäres Völkervertragsrecht nur eingeschränkt anwendbar und zwar in Form des zweiten Zusatzprotokolles zu den vier Genfer Abkommen.[18] Die oben aufgezeigten Prinzipien sind aber gewohnheitsrechtlich nachweisbar und damit — weiter als der Anwendungsbereich des Vertragsrechts — auch auf alle Situationen interner Konflikte anwendbar.

Berechtigte eines Rechts auf medizinische Versorgung sind die Individuen, die solcher Versorgung bedürfen und denen diese verweigert wird.

---

[16] Gregor Schotten, Der aktuelle Fall: Wiederholtes Verbot für Hilfsflüge durch die sudanesische Regierung — gibt es ein Recht auf Zugang für humanitäre Hilfsorganisationen im nicht-internationalen bewaffneten Konflikt?, in: Humanitäres Völkerrecht — Informationsschriften 12 (1999), S. 32 (36).

[17] Gregor Schotten, a. a. O. (Fn. 16), S. 32 (36).

[18] Zusatzprotokoll zu den Genfer Abkommen vom 12. August 1949 über den Schutz der Opfer nicht-internationaler bewaffneter Konflikte (Protokoll II), vom 8. Juni 1977, deutsche Übersetzung abgedruckt in Sartorius II, Internationale Verträge, Europarecht, Nr. 54 b, amtliche deutsche Übersetzung in Bundesgesetzblatt 1991 II, S. 968 ff.

E. Verstöße gegen das Recht auf medizinische Versorgung

Will man überprüfen, ob in einer bestimmten Situation, dass Recht auf medizinische Versorgung verletzt wurde, bietet es sich an, zunächst darauf abzustellen, ob der Verstoß während des Zustandes eines bewaffneten Konfliktes erfolgte oder nicht. Erfolgte er während eines bewaffneten Konfliktes sind humanitäres Völkerrecht und die nicht derogierbaren Menschenrechte anwendbar, ansonsten sind ausschließlich die Menschenrechte anwendbar.

Während eines bewaffneten Konfliktes erfolgten etwa die Belagerung Sarajevos oder das Abschneiden humanitärer Hilfe für den Südsudan. In beiden Fällen wurde das Recht auf Zugang für humanitäre Hilfe und darin implizit auch das Recht auf medizinische Versorgung verletzt.

An den Menschenrechten zu messen ist dagegen das Verhalten der nordkoreanischen Regierung. Diese hat zunächst durch das Unterlassen geeigneter Maßnahmen zur Verbesserung der Selbstversorgungslage in dem asiatischen Land und den daraus resultierenden Hungertod vieler gegen das Recht auf medizinische Versorgung verstoßen und zwar sowohl gegen das Recht auf Gesundheit als auch gegen das Recht auf Leben. Die Weigerung, ausländische Helfer in das Land zu lassen, mit den daraus resultierenden Folgen war ebenfalls ein Verstoß gegen das Recht auf Gesundheit und das Recht auf Leben. So sind Staaten verpflichtet, dann wenn sie ihren menschenrechtlichen Kernverpflichtungen aus dem Pakt über wirtschaftliche, soziale und kulturelle Rechte nicht nachkommen können, weil sie aus eigener Kraft zu den erforderlichen Maßnahmen nicht in der Lage sind, internationale Hilfe zuzulassen.

An den Menschenrechten zu messen ist auch das Verhalten der kalifornischen Regierung, die ein Gesetz erließ, wonach illegal eingereiste Einwanderer von medizinischen Einrichtungen im Staat Kalifornien ausgeschlossen sein sollten. Dieses Verhalten verletzt das Recht auf Gesundheit.[19]

Verletzt wird das Recht auf Gesundheit auch durch die afghanischen Taliban. Das Verbot der Diskriminierung beim Zugang zu medizinischen Einrichtungen gehört zum unmittelbar bindenden Kern des Rechts auf Gesundheit.

Einen Sonderfall stellen die gegen den Irak verhängten Wirtschaftssanktionen dar. Hier ist strittig, ob man die Menschenrechte und humanitär-völkerrechtlichen Prinzipien so ohne weiteres auf die Vereinten Nationen übertragen kann, obwohl sie eigentlich für Staaten geschaffen wurden. Im Ergebnis wird man eine Anwendbarkeit auf die Vereinten Nationen bejahen müssen. Dann wären im Fall des Irak sowohl das Recht auf Gesundheit als auch das Recht auf Leben verletzt. Im Bereich des humanitären Völkerrechts läge eine Verletzung des Rechts auf Zugang für medizinisches Personal vor.

---

[19] Zu diesem Fall ausführlich V. A. Leary, The Right to Complain: the Right to Health, in F. Coomans / F. van Hoof (eds.), The Right to Complain about Economic, Social and Cultural Rights, Utrecht 1995, 87 (98).

F. Durchsetzbarkeit

Abschließend stellt sich die Frage, wie das Recht auf medizinische Versorgung durchgesetzt werden kann.

Hierzu ist zunächst zu bemerken, dass menschenrechtliche Verträge von den Staaten als Vertragsparteien in innerstaatliches Recht umgesetzt werden müssen. Der Einzelne kann dann vor nationalen Gerichten die Verletzung von Rechten aus internationalen Verträgen geltend machen, da diese Rechte, umgesetzt in nationales Recht, für ihn unmittelbar einklagbar sind.[20]

Dieser Weg über nationale Gerichte setzt allerdings einen funktionierenden Rechtsstaat voraus. In den meisten der oben dargestellten Fälle wäre die Anrufung nationaler Gerichte von vornherein aussichtslos gewesen. Die Anrufung internationaler Gerichte ist dem Einzelnen nur selten möglich. Der Internationale Gerichtshof in Den Haag ist nur für Klagen zuständig, die Staaten einbringen. Zwar können Staaten die Verletzung von Menschenrechtsverletzungen in anderen Staaten vor den internationalen Gerichtshof bringen, dieser Weg wird allerdings selten beschritten. Einige regionale Menschenrechtskonventionen, wie z. B. die europäische Menschenrechtskonvention, geben dem Einzelnen das Recht, vor einem internationalen Gericht »seinen Staat« direkt zu verklagen. Im Fall der Verurteilung wird der Staat zu Geldleistungen und anderweitiger Wiedergutmachung gegenüber dem Einzelnen verpflichtet. Als erfolgreich hat sich dieser Mechanismus allerdings bisher nur in Europa und teilweise auf dem amerikanischen Kontinent erwiesen. Die Urteile der regionalen Menschenrechtsgerichtshöfe verpflichten zwar den Staat, einen Durchsetzungsmechanismus gibt es allerdings nicht.

Als Hoffnung für die Zukunft erweist sich daher die Etablierung einer internationalen Strafgerichtsbarkeit. Nachdem der Sicherheitsrat der Vereinten Nationen bereits 1993 und 1994 ad-hoc-Tribunale eingesetzt hatte, um schwere Verletzungen des humanitären Völkerrechts und der Menschenrechte, begangen während der Brügerkriege im ehemaligen Jugoslawien und in Ruanda,.zu ahnden, wurde auf einer Staatenkonferenz in Rom im Juli 1998 ein internationaler Strafgerichtshof geschaffen.

Dieser Gerichtshof mit künftigem Sitz in Den Haag wird nach dem Erreichen der erforderlichen Anzahl von Ratifikationen[21] seine Arbeit in ca. 3-5 Jahren aufnehmen. Der Gerichtshof erhält die Kompetenz, vier Kerntatbestände (Völkermord, Verbrechen gegen die Menschlichkeit, Kriegsverbrechen, Verbrechen der Aggression) aburteilen zu können, unabhängig vom Ort der Begehung, wenn die Staaten, die dafür eigentlich verantwortlich wären, nicht willens oder nicht in der Lage sind, dies zu tun.

Die Behinderung humanitärer Hilfe ist als Kriegsverbrechen im römischen Statut aufgeführt. Wirtschaftliche und soziale Rechte werden allerdings dort nicht

---

[20] In einigen Staaten wirken ratifizierte völkerrechtliche Verträge auch direkt ohne Umsetzung ins innerstaatliche Recht hinein.

[21] In Deutschland läuft das Ratifizierungsverfahren noch. Bisher haben 19 Staaten das Statut für den Internationalen Gerichtshof ratifiziert.

erwähnt. Eine Verletzung des Rechts auf Gesundheit könnte deshalb nicht vor den internationalen Strafgerichtshof gebracht werden.

G. Ausblick

Es wird abzuwarten bleiben, ob sich die Anerkennung eines universellen Rechts auf medizinische Versorgung in den nächsten Jahren in der Staatengemeinschaft weiter durchsetzen und verfestigen wird. Wichtige Anstösse dazu sind in den letzten Jahren nicht zuletzt durch »Committee on Economic, Social and Cultural Rights« erfolgt. Die nach wie vor nicht ausreichende Möglichkeit der Geltendmachung dieses Rechts vor internationalen Gerichten stellt allerdings einen erheblichen Schwachpunkt im Hinblick auf Akzeptanz und Durchsetzbarkeit eines universellen Rechts auf medizinische Versorgung dar.

Literaturhinweise:

Dokumente:

United Nations Committee on Economic, Social and Cultural Rights (ed.)	- General Comment No. 14 (2000) The right to the highest attainable standard of health. New York 2000.

Monographien/Aufsätze:

European Commission (ed.)	- Law in humanitarian crises, Volume II: Access to victims: Right to intervene or right to receive humanitarian assistance? Brüssel, Luxemburg 1995.
Fischer, Horst / Lüder, Sascha Rolf	- Völkerrechtliche Verbrechen vor dem Jugoslawien-Tribunal, nationalen Gerichten und dem Internationalen Strafgerichtshof, Berlin 1999.
Ipsen, Knut	- Völkerrecht, 4. Auflage, München 1999.
Leary, Virginia A.	- Implications of a Right to Health, in: K. E. Mahoney / P. Mahoney (eds.), Human Rights in the Twenty-first Century, Dordrecht, Boston, London, 1993, 481-493.
dies.,	- The Right to Complain: the Right to Health, in: F. Coomans / F. van Hoof (eds.), The Right to Complain about Economic, Social and Cultural Rights, Utrecht 1995, S. 87-114.
Sandvik-Nylund, Monika	- Caught in conflicts. Civilian victims, humanitarian assistance and international law, Turku 1998.

Schotten, Gregor	- Der aktuelle Fall: Wiederholtes Verbot für Hilfsflüge durch die sudanesische Regierung — gibt es ein Recht auf Zugang für humanitäre Hilfsorganisationen im nicht-internationalen bewaffneten Konflikt? in: Deutsches Rotes Kreuz (Hrsg.) Humanitäres Völkerrecht-Informationsschriften 12 (1999), S. 32-36.
ders.,	- Der aktuelle Fall: Zugangsverweigerungen für humanitäre Hilfe trotz anhaltender Hungersnot in Nordkorea- gewähren die Menschenrechte ein Recht auf Zugang für humanitäre Hilfsorganisationen? in: Deutsches Rotes Kreuz (Hrsg.) Humanitäres Völkerrecht-Informationsschriften 12 (1999), S. 224-230.
Toebes, Birgit C.A.	- The right to health as a Human Right in international law, Antwerpen, Groningen, Oxford 1999.
Trifterer, Otto (ed.)	- Commentary on the Rome Statute of the International Criminal Court, Observer's Notes, Article by Article, Baden Baden 1999.

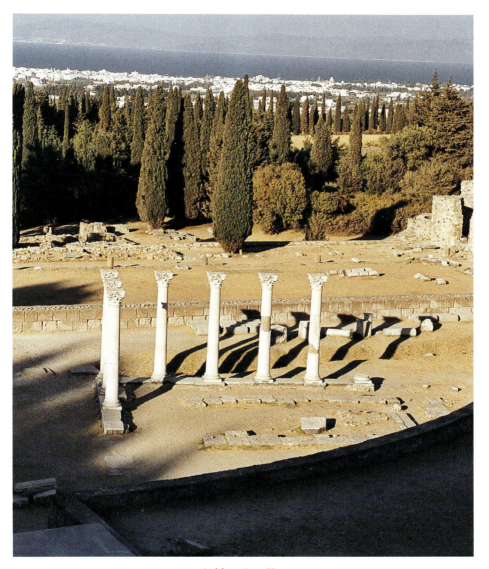

Asklepeion Kos

III. New paradigmas in Medical Sexology and
 Couple Therapy — Paradigmenwechsel in der
 Sexualmedizin und in der Paartherapie

Über pathogenetische Modelle am Beispiel der idiopathischen Unterleibschmerzen

W. Dmoch, Düsseldorf *(Deutschland)*

Als Medizinstudenten, deren Ausbildung im anatomischen Institut an einer Leiche beginnt, lernen wir: Der Mensch ist eine muskulo-skelettale Mechanik; was diese Maschine belebt, ist eine funktionierende Biochemie, wie es scheint.

Der Mensch — so erscheint es uns — ist das, was man zum Physikum über ihn lernen muss.

In der klinischen Ausbildung lernen wir, dass Krankheit sich in Abweichungen von der normalen Struktur manifestiert und dies auf verschiedenen Ebenen:
1. der anatomischen Struktur
2. der histologischen Struktur
3. der Struktur physiologischer Abläufe und Fließgleichgewichte
4. intrazellulär in Veränderungen der mitochondrialen Struktur
5. im Zellkern in Abweichungen der chromosomalen Struktur
6. in Abweichungen der molekularen Strukturen.

Als Nervenarzt lernte ich ferner, dass außer diesen 6 Störungsebenen noch eine siebente Abweichung bedeutsam sei, die in der neuronalen Vernetzung der Ganglien bestehe; daneben sei eine Abweichung in der Struktur der Rezeptoren für bestimmte Botenstoffe als Manifestation von Krankheit anzusehen.

In der Tradition dieses Denkens kommt dann ein Hirnforscher zu der Aussage, er habe Zehntausende von Hirnschnitten untersucht, aber eine Seele habe er nirgends gefunden.

Und ein biochemischer Psychiater formulierte die Vermutung, die Seele sei wohl im Synapsenspalt lokalisiert.

Ein klinischer Psychiater mit psychoanalytischer Prägung — H. S. Sullivan (1953) — hat dagegen darauf bestanden, dass in wissenschaftlicher Hinsicht eine private Psyche einer Wahnidee (delusion) gleich zu erachten; denn obwohl ihr Vorhandensein persönlich evident sei, könne niemand ihre Existenz einem anderen beweisen und dieses treffe gleichermaßen auf die Halluzinationen und Wahnproduktionen der Schizophrenen zu.

Nach Sullivan ist Seele als Gegenstand wissenschaftlicher Untersuchung nur interpersonal vorhanden, denn in ihren interpersonalen Manifestationen könne sie empirisch en erforscht werden. Sie werde für andere in einem interaktionellen Prozess erfahrbar, den er als interpersonale Integration bezeichnete; und nur die Manifestationen zwischen Menschen die auf solcher Begegnung und Interaktion beruhen, könnten Gegenstand von Wissenschaft sein.

Merkwürdigerweise kommt er damit der Aussage des Philosophen und Theologen Martin Buber erstaunlich nahe, wenn dieser formuliert: »Ich werde am

Du«. Und ebendieser Buber — dem wir übrigens eine sprachlich höchst anrührende Übersetzung des Alten Testaments verdanken — schreibt dem zwischenmenschlichen Geschehen als Manifestation von Seele eine solch hohen Stellenwert zu, dass er in diesem interaktionellen Prozess geradezu personale Qualitäten sieht und deshalb vom »Zwischenmenschen« spricht, der sich in der Begegnung zwischen zwei Menschen ereignet — weder dem einen noch dem anderen zugehörig, und dennoch der Begegnung beider zu eigen (Buber 1984)

Welchen Weg habe ich Sie mit diesem sehr kondensierten Gedankengang geführt?

Zuerst habe ich Sie darauf aufmerksam gemacht, dass unsere Medizin eine atomistische Tendenz in den Körper hinein verfolgt. Diese jedoch verfehlt es, Seelisches bestimmen zu können. Dann habe ich die Konstrukte von Freud über den »psychischen Apparat« übersprungen, um mit Sullivan auf die interaktionellen Aspekte von Seele zu verweisen, womit wir beim sozialen Bereich — bei den sogenannten sozialen Faktoren — angekommen sind.

Welch ein Gegensatz zwischen dem Modell für Seelisches bei Freud und bei Sullivan! Bei Freud besteht die Seele aus Instanzen, die er Ich, Es und Überich nennt und die Triebe, Abwehrmechanismen und andere seelische Faktoren scheinen im psychischen Apparat herumzuspuken wie Gespenster in einem schottischen Schloss; bei Sullivan dagegen ereignet sich Seele in wissenschaftlich-empirischer Hinsicht ausschliesslich zwischen in Beziehung und in Interaktion tretenden Menschen und das Persönlich-Intrapsychische ist für ihn wissenschaftlich irrelevant.

Was ich mit diesem Verwirrspiel vermitteln möchte, ist ein Gewahrwerden: Je nachdem, welche Modelle oder Vorannahmen wir unseren Erkenntnisgegenständen unterlegen, bilden wir sie auf verschiedene Weise, aber immer unvollständig und verzerrt ab. Sie werden gewahr: Die Karte ist nicht die Landschaft.

Dies können Sie sich anschaulich verdeutlichen, indem Sie sich etwa die Gegend Ihres Lieblingsspaziergangs vorstellen und diese Vorstellung vergleichen mit
  einer Autokarte
  einer Karte für Flugzeugführer
  einer Karte für Sportschiffer
  einer Wanderkarte
  einer geologischen Karte
  und einem Satelliten-Infrarotbild.

Ganz ähnlich geht es uns, wenn wir uns die Modelle vorstellen, nach denen wir die Entstehung von Krankheit im psychosomatischen Sinn erklären wollen.

Wir können unmöglich ein vollständiges Modell von dem erstellen, was wir »Welt« nennen; das gilt auch für jeden beliebigen Ausschnitt von »Welt«. Immer müssen wir ein Modell, eine bildhafte oder sprachliche Repräsentanz von »Welt« bzw. vom Gegenstand unserer Erkenntnis darstellen.

Ein solches Bild kann gar nicht vollständig sein, und es soll geradezu zahlreiche Details ausblenden, die für den jeweiligen Zweck der Darstellung bedeutungslos sind oder dafür gehalten werden. Ein Modell gibt also immer eine reduzierte Wirklichkeit wieder und die Frage ist, ob die in ihm enthaltenen Details ausreichend sind, um den abgebildeten Gegenstand darzustellen. Dies gilt auch für »Sprache« als eine solche Repräsentanz, mit deren Hilfe wir dem Adressaten unseres Sprechens unser Modell des Gemeinten zur Prüfung vorlegen, um sich über die Gemeinsamkeiten dieses »Weltbildes« zu verständigen. Dabei wird unausweichlich die individuelle Art des Sehens, die Welt-Anschauung, erkennbar werden.

Ich werde mich im Folgenden auf mein engeres Fachgebiet beschränken, das der gynäkologischen Psychosomatik, in dem ich als Nervenarzt psychoanalytischer Sozialisation tätig bin. Hier greife ich als Beispiel für verschiedene Modelle der Symptombildung die Pathogenese der gynäkologischen Unterleibschmerzen heraus.

Interessanterweise hat die Psychoanalyse Freuds mit gynäkologischer Psychosomatik begonnen: In seinen ersten Fällen findet sich die Krankengeschichte einer psychogenen Stillstörung: Eine junge Wöchnerin leidet an Appetitlosigkeit und ist über ihre Unfähigkeit, trotz starken Wunsches ihr Kind nicht stillen zu können, ganz verzweifelt.

Die theoretische Annahme, dass seine Patientin durch einen »unbewussten Gegenwillen« gehindert sei, ihr bewusstes Wünschen und Wollen wirksam zu machen, führt Freud dazu, mittels Suggestion den Konflikt zwischen Wollen und Können zu überwinden. Die der Patientin unterstellte Psychodynamik enthält zwei widersprüchliche Aussagen wie etwa: Ich möchte stillen, aber ich fürchte, zu kurz zu kommen.

Ich möchte nicht stillen, aber ich fürchte, dass mein Kind Entbehrung leidet.

Daraus folgt als symptomatischer Kompromiss: Ich kann/will nicht stillen, also kann/will ich nicht essen. Freuds Suggestion hatte trotz ihrer etwas geschliffeneren Formulierung den logischen Kern von der Qualität »Sie werden dennoch essen und stillen«.

Sie erkennen darin keimhaft die später elaborierte Theorie der Symptombildung entsprechend dem unbewussten Konflikt als Kampf zweier gegenläufiger Motivationen und als Spiel zwischen der Angst und ihrer Abwehr.

Im ersten deutschsprachigen Lehrbuch von Prill (1964), werden psychosomatische Störungen auf eine psychopathische Verfassung der Patientinnen bezogen; eine psychodynamische Sichtweise, die etwa wirksame Motivationen der Patientinnen berücksichtigt, fehlen weitgehend.

Beschwerdebilder in der gynäkologischen Psychosomatik werden von Condrau (1965) geschildert: Er erwähnt u.a. die folgenden deskriptiven Diagnosen und Symptome:

‚Fall 33 Diffuse Unterleibschmerzen bei nervösen Erregungszuständen,
Fall 34 gürtelförmige Unterleibschmerzen bei 25-jährigem Mädchen;
Fall 35 retroflexio uteri mobilis, gürtelförmige Unterleibschmerzen;
Fall 45 Reaktive Depression im Anschluß an zweite Geburt;
Fall 46 Chronische Depression nach unehelicher Geburt;
Fall 49 Postoperative Depression nach Mammaamputation und Röntgenkastration.'

In dieser Auswahl werden die damals in der gynäkologischen Psychosomatik vorherrschenden ätiopathogenetischen Vorstellungen sichtbar, die sich am unbewussten Konflikt orientieren.

Heute werden diese Fälle unter den somatoformen Störungen bzw. Somatisierungsstörungen klassifiziert. Da sich die neueren Diagnosehandbücher bemühen, möglichst theoriefrei und rein deskriptiv vorzugehen, ist leider auch fast jede Nosologie aus diesen diagnostischen Beschreibungen verschwunden, so dass die frauenärztliche Person mit der Zuordnung nach diesen Diagnoseschemata noch keine therapeutische Hilfe gewonnen hat. Die in den Diagnosehandbüchern vertretene Theoriefreiheit hat leider auch dazu geführt, so dass aus einer korrekten Klassifizierung noch keine therapeutische Handlungsanweisung abzuleiten ist; vielmehr ist eine diagnostische Entdifferenzierung eingetreten.

Schultz-Hencke hat diese Tendenz in der Medizin bereits vor 50 Jahren kritisiert mit dem Beispiel der Zoologie, deren Klassifikation man ganz theoriefrei gestalten könnte, indem man unterscheiden würde zwischen »schwimmenden Tieren, laufenden Tieren, fliegenden Tieren und kriechenden Tieren«.

Für die hier beispielhaft herausgegriffenen idiopathischen Unterleibschmerzen ist eine ähnliche Entdifferenzierung der Ätiopathogenese zu beobachten. Diese findet sich jüngst bei Adolf et al. (1996), die über idiopathische ULS ohne nosologische Erörterung lediglich von einem »polysymptomatischen Krankheitsbild« sprechen, jedoch nicht auf die vielfältigen ätiologischen Aspekten differenzieren. Egle und Nickel (1998), die sich mit der Rolle verschiedenster chronischer Schmerzzustände beschäftigen, führen chronische Unterleibschmerzen fast monokausal überwiegend auf ätiologische Bedingungen wie Missbrauchserfahrungen zurück, ohne ausführlicher zu den unterschiedlichen pathogenetischen Wegen Stellung zu nehmen, die eine Differenzierung zugunsten eines therapeutischen Ansatzes erlauben könnten; entsprechend uniform bleibt daher auch die therapeutische Wegweisung in Richtung auf eine psychoanalytische Langzeitbehandlung.

Um das rechte Verhältnis der verschiedenen therapeutischen therapeutischen Möglichkeiten zu finden, ist eine ordnende Klassifikation unumgänglich. Diese wird der Frauenarzt jedoch nicht mit der Patientin erörtern, sondern als Ordnungsprinzip für seine Behandlungsplanung verwenden.

Als klassifizierende Begriffe kommen hauptsächlich in Frage:
Somatoforme Störung F45.
Somatisierungsstörung F45.0, insbesondere F45.4
Somatoforme autonome Störung F45.3
Depressive Neurose (dysthymia) F34.1
Hypochondrische Störung F45.2
Neurasthenische Störung F48.0
Als sehr selten ist zu erwähnen
Koinaesthetische (coenaestopathische) Schizophrenie (F20.8)

Liegt den körperlich empfunden Beschwerden eine affektive Verfassung zugrunde, die durch mehr oder weniger vollständig abgewehrte aggressive Affekte geprägt ist, kann das Beschwerdebild unter den neurasthenischen Störung

(F48.0) klassifiziert werden. Hier kann ein die aggressive Gespanntheit linderndes Psychopharmakon die Affektspannung und die dagegen gerichtete Abwehrarbeit mindern, so dass dem Ich psychische Kräfte zur Bearbeitung der auslösenden Situation und des unbewussten neurotischen Konflikts zur Verfügung stehen.

Um im klinischen Dschungel der verwirrenden diagnostischen Begriffe die pathogenetischen Wege der Symptombildung zu unterscheiden, hat Otto Fenichel (1945) als ordnendes Prinzip vorgeschlagen, die Symptome auf die Psychodynamik der Pathogenese und die strukturellen Merkmale der Persönlichkeit zu beziehen und unterscheidet psychogene Symptombildungen
1. nach dem hysterischen (histrionisch-dissoziativen) Weg, bei dem der zugrundeliegende unbewusste Konflikt
1.1 durch Verzerrungen oder Ausblendungen der Wahrnehmungsfunktion der verschiedenen Sinnesorgane dargestellt wird, etwa bei einem Teil der genitalen Missempfindungen.
1.2 Nach dem Muster der »Konversionsneurose« (analog »Somatisierungsstörung«) gebildet wird, indem der unbewusste seelische Konflikt wie in einer pantomimischen Darstellung ausgedrückt ist, wie etwa beim Vaginismus oder einer psychogenen Lähmung.
2. Hypochondrie, bei der in Reaktion auf ein narzisstisches Defizit und enttäuschte Erwartungen im Bereich von Liebe und Anerkennung nun die ganze Aufmerksamkeit und seelische Kraft kompensatorisch dem erkrankten Körperteil oder der gestörten Funktion zugewandt wird; hier ist der Abwehrmechanismus der Verschiebung auf ein Kleinstes wirksam, indem ein Teil des Körpers oder seiner Funktionen als krank empfunden wird, um die Wahrnehmung einer Kränkung auszublenden.
Bei diesen vorgenannten pathogenetischen Wegen ist eine medikamentöse Behandlung nicht angebracht.
3. Halluzination als durch ein Übermaß an Angst ausgelöste mentale Abwehr einer unerträglichen Realität.
4. Das Symptom ist somatisches Korrelat eines Affektes wie Angst (Freud erste Theorie) bzw. Ärger oder Depression. Eine hier mögliche medikamentöse Behandlung muss sich nach dem Ausmaß und der Qualität des vorherrschenden Affektes und der Abwehr richten.
Molinski (1971 und 1985) hat das von Fenichel (1945) vorgestellte Konzept in der gynäkologischen Psychosomatik am Beispiel der idiopathischen Unterleibsschmerzen mit so großem Erfolg angewandt, dass viele andere sich diese Sicht alsbald zu eigen gemacht haben; zuweilen wurde dabei allerdings vergessen, wem man diesen Durchblick verdankt.
Der häufigste Fehler bei der Diagnostik der funktionellen Unterbauchschmerzen besteht in der Verkennung, dass es sich nach Molinski bei den funktionellen Unterleibschmerzen immer um eine larvierte oder verleugnete Depression handle; denn gerade Molinski hat stets für eine weitaus feinere Differenzierung geworben.

In der Gruppe der Frauen mit idiopathischen Unterleibschmerzen findet man Frauen, die in ihrem weiblichen Schicksal enttäuscht und interpersonal gekränkt sind, die jedoch die Wahrnehmung der Verletztheit im Dienste des Schutzes ihres lebensnotwendigen Narzissmus vermeiden. Damit aber unterbleibt auch die Auseinandersetzung mit ihrem psychischen Leiden und dessen Anlässen. Stattdessen wenden sie einem anderen, konkreteren Aspekt ihrer Weiblichkeit — z. B. ihrem Unterleib — vermehrt Aufmerksamkeit und narzisstische Zufuhr zu. So versuchen sie in einer Verleugnung und durch Verschiebung der Aufmerksamkeit als einer Art kompensatorischer Selbstfürsorge, ihre psychische Beeinträchtigung durch eine Überbewertung der körperlichen Aspekte ihrer Weiblichkeit auszugleichen. Der Preis dafür ist der Verzicht auf angemessene Aggression in Form von Selbstbehauptung und Durchsetzungsverhalten und ein unterschiedlich weit gehender resignativer Rückzugs von den 'signifikanten Anderen', den ihr bedeutsamen Personen ihres Lebensumfeldes. Der Gewinn besteht in einer relativen narzisstischen Autonomie, denn die lebensnotwendige liebevolle Aufmerksamkeit spendet sich die Kranke nun selbst, indem sie dem bevorzugten Organ diejenige Aufmerksamkeit zuwendet, die sie von den signifikanten anderen so schmerzlich vermisst und nicht mehr bekommen zu können glaubt.

Die »psychische Maxime« dieser pathogenetischen Gedankenoperation könnte lauten:

»Nicht ich bin schmerzlich verletzt, mein [-Organwahl-] ist von Schmerzen betroffen.«

In ihrer hypochondrischen Klage aber zwingt sie die professionellen Heiler um so nachhaltiger, dieses pathologische Spiel um die Zuwendung mitzuspielen, wobei die Hartnäckigkeit der Klagen die Unersättlichkeit der zugrundeliegenden Liebesbedürfnisse deutlich macht.

Unterleibschmerzen mit diskreten Organbefunden funktioneller Natur

Molinski hat eine kleinere Gruppe mit diskretem Organbefund unterscheiden, bei der vaskuläre Kongestionen und deren Folgen im Gewebe (Rötung, Schwellung, schmerzhafte Missempfindungen) als Folge ständiger, nicht vollständig abgeführter sexueller Erregung die Symptomatik ursächlich bestimmen (Molinski, 1985). Es handelt sich um die Krankheit der unerfüllten Liebe.

Hier muss man bei stringentem Denken von Unterleibschmerzen (und anderen damit einhergehenden Störungen) mit Organbefund sprechen, wobei dieser symptomatisch für eine zugrundeliegende funktionelle Sexualstörung ist. Der therapeutische Weg folgt hier der Exploration, welche interpersonalen und intrapsychischen Bedingungen die Liebesstörung verursachen und aufrechterhalten.

Schmerzen als Korrelat zu unterdrücktem Ärger

Eine weitere Untergruppe von Frauen, bei denen der Frauenarzt nach körperlicher Untersuchung das Vorhandensein eines operationswürdigen Befundes verneint, liegt ein anderer eher diskreter Organbefund vor in Gestalt von Anspannungen im muskulären Apparat des Beckens, sei es im Bereich der Auskleidung der Beckeninnenwand, sei es im Bereich des ligamentären Halteapparates der Gebärmutter (Molinski, 1971). Hier beschreibt der gynäkologische Untersuchungsbefund einen charakteristischen Portioschiebeschmerz; auch klagen diese Patientinnen meist über Schmerzen während des Verkehrs bei tiefem Eindringen des Penis und die psychische Untersuchung kann regelhaft einen unvollständig abgewehrten, persistierenden ärgerlichen Affekt nachweisen. Es handelt sich um die Krankheit des unerledigten Ärgers und Grolls.

An dieser verkürzten Aufzählung ist erkennbar, dass entgegen einer zuweilen tendenziösen Rezeption von Molinskis Auffassungen über die funktionellen Störungen in der Frauenheilkunde keineswegs die monokausale Anschauung vertreten wurde, es handle sich immer um Korrelate zur larvierten Depression. Die seine Auffassungen verkürzende Rezeption von Molinskis Forschungsarbeit war einer der Gründe, die an eine systematische Schulung der Frauenärzte in Neurosenlehre und Nosologie der Psychosomatik zur Differenzierung der gynäkologischen Psychosomatik denken ließen, was sich in der Einrichtung des Kursus zur gleichzeitig bio-psycho-sozial orientierten Sprechstunde es Frauenarztes niederschlug; die darin vermittelten Inhalte zur Psychosomatik in Frauenheilkunde und Geburtshilfe haben seit einigen Jahren auch Eingang in die Weiterbildungsordnung der Frauenärzte gefunden. [1]

Folgen für die Therapie

Vom konfliktzentrierten Interview zum affektorientierten ärztlichen Gespräch

Ein Zugang zu diesen hilfesuchenden aber eigentümlich therapierefraktären Patientinnen gelingt erst, wenn ein etwas anders akzentuierter klinisch-therapeutischer Ansatz verwirklicht wird: Statt der neurosenpsychologisch gut begründeten theoretischen Vorannahme eines Konversionsgeschehens (im Sinne der klassischen »Hysterie« heute: »histrionische Störung«) als symptomgenerierende Abwehr von Angst und eines unbewussten Konflikts wird die subtile klinische Beobachtung des szenischen und affektiven Verhaltens im diagnostischen Interview und im therapeutischen Gespräch geübt.

Wir gehen im ärztlichen Gespräch von der Vorannahme aus, dass gemäß der interpersonalen Schule der Psychiatrie (Sullivan, 1953) alle intrapsychischen Verhältnisse von den Erfahrungen strukturiert werden, die in den ersten Lebensjahren in der Begegnung mit den primären Beziehungspersonen gemacht werden. Umgekehrt aber werden auch die 'aktuellen' Interaktionen von dem frühkindlich erworbenen Umgangsstil mit der Welt geprägt sein, der an den ersten Beziehungsobjekten erworben und eingeübt wurde. Demnach wird man im Umgang mit diesen Patientinnen auch das pathogene Verhalten in den aktuellen Interaktionen entstehen sehen, die in der rezenten auslösenden Situation lebendig und im Gespräch mit dem Arzt wirksam und beobachtbar werden. Das konnte ich während meiner Zeit[2]

---

[1] Sie werden in den Curricula Regionalgruppen des Berufsverbandes der Frauenärzte und der Deutschen Gesellschaft für Psychosomatische Frauenheilkunde und Geburtshilfe vermittelt.
[2] Wiss. Assistent 1976-1984

an der Psychosomatischen Abteilung der Universitäts-Frauenklinik Düsseldorf in vielen klinischen Interviews miterleben, die Molinski mit solchen Patientinnen durchführte. Seine Standardfrage »...und was sagt Ihr Mann dazu?« endete allzu oft in einer Szene, die von vorwurfsvollem Rückzug oder hilflosem Ärger auf beiden Seiten getönt war. Das war damals für die junge Psychosomatische Abteilung innerhalb der Klinik nicht vorteilhaft. Es bildete sich also in der Diagnostik eine ähnliche Blockierung ab, wie die Patientinnen sie in der Partnerbeziehung lebten. Ein Wandel trat erst ein, als wir unser Interviewverhalten veränderten. Ich hatte die Ehre, den diesbezüglichen Vorschlag zu machen, nachdem ich ein Jahr lang jede Woche zwei solche Fälle bei meinem externen Supervisor[3] am Institut für Psychoanalyse im Rheinland vorstellte; die Grundidee jedoch stammt ursprünglich von Felix Deutsch (1939, 1955, 1959, 1962), der vorgeschlagen hatte, das erste emotional getönte Wort oder den ersten im Mienenspiel und Ausdrucksverhalten erkennbaren Affekt gesprächsweise aufzugreifen. Dieser aktuelle Hauptaffekt und die dagegen gerichteten Abwehrmaßnahmen werden zum Fokus des weiteren Explorationsverhaltens gemacht, nicht aber eine etwa zu vermutende, aber bewusstseinsfernere Konflikthaftigkeit.

Es zeigte sich: In Überschreitung der aus traditioneller, neurosenpsychologischer Sicht begründeten Erwartung sehen wir den symptomgenerierenden Affekt nicht allein als Angst, sondern weitaus häufiger als ein unvollständig abgewehrtes depressives oder ärgerliches Ausdrucksverhalten, zuweilen auch gefärbt von wütenden Affekten und der dagegen gerichteten Abwehr und seltener auch als verheimlichte oder enttäuschte Liebe.

Innerhalb dieser Affektgruppe des aggressiven Antriebsbereiches geht es im Grunde um narzisstische Probleme: Störungen der intrapsychischen oder interpersonalen Sicherheit, Anerkennung und Achtung, die je nach der vorliegenden Persönlichkeitsstruktur (dem gewohnheitsmäßigen Verhaltensrepertoire) auf unterschiedlichen Wegen verarbeitet werden.

Wenn das aggressive Antriebserleben weitgehend gehemmt ist, resultiert eine hilflos wütende, gelähmte oder auch eine depressive Verfassung, je nachdem, ob der Ärger extrapunitiv gegen die ärgerauslösenden Beziehungsobjekte gerichtet, mehr indifferent und resignativ oder in den Wendung gegen die eigene Person verarbeitet wird. Bei noch partiell erhaltener aggressiver Kompetenz kommt es daher zu chronisch gereizter Stimmung und einer eher vorwürfigen Haltung, was die zugrundeliegenden interpersonalen Probleme meist weiter kompliziert.

Manche Patientinnen beschreiben eine Fülle depressiver Beschwerden, aber nur selten liegt eine larvierte Depression im klassischen Sinn vor, die man auch als depressio sine depressione bezeichnet hat. Dieser Begriff wurde geprägt, um die paradox anmutende Situation zu benennen, dass nur vegetative Zeichen ohne erkennbaren depressiven Affekt das klinische Erscheinungsbild bestimmen, während das im Psychischen ausgeprägte und wahrgenommene Gefühl des traurigen Herabgestimmtseins und der eigenen Hilf- und Wertlosigkeit dabei fehlt.

---

[3] Ich danke Herrn Dr. Adolf Becker für seine stets humorvolle Gelassenheit und seine unermüdliche klinische Aufmerksamkeit

Die Patientinnen beklagen die körperlichen Folgen des depressiven Affekts — die somatische Affektresonanz — nicht aber über das Gefühl des Bedrücktseins und der Wertlosigkeit. Sie beschreiben meist in der Tonart verhaltener Vorwürfigkeit die ganze Fülle depressiver Beschwerden wie traurige Verstimmtheit, Selbstwertzweifel, Zweifel an der eigenen Zukunft und Kompetenz, Verlust von Appetit, Libido und erholsamem Nachtschlaf, ferner ihre charakteristischen körperlichen Missempfindungen und daneben auch das ganze sogenannte 'Losigkeitssyndrom' womit Hoffnungslosigkeit, Perspektivelosigkeit, Schwunglosigkeit, Freudlosigkeit u.a. gemeint sind. Solange man sie klagen lässt, bleibt die Gesprächsatmosphäre weitgehend ungestört, was sich im Verlauf des Gesprächs sofort ändert, sobald die Diagnose erwähnt wird: In der Regel widersprechen sie heftig der diagnostischen Zusammenfassung ihrer Beschwerden unter dem Begriff Depression.

Die charakteristische Abwehr richtet sich aber nicht, wie dies bei der larvierten Depression der Fall ist, gegen das Erleben des Affektes. Vielmehr wollen diese Patientinnen sich gegen die Benennung des Affekts und gegen die Auseinandersetzung über ihre Verstimmtheit und deren Gründe wenden.

Daher bevorzugte Molinski — soweit es sich um Depression handelte — den Terminus 'verleugnete Depression'. Diese Bezeichnung entspricht präzise den zugrundeliegenden und therapieverhindernden Abwehrgeschehen der Unterdrückung durch Verleugnung, denn verleugnen kann man nur, was man weiß. Das depressive Erleben war ja keineswegs durch Verdrängung unbewusst geworden, sondern lediglich durch Verleugnung unterdrückt und durch bewusste kognitive Bewertung als für die eigene Befindlichkeit irrelevant oder durch andere Rationalisierungen aus der verbalen Kommunikation herausgehalten. Verleugnen kann man ja nur, was man weiß. Auf die Frage, ob sie depressiv sei, verneinte dies eine Patientin mit der folgenden rhetorischen Wendung:

> „Nein, ich bin nicht depressiv, denn das ist ja nur so, weil ich von meinem Mann so enttäuscht bin, seit er gesagt hat, dass ich wegen der Schwangerschaft zur Abtreibung gehen soll."

Analog funktioniert die Abwehr sozial unerwünschter Gefühle aus der Gruppe des aggressiven Affekts wie Ärger, Groll, Hass und Wut oder verheimliche Liebesaffekte.-

Beharrt der Arzt hier auf seinem nosologischen Vorverständnis und seiner Konfliktzentriertheit, wird die Patientin sich unverstanden fühlen und den Kontakt abbrechen; spricht der Arzt aber ihre Sprache, — allerdings ohne seine Sichtweise aufzugeben — und greift ihr Erleben des Enttäuschtseins, des schmerzlichen seelischen Verletztseins und des Gekränktseins, des Ärgers oder der ungelebten Liebe auf, besteht die Chance der Fortsetzung des ärztlichen Gesprächs. Die allgemeine Formulierung dieser Abwehroperation der Verleugnung könnte etwa so lauten:

> „Ich behaupte, dass meine Beschwerden nicht durch [affektive Verfassung] begründet sind, denn meine (depressive / ärgerliche) Verstimmtheit ist wohlbegründet." Hier muss vermutet werden, dass die Patientinnen die Vorstellung

haben, nur eine unbegründet auftretende Depression oder Ärgerlichkeit sei als solche anzuerkennen. Dies gibt aber auch einen wichtigen Hinweis darauf, wie mit den Gefühlstönungen im Zusammenhang mit auslösender Situation und Symptomgenese zu verfahren ist: Die Beschwerde wird nicht als »psychisch bedingt« bezeichnet.

Es wird vielmehr der Patientin überzeugend dargestellt, dass es sich bei dem Weg ihres Erkrankens nicht um schwere Psychopathologie handelt, sondern um ganz normale menschliche Gefühle wie etwa solche der Enttäuschung, Gekränktheit, der enttäuschten oder unerfüllten Liebe und der seelischen Verletzung. Das ärztliche Gespräch kann von Begriffen wie Kummer, Schmerz, Bedrücktsein, Verlassenheitsgefühlen, Liebesbedürfnissen, Leid, Groll, Ärger, Zorn, Enttäuschung und ähnlichen umgangssprachlichen Bezeichnungen profitieren, die einer psychiatrischen Klassifizierung nicht entgegenstehen, jedoch dem Erleben der Patientin näher kommen.

Der Frauenarzt weiß seit Goldhammer[4] (1750): Unterdrückte und verleugnete Gefühle sterben nicht aus. Ihre körperlichen Korrelate bestehen z. T. als sogenannte vegetative Beschwerden weiter und werden von der Patientin als Zeichen einer unerkannten Krankheit fehlgedeutet — was nicht völlig falsch ist: Der Arzt hat ja tatsächlich nicht erkannt, woran sie krankt; er spricht lediglich davon, dass eine körperlich begründete Krankheit nicht vorliegt.

Abgewehrte Affekte persistieren, ihres psychischen Wahrnehmungsanteils beraubt, als körperlich wahrgenommene Missempfindung. Sie werden als Beschwerde geklagt und als Symptom bewertet, was zu zahlreichen körperlichen Untersuchungen führt, die allzu oft in der Mitteilung enden:

»*Sie haben nichts*« worauf die Patientin enttäuscht zur nächsten Institution geht.

So kommt es nicht nur zu enttäuschten Kontaktabbrüchen und zahlreichen teils invasiven körperlichen Untersuchungen sondern zuweilen sogar wiederholt zu operativen Behandlungsmaßnahmen, was für die individuelle Patientin zuweilen tragisch ausgeht und in Zeiten der knapper werdenden Gesundheitsbudgets auch volkswirtschaftlich nicht unbedeutend ist. Auch führt dies zu einem Persistieren der geklagten Beschwerden und ungünstigen Folgen in der Partnerschaft, zu einer unglücklichen Medikalisierung der zugrundeliegenden affektiven und interpersonalen Probleme und schließlich können die psychischen und sozialen Bedingungen der geklagten Beschwerden nicht angemessen bearbeitet werden.

Warum sollen die Affekte zur Sprache gebracht werden?

Spricht man die Patientin auf eine vermutete Konflikthaftigkeit an, so trifft man regelmässig auf eine spröde Abwehr, welche die fragile psychische Stabilität und das interpersonale Gleichgewicht schützen soll. Fragt man dagegen entlang dem beobachtbaren Affekt nach Kummer, Ärger, Enttäuschung, Liebe und Leid, so führen bereits wenige weitere Sätze der Patientin zu jenen interpersonalen Situationen, aus denen diese Affekte herrühren und sie verweisen auf Personen,

---

[4] »*Der Arzt unterschätze nicht die Wirkung verborgener Scham, verhaltenen Ärgers oder heimlichen Kummers.*«

welche diese Affekte ausgelöst haben. Alsbald stellen die Patientinnen auch die zwischenmenschlichen Konflikte dar, in welchen sie geängstigt, geärgert oder gekränkt wurden. Diese rezenten Ereignisse lassen die den aktuellen Bezügen auch jene Konflikte erkennen, die wir in psychoanalytischer Denkweise für unbewusst halten und die wir in den aktuellen Bezogenheiten zur Sprache bringen.

So lässt sich das Krankheitsverständnis der Patientin mit dem des Arztes in Beziehung setzen und beide können die Modellvorstellungen, die sie von der Krankheit haben, so modifizieren, erweitern, angleichen und korrigieren. Auf diesem Weg kommen sie zum therapeutischen Ziel der »consensual validation«, indem beide so lange miteinander sprechen, bis das Gesagte und das Gemeinte für beide übereinstimmt.

Literatur

ADOLF S, Lempa W, Schilk N, Kutscher A, Lamprecht F (1997): Psychogenese, Krankheitsverlauf und Chronifizierungsbedingungen bei funktionellen Unterbauchschmerzen (Pelipathiesyndrom). In: Bauer E, Braun M, Hauffe U, Kastendieck M (Hrsg) Psychosomatische Gynäkologie und Geburtshilfe. Beiträge der Jahrestagung 1996. Edition psychosozial, Giessen.
BUBER M (1984) Das dialogische Prinzip. Lambert Schneider, Heidelberg
CONDRAU G (1965) Psychosomatik der Frauenheilkunde. Huber, Bern.
DEUTSCH F (1939): Associative Anamnesis. Psychoanal. Q 8:354-381
DEUTSCH F (1955): The Clinical Interview. Vol. I: A Method of Teaching Associative Exploration. Internat. Univ. Press, New York
DEUTSCH F (1959): On the mysterious leap from the body into the mind. Int. Univers. Press, New York
DEUTSCH F(1962) Body, Mind and the Sensory Gateways. Karger, New York
EGLE UT, Nickel R (1998) Kindheitsbelastungsfaktoren bei Patienten mit somatoformen Störungen Zeitschrift für Psychosomatische Medizin und Psychoanalyse 44:21-36
FENICHEL O (1945) Psychoanalytische Neurosenlehre. dt. 1974 Olten, Freiburg.
GOLDHAMMER J (1750): Compendieuser, aber doch sehr offenhertziger (...) Weiber- und Kinderarzt (...) nebst einer vorzüglichen Hebammenprobe. Joh. Heinr. Groß, Leipzig und Nordhausen.
MOLINSKI H (1971): Psychosomatische Symptome in der Gynäkologie und deren Pathogenese. Geburtshilfe Frauenheilk 31:859-864
MOLINSKI H (1971): Larvierte Depressionen in Geburtshilfe und Frauenheilkunde. Geburtshilfe Frauenheilk 38:199-202
MOLINSKI H (1985): Das urethral-erotische Syndrom. In: Jürgensen O, Richter D (Hrsg.): Psychosomatische Probleme in Gynäkologie und Geburtshilfe, 84-93, Springer, Berlin-Heidelberg.
PRILL HJ (1964): Psychosomatische Gynäkologie. Urban und Schwarzenberg, München, Berlin.
SULLIVAN HS (1953) The Interpersonal Theory of Psychiatry. Norton, Illinois

Paarbezogene biopsychosoziale Forschung

Anna Maria Bellardi, Berlin *(Deutschland)*

Zusammenfassung

In der Sexualwissenschaft wird ein biopsychosoziales Modell menschlicher Geschlechtlichkeit zugrunde gelegt. Dies macht es erforderlich, neue integrative Forschungsmethoden zu entwickeln, die soziale, psychische und biomedizinische Daten erfassen. Ein entsprechendes Studienkonzept zur multimodalen Untersuchung von Paaren im Längsschnitt ist erstmalig am Institut für Sexualwissenschaft und Sexualmedizin der Charité erstellt worden. Die geplante Studie soll empirische Daten liefern, die es ermöglichen, Interkorrelationen zwischen (psychischer und somatischer) Gesundheit, Altern und Partnerschaft zu untersuchen und somit wissenschaftliche Grundlagen für Strategien zur Gesundheitsförderung im psychosomatischen und sexualmedizinischen Bereich bieten. Mögliche neue Wege in der medizinischen Forschung sollen am Beispiel des Studienkonzeptes aufgezeigt werden. Darüberhinaus werden erste Ergebnisse der Vorstudie berichtet.

Abstract — Couple oriented bio-psycho-social research

Sexual science is based on the concept of a bio-psycho-social model of human sexuality. As a consequence, the development of novel integrative methods of research to gather social, psychological, and biomedical data is required. A suitable concept allowing multi-modal long-term investigation of couples was developed for the first time at the Institute for Sexual Science and Sexual Medicine of the Charité, Berlin. The study is designed to yield empirical data, that allow the investigation of intercorrelations between (psychological and somatic) health, ageing, and partnership. Through this approach, it is intended to establish a scientific base to develop strategies for public health in the field of psychosomatics and sexual medicine. Possible new methods in medical research will be developed with the help of our study-concept. Initial results of the preliminary study are presented.

Neue Wege in der medizinischen Therapie oder auch ein Paradigmenwechsel hin zu einer ganzheitlicheren Betrachtung des Menschen als Patienten in der Medizin, erfordern auch neue Wege in der medizinischen Forschung. Wenn wir versuchen, den Patienten als Menschen in einer ihm eigenen Lebenswelt zu verstehen und umfassend zu therapieren, brauchen wir dazu Daten aus Forschungsprojekten, die den Menschen auch in der Vielseitigkeit seines Erlebens betrachten und untersuchen. Bisher sind solche Forschungsvorhaben, nicht zuletzt wegen der erforderlichen Komplexität, selten.

Sexualwissenschaft und Sexualmedizin verstehen Geschlechtlichkeit als biopsychosoziales Phänomen, das menschliches Erleben und Verhalten fundiert und in dem stets körperliche und psychische Faktoren zusammenspielen, die auf Soziales hin ausgerichtet sind, nämlich auf die Kontaktaufnahme und -ausgestaltung mit einem Partner. Grundbedürfnisse des Menschen nach Geborgenheit, Fürsorge und Zuwendung lassen sich von Beginn des Lebens an nur in sozialen Bindungen realisieren. Sexualität hat eine kommunikative und bindungsstiftende Bedeutung, die weit über ihre reproduktive Funktion oder Lustaspekte hinausgeht. Auch in der Ontogenese menschlicher Geschlechtlichkeit läßt sich zeigen, wie stark sie sowohl von biologischen als auch von psychischen und sozialen Faktoren geprägt ist. In biomedizinischer Hinsicht lassen sich chromosomales, gonadales, genitales und zerebrales Geschlecht unterscheiden, auf psychosozialer Ebene Zuweisungs-, Erziehungs- und Identitätsgeschlecht. An den Fallbeispielen von Herrn Bosinski (in diesem Band) wird deutlich, wie wichtig es hier ist, die verschiedenen Ebenen therapeutisch zu berücksichtigen.

In der Sexualwissenschaft ist zudem die Paardimension notwendigerweise im Blickfeld wissenschaftlichen Interesses. Sexualität ist durch ihre — wie auch immer gerichtete — Partnerbezogenheit gekennzeichnet und sexuelles Erleben und Verhalten lassen sich ohne Berücksichtigung partnerschaftlicher Faktoren nicht verstehen. Eine gut funktionierende Partnerschaft stellt einen stabilisierenden Faktor dar, der sich auf somatische und psychische Gesundheit positiv auswirkt und auch sozial stabilisierend wirkt. In westlichen Industrienationen, in denen langandauernde und stabile Ehen zunehmend durch kürzerdauernde Lebensgemeinschaften ersetzt werden, die 'Lebensabschnittspartner' häufiger werden und somit Menschen häufiger mit belastenden Trennungssituationen umgehen müssen, ist es von besonderer Relevanz zu erfahren, was partnerschaftliche Zufriedenheit ausmacht und bewirkt und wie sie mit anderen biologischen, psychischen und sozialen Faktoren verknüpft ist. Weiterhin ist eine wenig erforschte Frage, wie sich Partnerschaften mit dem Alter verändern, das Altern bringt wiederum psychische, soziale und vor allem biologische Veränderungen mit sich. Diese Veränderung sind bisher nur in einzelnen Aspekten, nicht aber in ihren Wechselwirkungen untersucht worden. In Anbetracht einer Bevölkerungsstruktur, die sich in den westlichen Industrienationen zunehmend zugunsten der älteren Menschen verschiebt und angesichts einer stetig steigenden Lebenserwartung erhalten diese Fragestellungen besondere Brisanz.

Sexualwissenschaftlich relevante und aktuelle Daten zu biopsychosozialen Faktoren von Partnerschaft, zudem in der Längsschnittperspektive, fehlen allerdings fast vollständig. Warum ein solches Untersuchungsdesign noch nicht entwickelt und umgesetzt wurde, erscheint naheliegend: Will man wissenschaftlich Aufschluß über die Frage erhalten, welche biomedizinischen, psychosozialen und soziosexuellen Parameter, einschließlich ihrer Wechselwirkungen, Einfluß auf das partnerschaftliche und sexuelle Erleben und Verhalten im biographischen Längsschnitt haben, muß man ein aufwendiges Verlaufsdesign konstruieren und sich einer interdisziplinären Methodik bedienen. Zwei Studien, in denen entsprechende

Daten zum Teil erhoben wurden, sind hier zu nennen: Die »Massachusetts Male Ageing Study« von Gary, Feldman und Longcope, 1990, in der in einer Querschnittsuntersuchung 1290 Männer zwischen 40 und 70 Jahren zu biomedizinischen, psychosozialen und soziosexuellen Faktoren befragt wurden, bei der allerdings keine Daten von Frauen und zur Paardimension erhoben wurden und die Studie »Sexual Realm in Long-Term-Marriages«, von Kelly, in der 1935 und 1955 in einer Zweipunkt-Erhebung Paare zu Sexualität und Partnerschaft befragt wurden, hier aber ohne die Erhebung biomedizinischer Daten. Zudem sind diese Ergebnisse nicht ohne Probleme auf die heutige Zeit übertragbar.

Der Studienaufbau

Am Institut für Sexualwissenschaft und Sexualmedizin des Universitätsklinikums Charité der Humboldt- Universität zu Berlin wurde ein Studiendesign für eine Langzeitstudie zu partnerschaftlicher Zufriedenheit entwickelt. In dieser Studie sollen Paare zu biomedizinischen, psychosozialen und soziosexuellen Daten über einen längeren Untersuchungszeitraum wiederholt befragt und untersucht werden.

Die erste Pilotstudie zu dieser Längsschnitt-Untersuchung ist abgeschlossen und soll im folgenden in ihrem Aufbau dargestellt werden, um beispielhaft zu erläutern, wie paarbezogene biopsychosoziale Forschung umgesetzt werden kann.

Es wurden 33 Paare untersucht, also 66 Probanden, die über Plakatierung gewonnen wurden. Die Datenerhebung wurde von einem Untersucherpaar vorgenommen, parallel je ein Proband mit jeweils einem Untersucher. Bei den soziosexuellen Faktoren wurde die gleichgeschlechtliche Zuordnung von Untersucher und Proband angeboten, was die Paare größtenteils auch wünschten. Ziel der Pilotstudie war vor allem die Erprobung des Untersuchungsdesigns und die Testung der für die Studie neu entwickelten Instrumente. Die Probanden in der Pilotstudie wurden bisher einmal befragt, eine Rückmeldung und zweite Datenerhebung, z.B. zur Testung der Reliabilität unserer Instrumente schließt sich Ende des Jahres/ Anfang nächsten Jahres an. In der Hauptstudie ist eine regelmäßige Befragung einer größeren Gruppe von Paaren über einen längeren Zeitraum hinweg geplant.

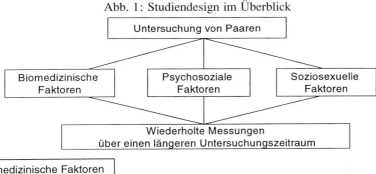

Abb. 1: Studiendesign im Überblick

Zur Bestimmung des allgemeinen Gesundheitszustandes erfolgt eine *halbstrukturierte medizinische Anamnese*, ähnlich wie in der ärztlichen Praxis, nur mit standardisierterem Vorgehen.

Es schließt sich eine grob orientierende *körperliche Untersuchung* an, in der Puls- und Blutdruckmessung, sowie Auskultation der Lunge und des Herzens routinemäßig erfolgen und sonst bei anamnestischen Angaben entsprechend weitergehend untersucht wird. Eine *Blutentnahme* findet bei beiden Partnern jeweils am Morgen statt. Hierbei werden Differentialblutbild, sowie Leber-, Nieren-, Schilddrüsen-, Blutzucker- und Blutfettwerte bestimmt (ASAT, ALAT, Gamma GT, Kreatinin, TSH, Glucose, HBA1c, HDL, LDL, Gesamtcholesterin, Triglyceride) als auch männliche und weibliche Hormonwerte (bei beiden Partnern: Östrogen, Testosteron, LH, FSH, SHBG, DHEA, bei Männern: freies Testosteron, bei Frauen: Androstendion).

Mit Hilfe von *anthropometrischen Messungen* werden Höhe, Gewicht, prozentualer Körperfettanteil (mit einer speziellen Wage), und etliche weitere anthropometrische Maße, wie Schulterbreite, Hüftbreite, Taillenumfang und Hüftumfang bestimmt. Hiermit sollen vor allem „objektivierbare» Attraktivitätsmerkmale erhoben werden, wie das „waist to hip»- ratio, also das Verhältnis von Taille zu Hüfte. Wenn das Verhältnis von Taillenumfang zu Hüftumfang beispielsweise bei Frauen bei etwa 0,7 liegt, soll dies auf Männer besonderes attraktiv wirken. Diese Werte können dann mit den von den Probanden abgegebenen Attraktivitätseinschätzungen (»wie attraktiv finden Sie sich selbst; wie attraktiv finden Sie Ihren Partner; wie attraktiv, denken Sie, findet sich Ihr Partner?«) verglichen werden. Interessierende Fragen sind hier, inwieweit die Eigen- und Fremdeinschätzung der Attraktivität mit objektivierbaren Daten korreliert und wieweit beide Datengruppen korrelieren mit partnerschaftlicher und sexueller Zufriedenheit.

Weitere Bereiche werden mit Hilfe von *Fragebögen* erhoben, insbesondere:
- Körperkonzepte: Zufriedenheit mit dem eigenen Körper, Körperbild, Körperkontakt, Selbstakzeptanz und Fremdakzeptanz des Körpers
- Ausmaß subjektiver Beeinträchtigung durch körperliche Beschwerden
- Psychosomatische Störungen, Somatisierungen
- Ernährungsgewohnheiten
- Körperliche Bewegung

Psychosoziale Faktoren

Die psychosozialen Faktoren werden mit standardisierten und bewährten Testverfahren erhoben, größtenteils computergestützt mit Hilfe des Hogrefe-Test-Systems. Erfragt werden psychosoziale Parameter, bei denen Zusammenhänge mit Partnerschaft und Sexualität erwartet werden.

Erfaßt werden *Persönlichkeitseigenschaften* mit dem Freiburger Persönlichkeitsinventar (FPI-R, sechste Auflage, Fahrenberger et al., 1994) u. a. mit den Skalen: Lebenszufriedenheit, Soziale Orientierung, Leistungsorientierung, Gehemmtheit, Erregbarkeit, Aggressivität, Offenheit, Extraversion und Emotionalität. Mit dem Gießen Test zur Paardiagnostik (GT-P, Brähler, E. & Brähler, C.,

1993) werden Selbst- und Fremdbildkonzepte von Persönlichkeitsmerkmalen erfaßt, die (auf psychoanalytischer Grundlage) auch eine Analyse der strukturellen Grundmuster der Beziehung erlauben.

Soziale, berufliche und gesellschaftliche *Belastungsfaktoren* (z.b. familiäre Konflikte, Rechtsstreitigkeiten, Arbeitslosigkeit oder -unzufriedenheit, Perspektivlosigkeit) werden mit dem Fragebogen zur Lebenszufriedenheit (FLZ, Fahrenberg, J; Myrtek, M; Brähler, E. et al., 1999) erhoben. Mit weiteren speziellen Fragebögen werden darüber hinaus *Persönlichkeitsmerkmale* erhoben, wie:
- Direktive Einstellungen: Lenkung und Kontrolle in sozialen Beziehungen
- Selbstwertschätzung, Kontaktfähigkeit, Verhaltenssicherheit,
- Umgang mit interpersonalen Problemen
- Ambiguitätstoleranz bezüglich Rollensterotypien, sozialen Konflikten, u.a.
- Psychopathologische Faktoren wie Ängstlichkeit, Zwanghaftigkeit oder Depressivität.

Soziosexuelle Faktoren

Mit zum Teil ebenfalls standardisierten Fragebögen werden folgende Bereiche erfragt:
- Ressourcen und Funktionen von Sexualität und Partnerschaft
- Partnerschaftliche Kommunikation
- Liebesstile und
- Problembereiche in Sexualität und Partnerschaft.

Hinsichtlich der Erhebung soziosexueller Faktoren ist anzumerken, daß es wenig standardisierte Untersuchungsintstrumente gibt. Zur Durchführung der Studie wurden die folgenden drei Instrumentarien entwickelt, die voraussichtlich nach einer Probephase auch anderen Forschern oder Therapeuten zur Verfügung gestellt werden können:
Die vollstrukturierte Sexualanamnese:
In einem vollstrukturierten Fragebogen (d.h. mit Vorgabe der Antwortmöglichkeiten) wird eine komplette Sexualanamnese erhoben, in der u.a. die familiäre Anamnese, die kindliche, pubertäre und aktuelle Sexualität, Partnerbeziehungen und deren Ausgestaltung und Störungen gemäß DSM IV (Diagnostisches und Statistisches Manual psychischer Störungen, American Psychiatric Association, 1994) erfaßt werden.
Fragebogen zu Sexualität und Partnerschaft (FSP):
Der Fragebogen ist ausgelegt auf die Befragung beider Partner. Deshalb ist es mit Hilfe einer gekreuzten Auswertung möglich, vielseitigere und validere Informationen zu erhalten, als wenn nur Daten eines Partners vorlägen. Z.B. werden beide Partner nach der Arbeitsteilung in verschiedenen Bereichen der Beziehung gefragt und zwar zunächst, wie die Arbeitsteilung für ihn/ sie idealerweise aussehen soll und anschließend, wie sie real aussieht, immer in Angaben von Prozentwerten: wieviel % der Hausarbeit/ des Gelderwerbs/ der Geldverwaltung/ der Kindererziehung leisten Sie, wieviel Ihr Partner? So erhält man von jedem eine

Eigeneinschätzung und seine Einschätzung des Partners. Weiterhin wird u.a. nach Kommunikation, Konflikt- und Streitverhalten gefragt (auch hier ist der Vergleich der Aussagen der beiden Partner sehr interessant), nach Eigenschaften, die wichtig schienen bei der Partnersuche und nach den realen Eigenschaften des Partners, nach Kon(tra)zeptionsverhalten und Attraktivitätseinschätzung (Selbst- und Fremdbild). Nach der Prüfung in der Erhebungssituation könnte dieser Fragebogen durchaus auch im therapeutischen Bereich eingesetzt werden, besonders um Differenzen im Selbst- und Fremdbild aufzudecken.

Fragebogen zu Funktionen der Sexualität (3 Dimensionen der Sexualität)

Die individuelle Betonung verschiedener Funktionen von Sexualität wird, ebenfalls bei beiden Partnern, gemessen auf den drei zentralen Dimensionen: Lust, soziale Bindung und Reproduktion. Dieser Fragebogen soll als Test entwickelt werden, und erweist sich bisher bei den statistischen Berechnungen, auch in der faktorenanalytischen Prüfung der Inhalte, als sehr erfolgsversprechend. Längerfristig ist auch bei diesem Instrument ein Einsatz in der Paarberatung und -therapie denkbar.

Beschreibung der Stichprobe und exemplarische Ergebnisse der Pilotstudie

Die Probanden wurden durch Aushang, vor allem im Universitätsbereich, gewonnen, die Stichprobe ist folglich nicht repräsentativ. Das Alter der Teilnehmer liegt zwischen 21 und 57 Jahren mit einem Mittelwert von 30,2 Jahren. Etwa 2/3 der Probanden haben einen überdurchschnittlich hohen Ausbildungsgrad, studieren oder haben ein Studium abgeschlossen, aber einige der Probanden weisen auch Haupt- oder Realschulabschluss und eine abgeschlossene oder keine Berufsausbildung auf. Dies ist von Bedeutung, um zu entscheiden, ob das anspruchsvolle Untersuchungsdesign auch bei Probanden anwendbar ist, die keinen regelmäßigen Kontakt mit Computern haben oder nicht gewohnt sind, eigene Verhaltensweisen und Einstellungen zu reflektieren. Gezeigt hat sich hierbei, daß die Untersuchung unabhängig vom Ausbildungsgrad durchführbar ist, aber die Bearbeitungszeit der Fragen zum Teil bis um ein Drittel länger dauert. Wie bei dem Studienthema 'Partnerschaftliche Zufriedenheit' weiterhin zu erwarten war, stellt unsere Stichprobe eine Positivselektion bezüglich dieser Eigenschaft dar. Aber es gab auch 'unzufriedene Paare', was wichtig ist, um eine genügend große Streuung der Antworten gerade bei der Testung der neu entwickelten Instrumente zu erhalten.

Abb. 2: Zufriedenheit mit der Partnerschaft bzw. der partnerschaftlichen Sexualität

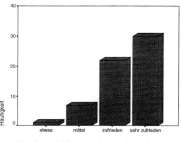
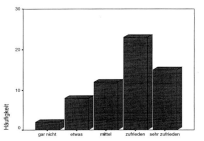

Es wird deutlich, daß die Zufriedenheit mit der Partnerschaft verglichen mit Werten, die man in der Normalbevölkerung erwarten würde, überdurchschnittlich hoch ist. 88% der Probanden sind zufrieden bis sehr zufrieden mit ihrer Partnerschaft. Die Zufriedenheit mit der Partnerschaft in sexueller Hinsicht ist etwas geringer, aber auch hier geben noch 67% der Probanden an, zufrieden bis sehr zufrieden zu sein.

Eine weitere Besonderheit, die bei der Betrachtung der Stichprobe auffiel, war der mit 58% überdurchschnittlich hohe Anteil der Probanden, die keiner Glaubens- oder Religionsgemeinschaft angehören, vermutlich ist dies ebenfalls eine durch das Studienthema bedingte Selektion. Von den verbliebenen 42% sind 36% Christen, 4% gehören dem Islam und anderen Religionen an. Insgesamt bezeichnen sich 21 % der Probanden als gläubig oder religiös.

Die folgenden exemplarischen Ergebnisse sollen an unterschiedlichen Beispielen die Vorteile der Erhebung der Daten beider Partner verdeutlichen. Ein Effekt der gekreuzter Befragung zeigt sich z.B. bei den Fragen zur Einschätzung der gegenseitigen Attraktivität. Folgende Fragen wurden gestellt: »Wie attraktiv finden Sie sich selber? Wie attraktiv denken Sie, findet Ihr Partner Sie? Wie attraktiv finden Sie Ihren Partner? Wie attraktiv, denken Sie, findet Ihr Partner sich selber?« Vergleicht man Eigen- und Fremdwahrnehmung, wie in Abb. 3, sieht man eine deutliche Diskrepanz: Der Partner wird attraktiver wahrgenommen als erwartet wird, daß er sich selber empfindet oder einschätzt.

Abb. 3: Attraktivitätseinschätzung

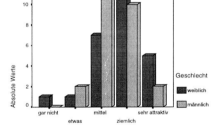

Während 86% der Probanden ihren Partner als ziemlich oder sehr attraktiv einschätzen, nahmen gleichzeitig nur etwa 42% an, daß sich der Partner selber ziemlich oder sehr attraktiv findet. Bei der Eigeneinschätzung (die im Sinne sozialer Erwünschtheit potentiell etwas weniger positiv beantwortet wird) stuften sich selber ebenfalls 42% der Probanden als ziemlich und 3% als sehr attraktiv ein. Eine Gegenüberstellung der Einschätzung eigener Attraktivitätsbeurteilungen und der des Partners könnte auch therapeutisch interessant sein, da viele Menschen sich in Gewißheit der eigenen Unvollkommenheiten kaum vorstellen können, vom Partner wirklich begehrt zu werden. In der weiteren Auswertung sind hier die

Korrelationen zu den anthropometrischen Messungen sowie mit Hormonwerten oder speziellen Beziehungsstrukturen von Interesse.

Zum Streitverhalten wurden beiden Partnern ebenfalls mehrere Fragen gestellt, z.B. nach der Häufigkeit von Streitigkeiten, nach den streitauslösenden Themen, nach Verhaltensweisen, die der Befragte selber oder sein Partner während eines Streites zeigen oder danach, wer eher einen Streit beginnt und wer ihn wieder beilegt. In Abb. 4 zeigt sich eine spiegelbildliche Einschätzung: In der vorliegenden Stichprobe lösten die Frauen häufiger einen Streit aus, die Männer lenken eher wieder ein und die Partner schätzen dies auch ähnlich ein.

Abb. 4: Streitverhalten

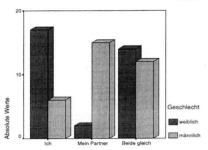
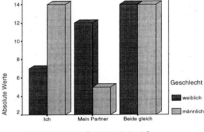

Auf die scheinbar objektive und einfache Frage: »Wie häufig haben Sie momentan Geschlechtsverkehr mit Ihrem Partner?« antworteten die Partner allerdings nicht übereinstimmend. Auffallend ist hier weiterhin, daß auf die Frage »Wie häufig wünschen Sie sich, Geschlechtsverkehr mit Ihrem Partner zu haben?« sowohl Männer als auch Frauen eine deutlich höhere Frequenz angeben als die reale.

Abb. 5: Reale und gewünschte Frequenz des Geschlechtsverkehrs mit dem Partner

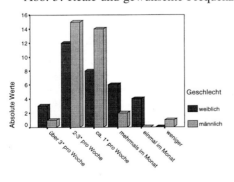
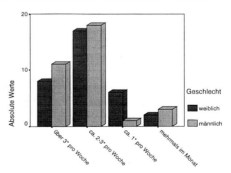

Bei der Frage: »Wie häufig denken Sie, würde Ihr Partner sich wünschen, mit Ihnen Geschlechtsverkehr zu haben?«, wird ebenfalls eine durchschnittlich höhere Frequenz angegeben als die reale, es wird aber insgesamt offenbar

tendentiell erwartet, daß der Partner sich seltener Geschlechtsverkehr wünscht, als man selber.

Abb. 6: Vergleich des geschätzten Wunsches des Partners mit der selbst gewünschten

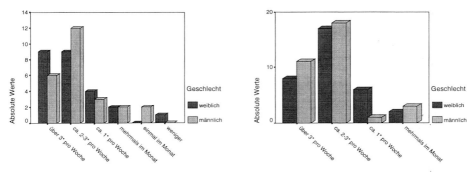

Zum Thema Kon(tra)zeption werden Fragen gestellt wie: »Wer sollte die Verantwortung idealerweise übernehmen; wie sollte Empfängnisverhütung Ihrer Meinung nach idealerweise praktiziert werden; welche Verhütungsmethode praktizieren Sie tatsächlich?« Dabei wird an die Männer die Frage gerichtet: »Würden Sie die 'Pille für den Mann' nehmen, wenn sie ähnlich wirksam wäre, wie die 'Pille' für die Frau?« Die Partnerinnen werden gefragt, ob sie sich vorstellen können, die Verantwortung in diesem Punkt an den Mann abzugeben. Hier wären zwar 20 von 33 Männern grundsätzlich bereit, eine solche Pille einzunehmen (allerdings abnehmend mit der Schwere der Nebenwirkungen), aber nur 4 Frauen konnten es sich vorstellen, dem Mann die Verantwortung zu überlassen und nur 5 von 33 Frauen haben diese Frage überhaupt beantwortet.

Anhand der Beispiele läßt sich erkennen, daß partnerbezogene Daten valider erhoben werden können, wenn beide Partner befragt werden. Um Hypothesen zu komplexeren biopsychosozialen Zusammenhängen statistisch valide überprüfen zu können, z.B. Zusammenhänge zwischen bestimmten Persönlichkeitsprofilen, Hormonwerten und partnerschaftlicher Zufriedenheit, wird dann eine deutlich größere Anzahl von Probanden benötigt als in der Pilotstudie zur Testung des Untersuchungsdesigns.

Ausblick

Nach der zweiten Datenerhebung bei den Probanden der Pilotstudie werden die Reliabilitätsfaktoren der neuerarbeiteten Instrumente und auch das gesamte Untersuchungsdesign statistisch überprüft. Anschließend wird angestrebt, mit dem überarbeiteten Studiendesign eine größere Stichprobe im Längsschnitt zu untersuchen, z.B. mit Erhebungen in Abständen von jeweils 2 Jahren. Neben zu berücksichtigenden methodischen Besonderheiten (z.B. drop-outs durch Trennungen) muß vor allem auch die Finanzierung gewährleistet sein, die für Längsschnittstudien in der Regel leider schwer zu erreichen ist.

Hierzu ist anzumerken: Paarbezogene biopsychosoziale Forschung ist zwar sehr aufwendig, was die Planung, Durchführung und Auswertung betrifft, besonders wenn es sich um eine Längsschnittstudie handelt, aber sie ist eigentlich unabdingbar, um für komplexe Fragestellungen problementsprechende und relevante Daten zu erhalten.

Solche Daten fehlen nicht nur für die Aus-, Fort- und Weiterbildung vor allem von Medizinern und Psychologen, um die vorhandene Unter- und Fehlversorgung von Patienten mit sexuellen oder partnerschaftlichen Problemen zu verbessern. Sie wären auch eine entscheidende Grundlage für gesundheitspolitische Entscheidungen und die Einbeziehung partnerschaftlicher Faktoren z.B. in Public Health-Programme.

Literatur:

AMERICAN PSYCHIATRIC ASSOCIATION (1994): Diagnostic and statistical manual of mental disorders. Fourth Edition. APA Press, Washington. Deutsche Fassung: Sass Henning (Bearb.); Houben, Isabel (Red.), (1996): Diagnostisches und statistisches Manual psychischer Störungen DSM IV. Hogrefe Verlag für Psychologie: Göttingen.

BALTES, P.B. (1988): Life-span developmental Psychology. Lawrence Erlbaum Associates, Publishers: Hillsdale, New Jersey.

BEIER, K.M.(1994): Zur persönlichkeitsstabilisierenden Bedeutung von sexuellen Funktionsstörungen. Sexuologie, 3, S. 175-181.

BIRREN, J.E.; Schaie, K.W. (eds.) (1990): Handbook of the Psychology of Aging. Academic Press: San Diego.

BORTZ, J.; Döring, N. (1995): Forschungsmethoden und Evaluation für Sozialwissenschaftler. Springer Verlag: Berlin, Heidelberg, New York.

BRICKENKAMP, R. (1997): Handbuch psychologischer und pädagogischer Tests. 2. Aufl. Hogrefe-Verlag: Göttingen.

FELDMAN, H.A.; Goldstein, I.; Hatzichristou, D.G.; Krane, R.J.; McKinley, J.B. (1994): Impotence and its Medical and Psychosocial Correlates. Results of the Massachusetts Male Aging Study. Journal of Urology, 151, S. 54-61.

GRAMMER, K. (1995): Signale der Liebe. Die biologischen Gesetze der Partnerschaft. Deutscher Taschenbuch Verlag.

GRAY, A.; Feldman, H.A.; McKinley, J.B.; Longcope C. (1991): Age, Disease and Changing Sex Hormone Levels in Middle-Aged Men: Results of the Massachusetts Male Aging Study. Journal of Clinical Endocrinology and Metabolism, 73/5, S. 1016-1025.

GRAY A, JACKSON DN, MCKINLEY JB (1991): Relation between Dominance, Anger, and Hormones in Normally Aging Men: Results from the Massachusetts Male Aging Study. Psychosomatic Medicine, 53, S. 35-385.

KELLY, E.L. (1955) in: Ard, B.N. (Edit)(1990): The Sexual Realm in Long-Term Marriages. Mellen Research University Press: San Francisco.

KIRSCHBAUM, C.; HELLHAMMER, D. (1999): Psychoendokrinologie und Psychoimmunologie. Bd. 3 aus: Enzyklopädie der Psychologie. Hogefe-Verlag, Göttingen.

KNIPPEL, M. (1997): Die Einordnung des Schönheitsideals innerhalb der Geschlechtervariation. Sexuologie, 3/97, S. 169-178.

KNUßMANN, R (1988): Wesen und Methoden der Anthropometrie. Gustav Fischer Verlag: Stuttgart.
LONGCOPE, C.; GOLDFIELD, S.R.W.; BRAMBILLA, D.J.; MCKINLEY, J. (1990): Androgens, Estrogens, Sex Hormone-Binding Globulin in Middle-Aged Men. Journal of Clinical Endocrinology and Metabolism, 71/6, S. 1442-1446.
MASTERS, W.H.; JOHNSON, V.E. (1981): Sex and the ageing process. Journal of the American Geriatrics society, 19, S. 385-390.
MAYER, K.U.; Baltes, P.B. (Hrsg.)(1996): Die Berliner Altersstudie. Akademie Verlag: Berlin.
MCCONAGHY, N.(1993): Sexual behavior: Problems and management. Plenum Press: New York.
MEDICUS, G.; HOPF, S. (1995): Der natürliche Unterschied: Zur Biopsychologie der Geschlechter-Differenz. Sexuologie, 3, S. 148-165.
WESSEL, K.F.; Bosinski, H.A.G. (Hrsg.)(1992): Interdisziplinäre Aspekte der Geschlechterverhältnisse in einer sich wandelnden Zeit. Kleine Verlag, Bielefeld.
WESTHOFF, G. (1993): Handbuch psychosozialer Meßinstrumente. Hogrefe-Verlag, Göttingen.
ZANK, S. (1999): Sexualität im Alter. Sexuologie 2/99, S. 65-87.

Anwendung verschiedener Ansätze in der individuellen Sexualtherapie am Beispiel des Vaginismus

Dr.med Barbara Valentin, Berlin *(Deutschland)*

In der Behandlung sexueller Störungen ist Flexibilität notwendig, um die PatientInnen bzw. Paare individuell zu erreichen. Als körpersprachliche Kommunikation, als »Verleiblichung von Beziehung« *(Loewit)*, und als potentielle Quelle von Glück und Leid ist Sexualität ein sensibler Bereich des Zwischenmenschlichen. Ihre vielfältigen Störungen spiegeln die komplexe Verflechtung der organischen, psychischen, paardynamischen und sozialen Entstehungsfaktoren wider.

Der psychogene Vaginismus eignet sich besonders zum Aufzeigen von verschiedenen Interventionsmöglichkeiten aus Tiefenpsychologie, Verhaltens-, Gestalt- und Körpertherapie, denn er hat einen reflexhaften körperlichen Anteil, der sich verselbständigt, also sich der bewußten Kontrolle entzieht. Er persistiert daher oft, auch wenn sein intrapsychischer Hintergrund analytisch durchgearbeitet und Introspektion für die Entstehung des Symptoms erreicht ist. Mit dem von Masters und Johnson entwickelten sexualtherapeutischen Programm, speziell mit Einsatz von Stäben für die Frau zum Erforschen der Scheide, ist die Chance groß, dieses Symptom in relativ kurzer Zeit zu beheben.

»Vaginistische Paare«, wie ich gerne sage, haben oft ein erfülltes erotisches Leben mit reger orgastischer Petting-Sexualität. In unserem Fall hat sich im Teufelskreis von Erwartungsangst und Anspannung eine aversive Haltung entwickelt.

In der Paar-Behandlung mußte die Arbeit entlang dem »roten Faden« wiederholt unterbrochen werden wegen beidseits tiefergehender intrapsychischer Störungen, die jeweils andere Interventionen nötig gemacht haben.

Einführung: Anhand eines Fallbeispieles wird Einblick in das Entwickeln individueller Interventionen zur vertieften Konfliktverarbeitung und Übungen zur Selbsterfahrung gegeben. Dabei spielen z.B. körperliche Wahrnehmungs- und Entspannungsübungen eine Rolle, ebenso Phantasiereisen oder Aggressions- und Kontaktübungen mit dem Partner, sowie das gemeinsame Erfinden von geeigneten »Hausaufgaben« für den nächsten Entwicklungsschritt. Und manchmal ist es dran, das uns Medizinern so vertraute (Be-)Handeln zu lassen, einfach Momente von Ausweg- und Hilflosigkeit gemeinsam auszuhalten und vielleicht »an eine höhere Ebene abzugeben«.

Die Fallgeschichte

Eine noch unbeendete Geschichte, die ich dennoch (oder gerade deshalb) bringen möchte, um zu zeigen, daß oft »der Weg das Ziel ist« und wir uns auf geduldige Begleitung statt auf das gewohnte Be*handeln*, das »Machen« einstellen müssen. Das Paar ist seit 16 Sitzungen bei mir, und prognostisch rechne ich mit nochmal so vielen Stunden.

Nennen wir sie Jutta und Christian, beide Anfang 30, wurden von der Frauenärztin zu mir empfohlen wegen primärem Vaginismus. Die Beziehung besteht seit 3 Jahren; Geschlechtsverkehrversuche erst seit Heirat vor 1½ Jahren. *Sie* unterbricht den erotischen Kontakt kurz bevor *er* einzudringen versucht, stößt ihn weg, zwanghaft, wie sie sagt. Es tut weh und juckt. Jutta ist sehr ambivalent: sie *will*, *und* sie hat große *Angst*. Inzwischen löst jede körperliche Annäherung oder erotische Anspielung Druck bei ihr aus. Beide sind füreinander »die ersten«. Die Gynäkologin hatte schon Sensate-focus-Übungen (d.h. sinnliche Erfahrungen miteinander im geschützten Raum eines »Koitus-Verbotes«) empfohlen: »das war toll, aber es ging nicht weiter.« Auf die Frage, was denn überhaupt Spaß macht am Sex, gibt Jutta die Nähe an. Christian küßt sie gern überall und drängt auf Hereingelassenwerden. Selbstbefriedigung hat sie nie probiert und findet seine verstohlene Autoerotik schlimm: fühlt sich zurückgesetzt.

Eindruck: beide sind schüchtern, vorsichtig, leise, rücksichts- und verständnisvoll, und da ist viel zurückgehaltenes Aggredi, sowohl was Wünsche äußern als auch was nein-sagen angeht — wie das häufig der Fall ist bei vaginistischen Paaren. Resignation wechselt sich ab mit verzweifelter gezügelter Aggression und mit zartem Glück in der gegenseitigen Zugetanheit, Respekt, Akzeptanz und Nähe. Man spürt, daß viel Liebe da ist.

Beide sind parallel zur Paartherapie in Einzelanalyse, und die Bereitschaft ist groß, sich mit sich und der Beziehung auseinanderzusetzen. Es fand Verständigung zwischen uns Therapeuten statt.

In der Gegenübertragung kommen bei mir mütterliche Gefühle auf, und ich habe das Bild von *Hänsel* und *Gretel*, die sich gegenseitig aus ihren problematischen Elternhäusern herausgerettet haben und Hand in Hand durch den Wald laufen...

Zur *Sexualanamnese: Juttas* Eltern waren asexuelle Vorbilder, und die häusliche Atmosphäre war von Verboten und Tabus geprägt. In Situationen allein mit dem Vater erlebte sie ihn atmosphärisch als Vergewaltiger und hatte auch Träume, die auf Mißbrauch hindeuten; konkret erinnerlich ist jedoch nichts. Als einzige Tochter mitten unter 3 Brüdern teilte sie das Bad mit den Eltern, wobei sie oft vom Vater anzüglich angeschaut wurde. Da war dann der Satz »hab dich nicht so«. Verbal drang er viel ein, fragte sie alles detailliert: »er kannte meine gesamte Psyche!« »Selbstaufgabe« war gefragt, und auch Sich-Unterordnen, keine eigene Meinung haben. Aber Vaters Macht war subtil: er war *nett*, und ihr Herz galt ihm mehr als der Mutter. Er hielt die Tochter kindlich, um sie nicht zu verlieren. Noch heute kämpfe er um ihre Nähe, sowohl mit Hilflosigkeit, als auch mit Schweigen oder verbaler Machtnahme. Bei der Hochzeit wollte er sie nicht recht hergeben: zur Mittagsruhe legte er sich in das Ehebett der jungen Leute... Heute weiß sie, daß die elterliche Sexualität schlecht war und die Mutter selbst eine Mißbrauchsgeschichte hatte. Bei Christian angebissen habe sie, weil er ihr — sogar schriftlich — die Erlaubnis zur Selbstentdeckung gegeben habe, im

Gegensatz zum Vater, der alles zu wissen schien, immer einen Ratschlag hatte, und es galt was er sagte. Christians nette Seite läd zur Vater-Übertragung ein. So versteht sich Juttas Angst, doch nicht von ihm gemocht zu werden, wenn sie sexuell nicht erfüllen kann, was er so dringend will.

Christians elterliche Beziehung sei harmonischer gewesen, und Sexualität wurde angeblich eher als etwas Schönes vermittelt. Aber seine Kindheit und Jugend waren stark von ekklesiogenen Schuldgefühlen und Scham geprägt. Er hatte schon immer viel mit quälender Anspannung zu tun und entwickelte eine Zwangsneurose mit Lästergedanken und Bußzwang, die im Alter von 18 Jahren, nach Tod der verbittert gebliebenen Mutter, in stationäre Psychotherapie und Nachbetreuung führten. Die Zwänge seien bereits wesentlich gebessert. Die Einengung ist jedoch noch so stark, daß Christian bei wiederholter sexueller Frustration entweder in völlige Depression fällt oder bei Eskalation in verzweifelte Weinkrämpfe gerät, die nicht eigentlich kathartisch wirken sondern Kopfschmerzen hinterlassen. Die genaueren Hintergründe zeigen sich erst nach und nach im Verlauf.

Zur *Therapeutischen Arbeit:* Nach gemeinsamer Entwicklung der Psychodynamik und Indikation der Sexual-Paartherapie wird ein klares Koitusverbot etabliert, d.h. Weglassen aller sexueller Ziele zum Durchbrechen des Teufelskreises und Schaffen eines Raumes für neue, angstfreie Erfahrungen. Wir sprechen über Geschlechterrollen in unserer Gesellschaft, über Anatomie und Physiologie des Genitales und über Vaginismus.

Meine erste Intervention, die heftige Bewegung verursacht, ist über Selbstbefriedigung zu reden und Christian sozusagen Erlaubnis dafür zu erteilen. Das kann ich mir so ohne Umschweife hier nur leisten, weil Juttas Einzeltherapie im Hintergrund den nötigen Halt gibt. Sie erlebt das »grüne Licht« für Christians Erotik mit sich selbst, *ohne sie* (und womöglich mit Fremd-Phantasien), als »Urkränkung« und muß sich ordentlich da durcharbeiten.

Bevor die Standart-»Hausaufgaben« der Sexualtherapie zum Zuge kommen, streue ich einzelne kleine Übungen ein, die im Vorfeld das gesunde Aggredi bahnen, was den beiden so fehlt. Z.B. einfach mal sich jetzt im Sessel sitzend wahrnehmen und hinzuspüren, ob und wo Spannung ist, und ob dieser *Wahrnehmung* ein *Impuls* oder ein *Wunsch* folgt: sich anders hinzusetzen, endlich mal durchzuatmen, die Schulter loszulassen oder eine Hand auf die selbe gelegt zu bekommen... *(das können Sie gleich einmal mitvollziehen!...).*

Eine kleine Verschreibung ist, im Alltag mal *»Katze und Löwe«* zu spielen, um sich ein bißchen mehr in den Ausdruck zu trauen. Solche Kontakt-Übungen sind den humanistischen Therapieformen entlehnt und kommen aus meinem Selbstverständnis als Gestalt- und Körpertherapeutin. Sie sind jeweils ungeplant und entstehen im Augenblick.

Dann ist *Sensate Focus* dran, also: in geschütztem Rahmen, entkleidet und ohne Abzielen auf Erregung sich angstfrei abwechselnd sinnlich zu erfahren, zu streicheln, zunächst unter Auslassung von Busen und Genitalien, und sich näher kennenzulernen durch klare Kommuniaktion von Befindlichkeit, Vorlieben und

Abneigungen. In dieser Phase soll auch jeder allein sich *selbst erkunden*: mit Betrachten des ganzen Körpers im Spiegel, mit seiner taktilen Erforschung und Einsatz aller anderen Sinnesorgane dabei. Es stellt sich heraus, daß Jutta bisher nur kurze Blicke auf das Genitale geworfen hatte, wenn es um Pilze ging, und daß Christian ausgesprochen kitzelig auf die meisten Berührungen ist: seine Frau streichelt ihm zu rasch und zu temperamentvoll, um vertrauensvoll zu entspannen.

In der Besprechung der gemachten Erfahrungen höre ich, daß es ihm schlecht geht mit der Paar-Übung: Schuldgefühle plagen ihn, seiner Frau Druck zu machen, und doch leidet er unter starker Sehnsucht nach endlicher Intimität, und unter Enttäuschung darüber, daß Jutta bei Erregung »so Abwehrzuckungen« hat, wie es seit den ersten Geschlechtsverkehr-Versuchen der Fall ist. Nun, er hatte »die Regeln übertreten«, indem er sich auf sie gelegt, seine Begehrlichkeit gezeigt und damit den alten Teufelskreis geschlossen hatte. Tatsächlich mißtraut sie, daß er die gegebenen Regeln nicht einhält, und sie schwankt selbst zwischen starker Erregung und großer Angst. Die aus der Vater-Beziehung übertragene Gefühlsverwirrung hinterläßt regelmäßig Scham, Schuldgefühle und Sehnsucht bei ihr.

Die nächsten »maßgeschneiderte Hausaufgaben« sind dann: 1. Das Ausleben der innigen Umarmung erst einmal bekleidet (so weit wie nötig); 2. Spielerisches Ausleben des »Komm her — geh weg« im Alltag; 3. Sobald Angst vor Überwältigung durch Erregung auftritt: sich im Gegenüber an den Händen halten, sich dabei ansehen und Erregung erlauben, spüren, halten, ohne weitere Konsequenzen im Tun. Ansonsten läuft das ziellos streichelnde Erkunden und Kommunizieren weiter.

In der nächsten Therapiestunde zeigt sich das *typische Vermeidungsverhalten*: sie haben das »Üben« schwerlich geschafft, hatten zu viel Streß, fanden es außerdem künstlich und fremd, und schließlich käme ihnen ihre Aggressionsgehemmtheit in die Quere. Christian erinnert, zu hause immer Hohn und Spott bei Aufmucken geerntet zu haben; Angst und uralte Zurückhaltung kommen wieder auf, und es fühlt sich »alles schwer und verklinscht« an. Wir schieben hier eine kleine *Wahrnehmungsübung* ein: sie setzen sich Rücken an Rücken auf den Boden und nehmen wahr, wie sie es machen miteinander: wer sich mehr abgibt und wer mehr trägt; wer aktiver im Kontakt ist, und wer sich zurückhaltender, passiver verhält; wer sich anschmiegen mag, vielleicht auch den Kopf beim anderen ablegt; wie nonverbale Mitteilungen gesendet und verstanden werden; und wie sie einander überhaupt spüren, die Wärme, den Atemrhythmus, die Ausstrahlung des anderen. All dieses ist ungeübt und zaghaft bei beiden. Fazit: er spürt zu wenig Widerstand von ihr, und sie zu viel Druck von ihm. Die Stunde schließt ab von Angesicht zu Angesicht, mit der jeweiligen Aussage für den anderen und ihr Zusammenleben: seine lautet »ich will, daß du dich direkter ausdrückst«, und ihre: »ich brauche mehr Platz für mich, komm nicht so nahe«.

Bis zur nächsten Stunde passiert viel: Jutta hat in der Anlehn-Übung den sexuellen Druck erkannt und begriffen, wie sie Schmerz und Wut darüber, daß etwas Hinderliches zwischen ihnen ist, vom Vater auf ihren Mann überträgt. Sie traut sich dann, sich »so wütend wie noch nie« zu zeigen, zum Erstaunen ihres

Mannes — fast wäre sie »explodiert«. Hier suchen wir dann nach geeigneten kleinen *Ritualen*, Wut spielerisch hin- und hergehen zu lassen oder angemessen herauszubringen, *bevor* es brennt. Da das Lautwerden beiden extrem schwer fällt, wird Kissenschlacht geprobt: rasch wird es ernst und macht dabei Spaß. Eine andere Möglichkeit ist für die beiden, sich voreinander in Angriffshaltung zu stellen und sich Aug" in Aug" anzuzischen wie Giftschlangen. Als »Streichel-Hausaufgabe« paßt heute etwas, was Vertrauen und Halt gibt: in Seitlage/ Embryo-Haltung *polare Stellen des Körpers zu halten*, z.B. oben und unten: Scheitel und Steiß, oder vorn und hinten, in verschiedenen Segmenten die Hände aufzulegen, Stirn und Nacken, Herzgegend und zwischen den Schulterblättern, Bauch und Lendengegend, Schamhügel und Gesäß, vielleicht sogar bis die Hände sich am Damm treffen. Dabei gehen wir einen kleinen Schritt weiter: beim Streicheln Busen und Genitale oberflächlich, eher beiläufig mit einzubeziehen oder mal bergend in den Händen zu halten. Das wird als angenehm empfunden.

Die nächste Sitzung stimmen wir damit ein, eine weitere Kontaktebene ins Bewußtsein zu bringen: das *Führen und Sich-Führen-Lassen*. Diese Übung habe ich dem *Tai Chi* entlehnt (»Klebehand«). Voreinander stehend halten die beiden lockeren Handkontakt, wobei erst der eine führt und der andere folgt, also mit der Hand mitgeht und dranbleibt. Dann umgekehrt; und schließlich im freien, unabgesprochenen Wechsel, wo das achten aufeinander und auf die eigenen Impulse ganz wichtig wird, wo »Sender und Empfänger feingestimmt werden«. Die Ambivalenz zwischen Durchsetzung/ Kontrolle und Hingabe ist angesprochen, und in der Regel werden hierbei alte Muster zu Tage gefördert. Unser Paar erkennt viele Reaktionen aus ihrem Leben wieder. Christian läßt sich blockieren von Juttas gleichzeitiger Verweigerung und Unterwerfung: das ziehe ihm den Boden weg. Beim Folgen reagiert Jutta aversiv: für sie ist Geschobenwerden und Hinterherkommen-Müssen furchtbar. Es ruft Erinnerungen an den Vater und an die alte Ambivalenz wach: ihr Mann ist ihr einerseits *zu* stark dabei, nämlich einengend, und andererseits nicht stark *genug*, da wo er sie allein läßt.

Im Gefolge dieser Stunde kommt viel Energie auf bei Jutta: sie traut sich mehr in den Ausdruck und die gesunde Aggression, nimmt bewußter ihre Weiblichkeit wahr und erlebt »einen bunten Blumenstrauß überraschender Gefühle«. Erstmals äußert sie die Wunschphantasie, daß ihr Mann ihre Grenze überschreiten möge, und das ist ein Geschenk für ihn, wie ein Ausblick. Bei der Frage, wie er seine Erregung aushalten kann ohne sie auszuagieren, kommen wir auch auf das Thema *Tantra (oder Tao, oder auch Eros,* wie Herr Schotten ihn als das »Urschöne und Urgute« dargestellt hat). Es geht um das *»Sein-bei-dem-was-gerade-ist«* statt mit Macht zu einem Ziel vorauszustürmen (wie es in unserer westlichen Kultur üblich ist); darum, mit ganzem Herzen und der ganzen zugewandten Aufmerksamkeit beim spürenden Streicheln zu sein und nichts sonst. Ich lade Christian ein, bei andrängender Erregung einfach bewußter zu atmen, die Ausbreitung des schönen Gefühls im ganzen Körper wahrzunehmen und sich über seine Frau zu freuen. Da er visuell am stärksten erregbar ist, schlage ich ihm vor, beim nächsten Streicheln öfter mal die Augen zu schließen. Das hilft: seine Frau ist gerührt, wieviel sinnlicher und anwesender er wirkt, ohne sie zu bedrängen.

Als nächstes ist die Beschäftigung mit Juttas unangenehmen Gefühl dran, wenn er Druck auf ihren Oberkörper ausübt, egal von welcher Seite. In einem *Experiment*, wo er sich langsam von hinten an sie annähert, spürt sie schon *vor* dem eigentlichen Körperkontakt die Angst, daß sie die Situation nicht im Griff hat. Es geht deutlich um den Vater dabei. Auch bemerkt sie, daß sie sich bei geschlossenen Augen ganz vom Fühlen abschneidet und wie gelähmt ist. Die Zeichen für Mißbrauch verdichten sich. Zu hause entdeckt sie dann beim Ankuscheln in »Löffelchenstellung«, daß sie ja tatsächlich die Entscheidung treffen kann, sich anzuvertrauen oder nicht, sich völlig einzuschmiegen oder aber abzurücken: sie ist also nicht mehr so ausgeliefert wie damals, muß nicht mehr »im Totstellreflex« alles über sich ergehen lassen oder ihren Mann brüsk wegschubsen. Seither wächst ihr Vertrauen ständig. Spontan bewegt sie sich lustvoll gegen seine am Beckenboden aufgelegten Hände und genießt die Erregung und dann Selbstbefriedigung! Das war ein »Vorgriff im Programm«, so daß nun es dran ist, sich das eigene *Genitale* erstmal *selbst vertraut zu machen* durch genaues Betrachten und taktiles Erkunden, um den anderen dann sozusagen »in das Geheimnis einweihen zu können«. Für Jutta war das gegenseitige *Zeigen*, Anschauen und *erforschendes Berühren* sehr intim, aber schön, für Christian dagegen sehr schambehaftet. Spätestens jetzt ist es auch dran, sich mit dem *Vokabular für alles Sexuelle* zu beschäftigen; zu schauen, mit welchen Begriffen jemand etwas Verletzendes verbindet, und gemeinsame gern benutzte Worte zu finden/ zu erfinden. Was Christians Selbstbefriedigung angeht, so ist seine Frau jetzt gefragt, mal dabeizusein und ihn währenddessen woanders zu berühren, insbesondere in der Herzgegend, am Kopf oder an der Hand. Das stellt Verbindung her. Zunächst ist das alles schwierig für Jutta, denn seine Selbstbefriedigung »hat immer noch etwas Verzweifeltes, sie passiert nicht so nebenbei, sondern es entsteht ein gezielter Druck«. Überhaupt sind Christians Ungeduld und Frustration wiederholt auf dem Plan wegen ihrer »so kleinen Schritte«. Nur zögerlich hören wir stückchenweise mehr Hintergrundgeschichte dazu. Als Kind wurde er für alle Wünsche und kreatürlichen Äußerungen ausgelacht oder moralisch vorwürflich behandelt. So hat sich große Scham entwickelt, Empfindungen und Wünsche zu äußern, und seine Gefühle sind oft »wie in Beton gegossen«. Er traut sich nicht einmal, seiner Frau Komplimente zu machen. Jetzt in unserer Sitzung steigt ihm spontan der Wunsch auf, umarmt zu werden, und er nimmt es gerührt an, von Jutta gehalten zu sein, läßt sich von seiner Traurigkeit überwältigen und schluchzt erstmals im Leben lange und heftig in ihren Armen: ein tief bewegender Moment. Als mir scheint, daß sie allmählich unsicher wird, lege ich ihr eine unterstützende Hand auf den Rücken, wie zum Zeichen, daß alles in Ordnung ist und diese starken Gefühle sein dürfen. Jutta entspannt wieder, während er weiterschluchzt. Ich lade die beiden schließlich ein, die Stunde in Ruhe ausklingen zu lassen, in dem er sich in ihrem Schoß zusammenrollt, und ich ihnen schöne Entspannungsmusik auflege und mütterlich etwas zu trinken bringe. Beide sehen wie neugeboren aus, und dieses mal hat Christian erstmals keine Kopfschmerzen nach so einem Ausbruch: er hat nichts zurückgehalten.

Die nächste Stunde stellt auch an *meine* Geduld eine Herausforderung dar: wieder kommt das Paar niedergeschlagen und zurückgeworfen. Sie hat ihn wegen Grenzüberschreitung bei unerwartetem Ankuscheln erneut brüsk zurückgestoßen, und das hat wieder Drama ausgelöst. Es stellt sich heraus, daß er sich nur mal mit dem Gesicht in ihren (bekleideten) Busen hineinwühlen wollte. Jutta ist in ihrem Spaltungsmuster verfangen. Das bloße verstehen reicht da oft nicht, um es loszulassen, es muß buchstäblich konkret be*griffen* werden. Ich lasse mir einen Begriff für meine Arbeit an Spaltungen einfallen: die »*Zickzacknaht*«. Das Hin- und Herspringen zwischen den polaren Seiten, um die Kluft der Ambivalenz zu überbrücken, das heißt hier: während er mal mit all seinen Wünschen auf sie zugehen soll, hat sie Erlaubnis, *Lust (hier) und Angst oder Wut(dort) abwechselnd* zu spüren und auszudrücken. Dabei bleibt er im Kontakt, zieht sich also weder zurück noch überwältigt er sie. Sie kann derweil prüfen, wie gefährlich die Lage, wie ausgeliefert sie *wirklich* ist. Diese Intervention bewirkt wieder viel. Jutta kann sich nochmal mehr Aggression erlauben, beide trauen sich mal *laut* zu werden, und außerdem kann sie sich schon die Brust küssen lassen und es genießen, wenn er auf ihr liegt und sie dabei *anschaut* und sie ihn sieht!

Als nächste Aufgabe schlage ich liebevolle intensive Hinwendung zum Genitale vor, wie zu einem Babypopo oder zum »zweiten Gesicht«, wie ich manchmal sage. Das soll ohne sexuelle Absicht geschehen, in Geborgenheit und völliger Sicherheit. Für Jutta schlage ich *spielerischen* Umgang mit dem Glied vor, wie am Märchenbrunnen des Froschkönigs, z.B. es zwischen ihren beiden Bäuchen zu spüren, oder zwischen Hals und Schulter hindurchgleiten zu lassen, oder in der Badewanne zwischen den Füßen zu bewegen. Beide sind froh, daß es immer wieder Möglichkeiten zum Weitergehen gibt.

In der Folgestunde geht es wieder um Christians Drang, und die Hartnäckigkeit des Symptoms bringt uns alle drei in Hilflosigkeit und Ohnmacht. Ich kann nicht anders als das zu zeigen, und damit gebe ich Erlaubnis für auch dieses schreckliche Gefühl. Aus dem gemeinsamen schicksalshaften Nichts entsteht Raum, und es taucht weiteres Material zu seiner Abgespaltenheit auf. Es wird immer deutlicher, daß nicht nur *sie* für *ihn* eine große Geduldsprobe ist, sondern auch *er* für *sie*. Sie haben sich sozusagen gegenseitig die passende Herausforderung gesucht, und das gibt ihnen die Kraft, dranzubleiben. Christian öffnet sich immer mehr, seine heftigen Reaktionen hinter der freundlich zurückgenommenen Fassade zu zeigen. Er beschreibt seine Fühllosigkeit und fast präpsychotischen Zustände, wenn er sich in ohnmächtiger Angst vor seinen übermächtigen Aggressionen befindet. Sein Hirn sei dann wie eine geballte Faust, und er sei eingesperrt in seinem im inneren Kampf erhitzten Körper durch völlige Kontrolle. Seine Mutter hatte diese Empfindungen in der Kindheit als Fieber weg-interpretiert. Zuhause wurde er bei Trotz oder Widerworten sofort bedroht. Von Mutter und großer Schwester wurde er bei jedem kleinsten Aufmucken festgehalten und gezwungen, sich zu erklären und zu rechtfertigen. Er mußte die Kontrollsucht der Mutter immer vorab befriedigen, bevor er etwas durfte, was er als *ständige Barriere* erlebte. Seine einzige Ausdrucksmöglichkeit sei seine »Sauklaue« gewesen, ansonsten ängstliches Verheimlichen »blauer Briefe«, bis die Schul-Katastrophe unaufhaltbar war. »Wenn ich mich ungerecht behandelt fühle, wird die Enttäuschung, nicht bedingungslos geliebt zu werden, übergroß.« Das überträgt er auf seine Frau, in der er sich wieder eine »ständige Barriere« gesucht hat und der gegenüber er wieder in die Opferrolle geht. Im Körperkontakt muß er ständig ihre Bedingungen erfüllen und jetzt auch noch vielerlei Übungen mitmachen, und die Verschmelzung liegt immer noch in weiter Ferne... Das alte Ohnmachtsgefühl bringt ihn zum Kippen in Sadismus: seine »sexuelle *Sauklaue*« agiert er aus im Drang, sich mit zynischem Gefühl mechanisch an ihr zu befriedigen. Die Schuldgefühle folgen auf dem Fuße.

Aktuell geht es bei Christian also darum, die Angst vor seinen Aggressionen im Grundvertrauen zu seiner Frau ertragen zu lernen. Es geht darum jeweils zu unterscheiden, was ein *altes* Gefühl und was für diesen Moment stimmig ist, und letzlich: die Entscheidung zutreffen, sein Lebensglück in die eigene Verantwortung zu nehmen.

Die nächste Stunde bringt eine weitere Vertiefung. Es stellt sich heraus, daß Christian alles unter Druck im Leben macht, um die Pflicht hinter sich zu bringen, daß er noch *nie* im Leben *völlig entspannt* sein konnte, es sei denn unmittelbar *nach dem Orgasmus* — und auch da bleibt eine feine Grundanspannung in den Muskeln bestehen, die die Beine zusammenhalten. Es wird vorstellbar, was das Drängen nach geschlechtlichem Vollzug so dringend macht: *einmal ankommen* und *entspannen*! Nun bitte ich Christian, mal in die Spannung hineinzugehen, ja, sie zu verstärken, um ihren emotionalen Gehalt und die ihr innewohnenden Impulse zu spüren. Ich frage dann nach Assoziationen, Erinnerungen oder Stimmungen, die dabei aufkommen. Er sieht sich als 4 Jährigen, wie er starke Frauen bewundert, auch seine Mutter, und wie er seine eigene andrängende unbändige Lebenskraft, sein Wollen spürt, was ja im Becken den Ursprung hat, und zugleich das Gestopptwerden durch Verbote und Drohungen, die ja auch das *Sexuelle* betrafen. Er druckst und zögert, etwas zu erzählen, und — manchmal mache ich dann einfach eine Vorgabe von mir, um die Peinlichkeit zu lösen — da erzählt er von kleinen Freundinnen, mit denen er Doktorspiele teilte, und sie spielten »Donnerbalken« und ahmten dabei gestikulierend und mit größtem Vergnügen Fürze mit ihrem Mundwerk nach. Das beeindruckte ihn nachhaltig und hinterließ ihn neidisch, mußte er doch solches alles immer zurückhalten...

Apropos Spannung: bei Jutta sind jetzt *Selbsterfahrungsübungen für den Scheidenschließmuskel* dran: als *Wächter* bezeichne ich ihn gerne. Ich zeige ihr die Hegarstifte (bis 30mm Durchmesser), mit denen sie die stoisch *nein*-sagenden Pforte erkunden darf, und lasse sie auswählen. In ihrer Reaktion mischt sich Erstaunen mit Ängstlichkeit und freudiger Aufregung. Sie nimmt gleich drei verschiedene Größen mit und bringt beim nächsten mal stolze Erfolgsmeldung mit. Sie ist motiviert, weiterzugehen.

Parallel geht es nun ans *stimulierende Streicheln* mit Wellen der Erregung, ohne das Ziel Orgasmus. Bei den meisten Paaren geht es dabei eher darum, darauf zu vertrauen, daß die Erregung samt Körperfunktionen sich wieder einstellt, wenn man Stimulationspausen macht, und darum, mehr wahrnehmen und genießen zu lernen, um mehr Freude im Kontakt teilen zu können. Bei unserem

Paar umgekehrt: sie dürfen lernen, ihre hohe, angstbesetzte Erregung einfach zu halten und dabei zu erfahren, daß nichts Schlimmes passiert, sondern sich die Erregung in erfüllende Energie und Freude wandelt, wenn sie nicht gleich erlöst, sondern nur gespürt wird.

Dies ist der Punkt, an dem die Therapie jetzt steht. Ich gehe davon aus, daß die beiden es erreichen werden, miteinander zu schlafen. Die Liebe zwischen ihnen ist die beste Voraussetzung dafür, und ihre jeweiligen Hintergründe, die ihnen den schweren mühsamen Weg bescheren, sind zugleich Vehikel für großes persönliches Wachstum und inneren Reichtum, der verbindet.

Ich scheue die Mühe nicht, diese Prozesse zu begleiten, denn sie sind letztlich tief beglückend, wenn aus Mitgefühl Liebe entsteht. Ich selbst lerne viel dabei. Meine Erfahrung ist zunehmend, daß es am meisten die Menschlichkeit und Liebe in der therapeutischen Beziehung sind, die heilen. Unser Herz sollte die Inspiration für jede Entdeckungsreise mit Patienten sein.

Zum Schluß ein Gedicht von *Erich Fried:*

Das richtige Wort

Nicht schlafen mit dir
nein: Wachsein mit dir
ist das Wort
das die Küsse küssen kommt
und das das Streicheln streichelt

und das unser Einatmen atmet
aus deinem Schoß
und aus deinen Achselhöhlen
in meinen Mund
und aus meinem Mund
und aus meinem Haar
zwischen deine Lippen

und das uns die Sprache gibt
von dir für mich
eines dem anderen verständlicher
als alles

Wachsein mit dir
das ist die endliche Nähe
das Sichineinanderfügen
der endlosen Hoffnungen
durch das wir einander kennen

Wachsein mit dir
und dann
Einschlafen mit dir

Treatment of problems with Extramarital Affairs: A Phasic Model.

Maureen Luyens & Alfons Vansteenwegen, Leuven *(Belgium)*

A number of couples request therapy because of relational problems resulting from infidelity. In treating such couples, five phases of cognitive and emotional aspects of problematic affairs have been identified: (1) the start, (2) suspicion and negation, (3) explosion and impulsive reactions, (4) making choices and deadlock, (5) working through. Clients may enter therapy at very different points in these phases. Some come in full crisis, others in the deadlock phase, not being able to decide what to do. A different therapeutic intervention is proposed for each phase.

Extramarital relationships, co-marital relationships, philandering, and infidelity can result in a wide range of emotional responses from shock and anger for the injured partner to denial and ambivalence for the infidel. These responses create intense tensions within the relationship. Many couples are able to work through these tensions on their own or they choose to end their partnership. Others seek professional help. In our practice, one third of all clients requesting couple therapy come with problems associated with infidelity.

One of the difficulties for the therapist is maintaining a systematic approach in treating such couples. Although some techniques of 'normal' couple therapy are implemented, these techniques are often modified to suit the specific problems arising from the involvement of a third party. For example, in some phases of the extramarital affair it would be unwise to see the partners separately, at other times it would be unwise to see them exclusively together.

Every couple that comes with relationship problems with a third party has its own definition of the affair. Most of the time the third party relationship is identified as being important, emotional, intimate and sexual. The relationship is usually of long duration rather than a unique flirtatious incident, a one-night stand or an infatuation. Often, the injured partners mainly object to the amount of attention that has been given to the third party rather than the sexual aspect of the illicit relationship. As one couple agreed:"You can have sex with whomever you like on the condition that you don't talk with him/her".

Couples differ in the way they tolerate aspects of relationships with third parties and whether or not they reveal their infidelity to their partners. Most often, partners having affairs lie about them. According to Pittman (1989), infidels always lie to their partners.

Meanings of Relationships with Third Parties (Cognitive Aspects).

It must be very clear from the beginning that every relationship with a third party has a unique meaning for the partners that are confronted with it (Levine, 1998). In the literature, there are many reasons given for affairs. They can be the result of trying to fill a void that exists in the current relationship, seeking characteristics in a third party that is lacking in one's partner or in oneself, escaping from the monotony of the current relationship, putting pressure on the partner to make him or her change, punishing the partner for prior infidelities and/or attempting to bring excitement and adventure to the relationship (Charny, 1992).

Sometimes the reasons for an extramarital affair lie outside the couple relationship. Infidels may want to test their courage, increase their sense of personal freedom and independence, just have fun, or even abuse the third party (Charny, 1992).

An extramarital affair can serve a specific function. In a possessive marriage it can be used as a trial run before breaking loose. In a dependent marriage it can serve as a way to assert one's independence. When the marriage is "too perfect", it can be the only way to indulge in "bad" behavior. In a marriage where one partner is always teaching the other, the extra marital affair can signify that one is capable of taking the initiative. When there is no tenderness between partners, an affair can become a source of comfort. In a boring marriage it can break the routine and create a sense of excitement and unpredictability. In a punishing relationship, an extramarital affair can bring consolation (Charny, 1992). An extramarital affair can also be a way to implicate a third party in the relational battle (Nichols, 1988). An extramarital affair can sometimes strengthen and expand a good marriage. Affairs must also be understood in the context of a life phase such as in mid-life.

Emotional Effects of Extramarital Affairs.

Learning of an affair can be an enormous emotional shock to the injured partners (Levine, 1998). It is as if the bottom has dropped out from beneath their feet. They lose all hold on life. The pain is intolerable. It is one of the deepest psychological trauma's one can experience.

For the partner who has the affair, the beginning of the relationship, the falling in love period, triggers a thunderstorm like insanity, a sweet crazyness.

Keeping the affair secret is a radical break in trust, which is a fundamental building block in the living-together relationship. Committed partners have an implicit agreement that they are prioritarian and sexually exclusive. An extramarital affair breaks this contract and questions the validity of the their commitment. Guilt feelings prevail.

Jealousy (Bakker and Bakker-Rabdau, 1973) is triggered when A looses something that existed in the relationship with B which is now transferred to C. Jealousy has very positive aspects when it propels A to act to prevent that loss. But later this can result in A becoming hostile toward B. Jealousy demands defensive skills. In a certain sense one is jealous of the partner and envious towards the third party. Envy demands acquiring skills. At the same time, one wants to keep the partner and receive the attention, time and sex, which is now going to the third party.

Phases in the Problematic Process of Third Party Relationships

We distinguish five phases in the infidelity process:
(1) the start;
(2) suspicion and negation;
(3) the explosion and impulsive reactions;
(4) making choices and deadlock;
(5) working through.

Clients may enter therapy at very different points in these phases. Some are wrestling with suspicion and negation, others enter in full crisis, still others only at the stage of working through.

Here are various possible interventions for each phase.

First Phase: the start.

Infidel partners are often overwhelmed by a diversity of feelings such as attraction, desire, falling in love and never before felt sexual feelings. They feel omnipotent, emotionally fulfilled and believe they have discovered a whole new world. But they also can experience anxiety for losing control, pain for what is impossible and guilt feelings for hurting the life-partner. There is also shame for what one experiences.
This generates internal conflict. Some want to cherish the amorous feelings. They do not convert the falling in love feelings in a relationship. They are under stress. They make their partners' lives very difficult. They are frequently disagreeable, especially when their partners do not know about the affair. Others want to express their love feelings. They accept the advances of the third party. They take contact themselves.
The choice to start an affair depends on many factors. Ones own values and cognitions play a central role. Some want to live their own life: they experience an irresistible desire to start an affair. Others want to keep the supportive force of their partner. Sometimes partners decide together how involved in friendships with third parties they should become.

Therapeutic interventions.

In this phase of inner conflict, some partners come individually to therapy to obtain permission to begin an affair.

Clare asks for help. She is 55. She is totally upset. She always believed that she was frigid and would stay so forever. The relationship with her husband is very unsatisfactory. "We stay together for the outside world. My husband is clumsy in sexual matters. We have never understood each other's sexual needs."

Clare is upset because the odd-job man has fallen in love with her. She is ashamed that this can happen at her age and is amazed someone finds her attractive. She feels her body alive with desire and is extremely happy that she is not frigid. At the same time, she is afraid of the temptation.

The therapist helps Clare to discover what she really wants. She makes a decision. "I may give in once. I have always been so faithful. My husband doesn't have to know. He wouldn't understand. I don't want to leave him."

Three months later Clare confides to the therapist that she took the step. "I feel relieved. But there can never be a second time."

It is evident that the role of the therapist does not consist of telling clients what they should or should not do. But sometimes therapists are lured into this trap. To help safeguard the therapeutic process, the therapist should ask non-directive, open questions so that the client can identify and differentiate complex feelings. Clients can then formulate for themselves such questions as: What do I do with these feelings? Tell them to my partner? Tell them to the one I'm in love with? What do I want? Shame, guilt or feelings of falling in love can be explored in this way. Discussing the advantages and the disadvantages of each possible decision also is helpful to the client.

In this phase it can be useful to employ cognitive reframing using the rational emotional therapy model. The following are examples of short interpretive statements that can be woven into the therapists responses:
Falling in love is not love.
Falling in love is not a relationship.
A relationship with a third party is not necessarily a definitive rupture.
Anyone can fall in love.
An affair is not always due to a problem in the current relationship.

Second Phase: suspicion and negation.

Through the inner conflict many do not intend to tell their partners about their falling in love or the affair. One cherishes this as a personal feeling. They do not want to hurt their partners. They fear the consequences.

However, various signals alert the injured partners that something is amiss. The infidel partners do not find anything positive in their relationship. There is unintelligible critique. Suddenly, the need for sex decreases or increases. The infidel partners come home late and are more absent in general. They place more attention on clothing choice and their appearance. Sometimes the infidel partners even encourage their spouses to have an affair.

Here the vicious circle of suspicion often begins. The injured partners express their suspicions. The infidel partners negate the suspicions or tell half-truths. The more they attempt to deceive, the more the suspicions persist. This continues to build until telling the truth becomes close to impossible.

Infidel partners may keep their relationship with a third party secret for many years. For some, this is the easiest solution. However, sometimes the dishonesty gnaws at one and one feels guilty and finally confesses. The partners who hear about such a hidden intimate relationship, are very shocked. They experience the deception as being more hurtful than the affair itself. With the continued stress of uncertainty, the suspicion is difficult to tolerate. Sometimes this pressure decreases when the existence of an affair is finally admitted.

In other instances, confessing to an affair can cause irreparable damage to the relationship. However painful, communication between the partners is essential in working through the crisis.

At times, clients may be seeking help related to sexual problems within the relationship. When these problems are explored, the real issue, infidelity or falling in love with a third party, can emerge as the true source of difficulty. However if a thorough exploration of the presenting problem of sexual difficulty is pursued by the therapist too prematurely, infidel partners may perceive this probing as too threatening and may terminate therapy prematurely.

Therapeutic interventions.

In this phase managing the secret is the most difficult point for the therapist. One of the most important rules to follow in this phase is always to see both partners together. If one sees them separately, the therapist could become part of the conspiracy of deception.

First the partners who are suspicious should be encouraged to voice these suspicions. Inexperienced colleagues too easily join in the search for the truth. Is there an affair or not? Their own doubt leads them to propose separate sessions. This tactic creates a deadlock. For the therapist, the facts are not important. What is important is the way the couple manages the suspicion and the secret. Each partner has the right to have suspicion and to keep a secret.

The therapist does not ask detective questions, but creates a space in which doubting partners can express their suspicion. Infidel partners have the opportunity to deny having an affair. The therapist tries to equilibrate the expression of the suspicion and the right to keep a secret. Therapists also must put their attitudes and belief systems aside.

Then the doubting partners can further communicate the specifics of the suspicion. Questions can be put to the suspicious partners to help them clarify the issue. What has the partner done to indicate that he is having an affair? Why do you think it now? What recent changes have occured in the relationship?

The therapist also helps the suspected partner to question the other. This could be accomplished by asking the following questions: Your spouse has a suspicion that you are having an extramarital relationship. Can or will you respond to this? Then the therapist asks the suspecting partner if the response is satisfactory. One can also pose questions of this type: Is there any reason why you think the other would not admit to an affair? Sometimes infidel partners absolutely refuse to discuss the suspicion. The therapist then can ask them under what conditions would they be willing to talk about it. After listening to the doubting partners reasons for suspicion, the therapist can say: "Can you understand why your partner is so suspicious?"

If it emerges that the partner always has been extremely suspicious from the beginning of the relationship, one may be dealing with a pathological jealousy that has no basis in reality. But if the jealousy is recent, this most often means something has happened now to change the current relationship.

Sometimes a deadlock continues for many sessions. The doubting partners remain suspicious, the infidels keep their secret. The therapist frequently feels impotent. Because of this impotence some therapists change the theme of the sessions to other subjects. They ask questions about the condition of the relationship between the partners. They do this from the underlying idea that an affair must result from something lacking within the relationship. Experience shows that the doubting partners will not agree to go along with this tactic. For them there is only one question: Is the partner having an affair or not? Talking about the couple's relational quality in general is only possible if both partners agree to it. The therapist continues to indicate the impass to each of the partners: "You maintain your suspicion and you negate what your partner thinks."

Suppositions can be used to try to break the deadlock. "Suppose your partner has had or is having an affair, what would this mean to each of you?" Through this type of questioning, the infidel partners have the opportunity to evaluate the reaction of their partners. Will they react with empathy or be hostile? The therapist can also, if necessary, create more distance and still continue with the subject by asking more general questions. "What do each of you think about affairs? Do you know friends or family who have experienced them? How did they react? What did it mean to you? Had you expected that your partner would react the same way as your friends?"

In some situations the therapist is informed about the secret outside the session. For example when one of the partners telephones the therapist. The question then is should the therapist communicate this secret to the other partner. Therapists cope with this in very different ways. Some say from the start of therapy, "I want to be free to bring everything that each of you tell me to the conjoint session when I think that it is necessary for the therapy." Frequently clients do not hear or understand this remark when it is made at the beginning of therapy. A good solution is impossible. For the therapist it is always a difficult situation. Saying nothing can be interpreted as siding with the infidel partner. Bringing the secret into the session can be construed as betrayal of the infidel partner in favor of the other partner. Whatever therapists do at this juncture, they run the risk of alienating both partners.

Our thesis is that it is not the responsibility of therapists to ensure that clients reveal their secret. The problem for therapists is not that they know about the secret, but that they have to maintain enough objectivity to continue the therapeutic task. The therapist helps both partners to ask the questions they find important.

Third Phase: Explosion and impulsive reactions.

Sometimes the therapist sees the partners for the first time following an intense crisis. One may have made a suicide attempt or the other may have threatened to leave the relationship. With others, the tension that has been generated by confrontation and accusations versus denial during the session or in between two sessions results in a confession by the infidel. Most of the time, a highly charged emotional explosion follows. The injured partners are hurt to the core of their being; they feel ashamed that their partners have broken their trust. They feel rejected and lost and fear abandonment. In such instances, partners often ask: "Where did I fail?" "What's wrong with me?" Some direct their anger towards the partner. Others towards themselves (suicide attempts) still others towards the third party.

The intensity of the initial reactions do not always predict the outcome. Some partners react intensely when they learn of an affair and within a few days are able to look calmly at the situation and explore the best course of action to take. Others at first appear calm and only later have a massive negative reaction. Dennis for example, seemed icily calm when he discovered his wife's affair. Two days later he committed suicide.

Sometimes, hearing about the affair is the last straw. With Ivan the bottled up feelings and conflicts suppressed for many years finally pour out. Ivan is 47, Bernadette 40. Bernadette is the dominant partner. She always gets her way. Ivan invariably gives into her demands. He cannot cope with disputes and fights. When Ivan learns that his wife has had an affair, he is furious. His rage endures for weeks. Bernadette understands that it is painful for him, but she cannot understand why his anger is so prolonged. The affair has served to release all of Ivan's pent up feelings. In the past, he had always put his own feelings aside and bowed to his partner's wishes. Now he is so deeply hurt he can no longer tolerate her transgressions.

From the intensity of the emotions, partners frequently make impulsive decisions. The injured partner decides to leave or orders the other out of the house. Or, now that the affair is out in the open, the infidel partner decides to leave.

Willeke has had an affair for four months. Except for the sexual relationship, her marriage has been a good one. She has never really enjoyed the sexual act. The more her husband would insist on having sex, the more she would resist. With her friend, this is different. They do not see each other very frequently, but every encounter is a feast. She lives the passion of her life. She enjoys making love. She discovers the pleasures of her body for the first time. "If you can experience so much passion making love, than it must be true love!" Immediately she leaves her husband and goes to live with her friend. Three months later, she wants to return to her husband. The passion is over.

With Fred and Hedwig, the reactions are different. When Hedwig (37) tells Fred (54) that she has an affair a severe crisis develops. He insists that she leave the house immediately. He gives her no time to explain what she wants. She is just permitted to take some clothing with her. Fred cannot cope with this hurt. The very next day he decides to sell a portion of their belongings. They are not legally married and he fears that she will claim her part if he does not act quickly.

Therapeutic interventions.

In this phase it is very important to slow down the tempo of the session. First therapists need to slow down the conversation and create a space wherein both partners have the possibility to express their emotions. The therapist helps the injured partners to verbalize the suffering, the pain and the anger that they feel. The therapist speaks slowly and uses open, non-direct questions. The injured partners are helped to express their feelings and to explain what they want. The therapist reflects these feelings and wishes.

The infidel partners get the opportunity to verbalize their feelings as well, which are often overlooked in these situations. "How was it for you to talk about your affair?" The infidel partners frequently feel guilty and sometimes regret that they have revealed that they had an affair. Sometimes they are relieved. These guilt feelings, regrets or sense of relief can be verbalized and carefully explored.

In this phase it is impossible to help the clients understand each other's feelings. They are not ready to listen to each other. The therapist works more with each partner separately than with the relationship. Each partner is helped towards an individual discharge of emotion. Looking for what went wrong or working future-directed in a constructive way is not possible in this period of the therapy.

It is necessary to place attention on what may happen immediately after the session or in the same evening. Will the couple be all right? Will they be able to spend the evening or the week together without incident? When there is indication that the couple may harm one another or themselves, the therapist must act accordingly. It may be necessary to call the partners the next day to check up on how they are faring. An extra session may also be necessary.

Partners frequently make impulsive decisions influenced by the vehemence of their emotions. Our experience shows that people frequently later regret such decisions. Therefore, the therapist needs to slow down the decision process. This can be discussed with the couple. For example, the therapist may advise the couple to wait three months before making any important decisions.

In this phase, in contrast to the phase of suspicion, separate sessions can be very helpful. In these sessions, the validity of the decision can be explored. It is very important to do this separately so that each partner feels safe to explore and verbalize any contradictory feelings.

In sessions with unfaithful partners, the decision to leave is respected, but one encourages them to reflect on the consequences of the decision. In doing so, the therapist attempts to help clients to retard decisions based on extreme amorousness. The therapist also helps the client to evaluate the realness of the new relationship. He speaks in suppositions: "Where will you live?" "Will your friend also leave his or her partner?" "Would you leave even if your friend does not leave?" "Have you met his or her children, yet?" "How would it be for you if your partner gives you no or few chances to have contact with your own children?" It is astonishing how unrealistic partners view the new situation. Many do not consider these questions and do not discuss them with the new partner.

When the therapist is asking these questions in the presence of the other partner it could be interpreted as a condemnation of the affair.

In sessions with the injured partner, the therapist also respects the fact that this partner wants the other out of the house. However, reflection is also encouraged. The therapist presents suppositions. "Can one really decide to give up a relationship that has existed for so many years just because of one false step of the other?" "At this juncture, is it necessary to involve children, family and friends?" If the therapist asks these questions in the presence of the other, the faithful partner may have the impression that the therapist does not believe extra marital affairs should be taken seriously.

The therapist functions here as a "provisional help-ego" — as the voice of healthy reason and as a representative of reality in time of crisis.

Fourth Phase: making decisions and deadlock.

In the separate sessions the therapist may discover that one or both of the partners had made the decision to leave a long time ago. In such cases, the extramarital affair provides the excuse to leave a marriage that was already dead for many years. The affair serves to induce an irreparable rupture and offers the unfaithful partner a stimulus to build a new future. The therapist can then begin working-through and/or separation and divorce counseling. Or, the couple can be referred elsewhere for this next phase of the therapy.

The original relationship is not shattered so easily in relationships where in the past the marital bond was positive. Even if in the moment feelings for the marital partner are very negative, the binding factors (children, common history and experiences, material dependency) still play an important role in the outcome. However, the positive experiences of the past may be negatively colored by the overwhelming emotions of the moment. At times, unfaithful partners are pressured by the partner or the the family to make a decision. "You must choose: me or the other!"

Therapeutic interventions.

Therapists may also be persuaded that a decision must be made. But the infidel partner should not be forced to decide whether or not to remain with injured partner. For another choice could be to maintain the marital relationship and to keep the friend. "I don't want to leave my wife because I love her and I don't want to break with my friend because she means too much to me!"

Isidor and Ann are deadlocked. Ann has come for help. Both are around fifty. They have a harmonious family with three grown children. Ann always has been supportive of Isidor. Recently, Ann discovered that Isidor has been having relationship with a much younger women for more than five years. Isidor has kept the relationship secret because he does not wish to hurt his wife. Ann demands that he immediately makes a choice in the session. She threatens suicide if he does not stop the affair. Now that his wife knows about it, his friend also issues him an ultimatum. The therapist accommodates both partners in turn. They are invited to reflect on what they are saying and feeling.
Isidor is totally upset. After a quiet analysis it is obvious that he does not want to choose at all. He loves his wife and wants to keep his friend. After a few sessions, Ann reveals that she does not want to loose Isidor. She says that she cannot tolerate the extra marital affair, but since she has already lived with it for several years, she may have no choice but to accept the situation. The therapist cannot offer more help.

It is important for therapists to help both partners find out what they really want even if this does not correspond with their own social model.

An important mission for the therapist is helping each partner to communicate their viewpoint clearly to the other. "If I understand you correctly, you are saying to your partner that you don't want to choose: that's your decision." The injured partners are helped to express their desire for a decision from the other. "Tell him or her that you want a clear choice!" In this phase couples frequently arrive in deadlock. The infidel partner cannot choose between the relationships. The injured partner does not make any decision either. The injured partner cannot tolerate the affair, but at the same time does not want a divorce. This deadlock can endure for years, even with threats and ultimatums form both sides.

In this phase we sometimes see that it is impossible for one partner to take the responsibility for a divorce. The therapist can break through the deadlock by suggesting a common decision. Using suppositions can also be useful. "What would it mean for both of you if you decide to end your relationship?" Speaking about separation is not yet a separation. Here, the responsibility towards the children may play an important role.

No matter how painful and energy absorbing it may be, deadlock is frequently the best choice for the moment. It creates a homeostasis condition for those who cannot cope with the sense of loss that would result from making a choice. For the infidel partners, leaving the injured partner and family to live exclusively with the third party becomes impossible due to the resulting guilt feelings. Remaining with the injured partner is equally impossible because of the fear of losing the third party. For the injured partners, living alone is not an appealing alternative so they, too, may decide to maintain the status quo.

During the deadlock, there is little movement in the partners' positions. Their impotence in the situation is often transferred to the therapist. The injured partners in particular are hoping that the therapist will be able to convince the infidel partner to make a choice. Because such a deadlock can take several years the therapist may feel that the therapy is at an impasse. The therapist can indicate this to the couple: "What more can I do for you?" At this point, some couples prefer to continue the therapy at long intervals in order to evaluate their situation or to let off steam.

Often the deadlock is resolved through external factors. The third party no longer accepts being second and ends the affair. One partner threatens suicide. The injured partner has an affair. One partner moves out of the house. There is a death in the family. Or, the passion of the affair smolders and dies on its own.

If the therapy continues while the couple is in therapy, the therapist can impose the "rule of two" (Vansteenwegen, 1996). "If you choose to continue in both relationships, I would like you (infidel partner) to do the following. When you do something special activities the third party you should do the same thing with your partner, such as going out to dinner, having a rendezvous in the city, spending a weekend in a hotel, etc. As long as you both remain together, I see no reason way you shouldn't put energy into your relationship. What is possible for you to do and experience with the third party must surely be possible for both of you as well." If the infidel partners have no interest in devoting time and energy to their partner, that can serve to clarify what their true feelings are for their partner. On the other hand, if they follow the instructions, it may be possible to breathe new life into their relationship.

Frequently the whole interaction of the couple revolves around the affair. The injured partner constantly complains about it. Both partners have only one theme that holds them together: the affair. It can be helpful if the therapist makes it clear to the injured partners that they are over focusing on what is happening outside their relationship. They would be better off placing more attention on what exists between them and their partner.

This is an example of an old rule in couple relations: ask for more of something instead of less of something. "Do not tell the partner that you want him or her to give less attention to the third party, but ask for more attention for yourself." It is better to ask for more attention, more pleasure and more intimate sexual moments. These positive demands represent a compelling desire: 'I want to be the most emotionally important person in your life'. One cannot directly demand this response, but one can ask for the behavior that can lead to the response.

In other protracted situations, one can look for the conditions that make an affair acceptable. Not all couples want to talk about this. Some come to some agreements.

Earlier relationship therapists (Jacobson & Margin, 1979; Vandervelden, 1980; Lieberman & Wheeler, 1980; Stuart, 1980, Zelbouam, 1981, Hahlweg, Schindler & Revenstrof, 1982; Bornstein & Bornstein, 1986) insisted that if the partners wished to work on their own relationship during therapy, they must end all relationships with third parties. However, research involving a large and representative group of couple therapists in Flanders made it clear that no one was still enforcing this rule (Vansteenwegen & Thewissen, 1988). It was not realistic. Consequently, the decision is now left to the partners themselves.

Fifth Phase: working through.

In relationships where the binding factors are strong enough, even if the deadlock persists, the affair is by definition finite. Infidel partners may end the affairs immediately after their partner finds out or gradually over time. Once ended, the affair may exceptionally be converted to a friendship. However, the ending of an affair can mean relief, loss and pain for the infidel partners.

At this stage, the injured partners constantly bring up the affair. They lapse into a cycle of endless questions and blame. Why did you do this? What does she or he that I don't have? Why did you choose this person? Didn't you think of us? Why didn't you tell me? When did it start? What did you do together?

Sometimes the hurt is irreparable. Resentment and distrust remain and the emotional pain continues. Partners take their revenge in different ways including denying sex. They make the other expiate for what they did. Others succeed in forgiving the partner, but they will never forget. Healing the wounds takes time.

Therapeutic interventions.

To work with a couple to help them deal with the relational pain is an art. It is impossible without talking and still not everything can immediately be said, communicated and understood. The therapist needs to be very attentive as to what can be accomplished in the moment and what needs to be postponed to a later stage of therapy. Both partners often have unrealistic expectations. The infidel partner expects that the other can forget the past immediately and that no more questions should be asked. "I ended the affair, now be silent about it!" The injured partners expect an immediate emotional repair. They expect that their partner's feelings towards the third party should end immediately and that the partner's love for them should be as it once was. The injured partner wants to be able to trust the other again. Some couples fear that they will never be able to work this through; the complaining and the outbursts of rage continue. Above all, the function of the therapist is to relativise unrealistic expectations. The therapist may help by saying that it will take time, even as long as two years, to work through an extramarital affair.

Recognizing the underlying aggression is important. Now that the injured partners know that the partner will stay, they are able to express their full anger. The therapist helps this process. The injured partners' many questions are an expression of anxiety and uncertainty. The therapist helps in putting the many questions translate in a message about the underlying fears and humiliations.

The infidel partner is helped to understand the outburst as a necessary step in the working through process. When the injured partner continues to complain about the past we suggest that the outbursts be confined to a specific time. The injured partners are instructed to relate how they feel every evening after dinner for no more than ten minutes. The infidel partner has to listen carefully and cannot interrupt. During the rest of the day, the infidel partner can invoke the stop rule that must be respected by the other.

In the first phase of the working through, the infidel partners may also feel aggressive towards the injured partner. The injured partner is the reason that the relationship with the third party is no longer possible. In relationships where the third party ends the affair aggression towards the third party and the injured partner may also be present. In this period sometimes irreparable injuries occur. This is when the relationship can be shattered. Being silent can be more important than talking. Each partner has the need for a refuge that must be respected by the other.

Only when the outbursts of fury become less frequent and intense can there be opportunity for a conjoint working through. Can the relationship be as it was? Can I trust him or her ever again? Will I ever feel what I felt before? The answer is simple: it will never be as it was. But it does not have to be worse. It will be different (Levine, 1998). This is a common pain, the loss of something that was unique. This phase also supposes the art of forgiving. The common working through brings the partners closer together again. They now have the shared intimacy of pain. The therapist creates the space for communication.

Jos and Mia, a couple of around forty, seek help in working through an infidelity. In their fights, Jos always brings up the affair Mia had years ago. This blocks their relationship. By fits and starts they tell each other their experience. The therapist gives each time for speaking and time for listening. He asks open questions that invite deepening and directs the communication so that they talk with each other. He steers them towards an attitude of respect and empathy. He keeps himself in the background, he slows down the conversation and facilitates the realness of what is said. He asks the listening partner to repeat all important points made by the other. Sometimes he reflects an underlying feeling and he empathizes with the speaker.

For Jos the fact that Mia had an affair is extremely offensive. He had asked never to have sex with anyone else. Mia, however, was determined to do what she wished and did not want to be dominated by her husband. She had succumbed to the advances of her husband's friend. Jos has experienced this as a terrible abuse of trust by his friend. It is only now that Mia understands the hurtful meaning of this old infidelity. She explains to Jos that she had not meant it as an action against him. Both cry in turn. She expresses her regrets. At first he cannot believe that she truly regrets it.

In the next session the therapist goes deeper into the significance of the fact that he continuously brings up his wife's past infidelity. It becomes clear that Jos uses this reproach to silence Mia so that she has no way to defend herself. He learns that he does not need this weapon anymore. The therapist instructs them to do something together that they both enjoy to bring closure to the situation.

This method of working in a triangle is described by Vansteenwegen (1996): the therapist allows the partners to talk to each other and he deepens the content with questions and intensifies the empathy with instructions. Working with a ritual can be useful. The ritual of reconciliation includes: (1) each partner in turn tells how painful everything was and (2) in turn, each tries to understand what it was like for the other. When both feel they have been understood, (3) they pledge to each other that they close the past for good. Then (4) they do something special together that they both will enjoy (an excursion, an evening out). By talking to each other and by doing something special together they close the past in a symbolic way.

Conclusion

The problem of affairs is frequently present in couple therapy. Five phases of problematic affairs have been identified: (1) the start, (2) suspicion and negation, (3) explosion and impulsive reactions, (4) making choices and deadlock, (5) working through. An approach that takes into account the different phases in this field, helps to enrich the therapeutic arsenal. Some specific interventions are proposed in specific phases.

References

BAKKER, C., & BAKKER-RABDAU, M. (1973) *No trespassing. Explorations in human territoriality.* San Francisco: Chandler & Sharp.
BORNSTEIN, P.N., & BORNSTEIN, M.T. (1986) *Marital therapy: a behavioral-communications approach.* New York: Pergamon.
CHARNY, I.W. (1992) *Existential-dyalectic marital therapy.* New York: Brunner/Mazel.
ELBAUM, P.L. (1981) The dynamics, implications and treatment of extramarital sexual relationships for the family therapist. *Journal of Marital and Family Therapy,* 7, 489-495.
HALHLWEG, K., SCHINDLER, L., & REVENSTORF, D. (1982) *Partnerschaftsprobleme: Diagnose und Therapie.* Berlin: Springer.
JACOBSON, N.S.,& MARGOLIN, G. (1979) *Marital therapy.* New York: Brunner/Mazel.
LEVINE, S.B. (1998) *Sexuality in mid-life.* New York: Plenum Press.
LIBERMAN, R.P.,& WHEELER, E.G. (1980) *Handbook of marital therapy.* New York: Plenum Press.
NICHOLS, W. (1988) *Marital Therapy.* New York: Guilford.
PITTMAN, F. (1989) *Private lies.* New York: Norton.
STUART, R. (1980) *Helping couples change.* New York: Guilford.
VANDERVELDEN, K. (Ed.) (1980) *Directieve therapie II.* (Directive therapy) Deventer (The Netherlands): Van Loghum Slaterus.
VANSTEENWEGEN, A. (1996) *Helpen bij partnerrelatieproblemen.* (Helping couples with problems) 2° ed., Houten (The Netherlands): Bohn Stafleu Van Loghum.
VANSTEENWEGEN, A. & THEWISSEN, D. (1988) Partnerrelatietherapie en buitenechtelijke relatie in praktijk. (Couple therapy and extramarital relations) *Actualiteiten: Relatie en Seksualiteit.,* 11, 163-167.

The empirical research paradigm in sex therapy.

Alfons Vansteenwegen, Ph.D., Leuven *(Belgium)*

This study is an example of the use of a pure scientific paradigm to learn something from a daily practice. It is an exploratory postfactum clinical outcome study of many years of sex therapy at the Communication Center (Vansteenwegen, 1996; Vansteenwegen, 1993; Vansteenwegen, 1982; Verhulst & Bakker, 1980), University Clinics of Leuven, Belgium.

For a group of 192 patients a number of patient-, situational and therapy variables was studied. The number of variables in the data enabled us to gain some information about some questions in the field of sex therapy.

In our Communication Center, two *formats* of therapy were available: an intensive three-week approach and an outpatient-once-a-week-approach. Two therapists treated one group, another group was treated by one therapist only. So a comparative outcome study concerning *type of treatment* and *type of therapist* was carried out. Also, a replication research of the *residentiality* variable of the sex therapy, which was present in 90 percent of Masters and Johnson's treatment (Masters & Johnson, 1970), was possible.

Patients

The treated group consisted of 192 patients; 177 were with their partner in therapy and 15 alone. The treated group consisted of 80 (46.7 percent) male and 117 (58.3 percent) female patients. The sexual dysfunctions presented by these patients are summarized in Table 1.

Our group of male clients presented 36 erection problems (19 percent of the total group); 20 premature ejaculation problems (10 percent), 18 ejaculatory incompetence (9 percent), 4 male dyspareunia (2 percent) and 2 cases of alibidinismus (1 percent).

In the group of female patients we found 17 aversion problems (9 percent); 4 cases of alibidinismus; (2 percent); 16 arousal problems (8 percent); 18 (9 percent) orgasmic dysfunctions; 19 dyspareunia (10 percent) and 38 cases (20 percent) of vaginismus. The *ages* of these patients were: under 25: 51 (26.7 percent); between 26 and 30 years: 53 (28.8 percent); between 31 and 40: 63 (33 percent); between 41 and 50: 19 (9.9 percent); and 3 (1.6 percent) above 50 years.

The *duration of the problem* can be described as follows: in four patients the problem was present less than one year, in 110 between one and five years, in 47, between six and ten years. In 22 cases the problem existed more than ten years.

TABLE 1. Frequency of Sexual Dysfunctions (N = 192)

Sex	Dysfunction	Number	Percent
Male N = 80 41.7%	alibin.	2	1
	erect. probl.		
	prim.	16	8
	sec/sit	20	11
	prim. ejacul.		
	prim.	20	10
	sec/sit	0	0
	anejaculation		
	prim.	11	6
	sec/sit	7	4
	dyspareunia	4	2
Female N = 112 58.3%	aversion	17	9
	alibid.	4	2
	arousal probl.		
	prim.	4	2
	sec/sit	12	6
	orgasm. dysf.		
	prim.	15	8
	sec/sit	3	2
	dyspareunia	19	10
	vaginismus	38	20

As to the *motivation for therapy*: 103 patients came with a complaint about the sexual relationship itself; in 45 cases a wish for a child was the motivation. In 39 patients, a better general relationship was the motive for seeking sex therapy. The data concerning previous treatment were: 117 patients had no previous treatment, 33 received a somatic treatment, 32 psychotherapeutic help and 10 had a psychiatric hospitalization in their past.

Marital status: three patients were married for less than one year; 78 between one and five years, 44 between six and ten, 44 were married for more than eleven years. Thirteen lived together without marriage.

The *number of children* was: 127 patients had none; 15 had one and 29 had two children. Thirteen had three, and eight had four or more children. All patients were from Flanders, most of them from Roman Catholic upbringing. The group was a *real clinical group* referred to us by general practitioners, psychiatrists, gynecologists, and so on.

Therapy

The therapy consisted of a Masters-and-Johnson type of sex therapy, influenced by Lobitz and LoPiccolo's therapy and with the use of Rogerian therapy in the phases of resistance. In 33.5 percent of the cases, *cotherapy* was used. In 13 percent this cotherapy was done by two experienced therapists and in 20 percent by one experienced therapist and a cotherapist-in-training. The experienced therapist in 62.5 percent of the cases was a female psychologist. In the other 66 percent of the cases the therapy was carried out by one experienced therapist-psychologist or medical doctor. The experienced therapists were three females and three males, all about 30 years of age.

The *number of therapy sessions*: 23 patients had less than five sessions; 49 patients received six to ten sessions, 62 patients had eleven to fifteen sessions, 45 clients had sixteen to 20 sessions, and thirteen patients had 21 sessions or more. The duration of the session was one hour.

One group (50 percent) of the patients had an intensive residential therapy of three weeks every working day (Monday to Friday). The other half of the group received out-patient therapy (mostly one session a week).

Global effect

The outcome can be summarized in four classes: worse, status quo, better and success. The results were: worse, 3.4 percent; status quo, 33.3 percent; better, 17.5 percent; and for 45.8 percent, therapy was successful. For 36.6 percent no therapeutic effect was found. (See Table 2.)

Some chi square analyses

By means of a simple chi square test we found a lot of information about the dysfunctions, previous treatment, drop out, cotherapy, type of treatment, motivation, duration of the problem, social level of patients, age, and outcome of the therapy.

TABLE 2. Dysfunction and Therapeutic Effect

Dysf. Effect	−	sq.	+	Success
alibid. male		1		
Erect. probl. prim.	1	5	2	7
sec/sit		6	1	12
Prem. ejacul.	1	7	8	4
Anejaculat. prim.		4	1	6
sec/sit		4	1	1
Dyspareun. male			1	
Aversion	1	7	5	2
Alibidin. female		2	2	
Arousel dysf. female				
prim.		1	2	1
sec/sit	3	3	3	3
Anorgasm. prim.		4	2	6
sec/sit		2		
Dyspareunia fem.		2	1	15
Vaginismus		11	2	24
Tot. (N = 177)	6 (3.4%)	59 (33.3%)	31 (17.5%)	81 (45.8%)

No significant relation was found between *dysfunction* and drop out. However, a significant relation was found between the kind of dysfunction and the motivation, the duration of the problem, social level, the age and the number of children. No significant relation was found between dysfunction and previous treatment. *Previous treatment*: no relationship was found with the outcome. As to the *drop out*, no relationship was found neither with the duration of the problem, the social level, the fact of being married, no influence of the distance of the residence of clients to the center. A significant relationship was found between *drop out* and cotherapy ($chi^2 = 5.75$ ($p < 0.05$); $C = 0.17$). A significant relationship was found between *cotherapy* and outcome ($chi^2 = 5.75$ ($p < 0.05$); $C = 0.19$). No significant relationship was found between the duration of therapy and outcome. *Intensive therapy* was significantly related to cotherapy ($chi^2 = 11.97$ ($p < 0.001$) and to *outcome* ($chi^2 = 3.41$ ($p < 0.05$); $C = 0.15$).

The *motivation for treatment* was not significantly related to intensive or outpatient type of therapy. The *motivation for treatment* was significantly related to outcome. When the motivation of the patient was sexual functioning or wish for a child, there was a good therapy outcome in two of three cases. When the patient expected a more general improvement of the global relationship, only in less than half the cases a good outcome was found ($chi^2 = 8.16$ ($p < 0.05$).

The *duration of the problem* was not significantly related to drop out, nor to type of treatment, or outcome.

The *social level* of the patient was not related to motivation, nor to outcome. *The age* was not related to motivation or outcome. The sex of therapist was not related to outcome.

Data from the analysis of variance (anova)

One of the statistical problems was that the number of patients in the different conditions was uneven. We used the "least squares" method instead of the "unweighted means solution." Some trends we already found, were now confirmed. A repeated measurement design (split-plot design SPF) was used with the following values: worse = one; status quo = two; better = three; and success = four. The base score before treatment was for all cases: two.

After treatment, when the therapist judged that there was no therapeutic effect, a two was given, and so on. The difference of the variance from zero was tested. This form of analysis is, in fact, very severe: the levels of significance are divided by the number of conditions.

The results can be summarized as follows: An overall effect of the therapy on the outcome was found. When only the main complaints were considered, therapy was found to be effective for erection problems, dyspareunia and vaginismus. When the same analysis was repeated for all complaints) a significant effect was found for every dysfunction, excepted for aversion. For libido problems only a slight effect was found. Female dyspareunia and vaginismus were very successfully specially treated. Some further analyses were carried out with the variance of "dysfunction, outcome, cotherapy" and one with "type of treatment, outcome and motivation." (See Tables 3, 4, 5, and 6.)

Motivation for therapy and type of treatment were again significantly related to the outcome, while they were both unrelated to each other. Cotherapy was also significantly related to outcome. Intensive therapy proved to be more effective than outpatient therapy. Patients with a demand for sex therapy from a motivation about the general improvement of the relationship had lower outcome, in outpatient and in intensive treatment as well. All these data confirm the previous findings.

TABLE 3. Design 1

Dysfunction	Before	Measurement	After
1. Erection probl.		n = 34	
2. Ejaculatio praecox		n = 20	
3. Anejaculation		n = 17	
4. Aversion		n = 15	
5. Fem. Arousal probl.		n = 20	
6. Anorgasmia		n = 15	
7. Dyspareunia		n = 15	
8. Vaginismus		n = 37	
		N = 177	

TABLE 4A. ANOVA-Table 1a (Main Problems [only]/Main Effects: N = 177)

Source	SS	df	MS	F	sig
1. Between subj.	81.16	176	0.46		
2. Dysfunctions	11.55	7	1.65	4.02	$p < 0.01$
3. Subject within groups	69.61	169	0.41		
4. Within subj.	895.00	177	5.06		
5. Effect	99.84	1	99.84	21.52	$p < 0.001$
6. Dysf. x Eff.	11.55	7	1.65	0.36	n.s.
7. Eff. x Subject within groups	783.61	169	4.64		
8. Effect:					($\alpha/8$)
a. erection probl.	23.53	1	23.53	5.07	$p < 0.01$
b. ejac. praec.	5.63	1	5.63	1.21	n.s.
c. anejaculation	7.53	1	7.53	1.62	n.s.
d. aversion	2.13	1	2.13	0.46	n.s.
e. Fem. Arousal Probl.	3.60	1	3.60	0.78	n.s.
f. anorgasmia	6.53	1	6.53	1.41	n.s.
g. dyspareunia	28.66	1	28.66	6.18	$p < 0.01$
h. vaginismus	33.78	1	33.78	7.28	$p < 0.01$
9. Total	976.16	353			

TABLE 4B. ANOVA-Table 1b (Dysfunctions/Outcome: N = 297)

Source	SS	df	MS	F	sig
1. Between subj.	134.97	296	0.46		
2. Dysfunctions	15.75	7	2.25	5.49	$p < 0.01$
3. Subject within groups	119.22	289	0.41		
4. Within subj.	279.50	297	0.94		
5. Effect	144.52	1	114.52	352.5	$p < 0.001$
6. Dysf. x Eff.	15.76	7	2.25	5.49	$p < 0.01$
7. Eff. x Subject within groups	119.22	289	0.41		
8. Effect:					($\alpha/8$)
a. erection probl.	28.76	1	28.76	70.15	$p < 0.01$
b. ejac. praec.	12.50	1	12.50	30.49	$p < 0.01$
c. anejaculation	13.52	1	13.52	32.98	$p < 0.01$
d. aversion	2.63	1	2.63	6.41	n.s.
e. Fem. Arousal Probl.	8.	1	8.	19.51	$p < 0.05$
f. anorgasmia	16.20	1	16.20	39.51	$p < 0.01$
g. dyspareunia	36.38	1	36.38	88.73	$p < 0.01$
h. vaginismus	42.28	1	42.28	103.12	$p < 0.01$
9. Total	414.47	593			

TABLE 5. Design 2 - Type of Treatment/Outcome/Motivation

Treatment (A)	Motivation (C)	Measurement (B)	
		Before (b_1)	After (b_2)
Intensive	sexual (c_1)	n = 46	
	child wish (c_2)	n = 25	
(a_1)	relation (c_3)	n = 18	
Out-patient	sexual (c_1)	n = 49	
	child wish (c_2)	n = 18	
(a_1)	relation (c_3)	n = 20	
		n = 175	

TABLE 6. ANOVA-Table 2: Type of Treatment/Outcome/Motivation

Source	SS	df	MS	F	sig
1. Between subj.	119.22	175	0.68		
2. A	1.36	1	1.36	2.06	n.s.
3. C	4.25	2	2.13	3.23	$p < 0.05$
4. AC	1.56	2	0.78	1.18	n.s.
5. Subject within group	112.04	170	0.66		
6. Within subj.	135.50	176	0.77		
7. B	98.28	1	98.28	546	$p < 0.001$
8. AB	1.36	1	1.36	7.56	$p < 0.01$
9. BC	4.25	2	2.13	11.83	$p < 0.01$
10. ABC	1.56	2	0.78	4.33	$p < 0.05$
11. B x Subject within group	30.04	170	0.18		
12. AB (error = MS_B x s.w.g.); α/2					
B at a_1	61.94	1	61.94	344.11	$p < 0.01$
B at a_2	37.71	1	37.71	209.50	$p < 0.01$
13. BC (error = MS_B x s.w.g.); α/3					
B at c_1	59.14	1	59.14	328.56	$p < 0.01$
B at c_2	35.17	1	35.17	195.39	$p < 0.01$
B at c_3	8.22	1	8.22	45.67	$p < 0.05$
14. ABC (error = MS_B x s.w.g.); α/6					
B at ac_{11}	39.13	1	39.13	217.39	$p < 0.01$
B at ac_{12}	16.82	1	16.82	93.44	$p < 0.01$
B at ac_{13}	7.11	1	7.11	39.50	$p < 0.05$
B at ac_{21}	21.59	1	21.59	119.94	$p < 0.01$
B at ac_{22}	18.78	1	18.78	104.33	$p < 0.01$
B at ac_{23}	2.02	1	2.02	11.22	n.s.
15. Total	254.72	351			

Prognostic evaluation: multiple regression method

Finally, with a multiple regression method a prognostic evaluation was made. By means of this analysis a set of predictors is given in a decreasing range of their unique support to the variance of the criterion. The main outcome is considered as the dependent variable and all other variables are the independent ones. Then we searched for the variables by which the correlation between both sets of variables is defined. In the first analysis only "drop-out" was found as a predictor. The important result, however, was that a large number of variables had no relation to the therapeutic effect: the duration of the problem, the number of sessions, the social level, the age, the number of children, had no prognostic value. Other variables (previous treatment, cotherapy, type of treatment, motivation) had a slight prognostic value. A second multiple regression as then carried out on these relevant variables. *Motivation* seemed to have the most prognostic value. Previous treatment was also important.

Conclusions and comments

The intriguing results of this exploratory clinical outcome study can be summarized as follows.

In our Communication Center *cotherapy* is clearly more effective than the therapy with one therapist: the dropout rate is lower and the outcome is better.

In our setting *residential intensive* (three weeks) sex therapy is more effective than an outpatient once –a- week treatment. These results are in contradiction to the studies of Heiman and LoPiccolo (1983) and Clement and Schmidt (1983).

Improving sexual functioning and child wish are two *motivations* that lead to more effective outcome. The most difficult sexual problem to treat was aversion. A demand for sex therapy with, as a goal, an improvement of the general relationship is followed by a successful outcome only in half of the cases.

References

CLEMENT, U.& SCHMIDT, G. (1983) The outcome of couple therapy for Sexual dysfunctions using three different formats. *Journal of Sex and Marital Therapy*, 9, 67-78.
HEIMAN, J. & LOPICCOLO, J. (1983) Clinical outcome of sex therapy. *Archives General Psychiatry*, 40, 443-449.
MASTERS, W.H. & JOHNSON, V. (1970) *Human sexual inadequacy*. Boston: Little Brown.
VANSTEENWEGEN, A. (1982) Intensive psycho-educational couple therapy: therapeutic program and outcome research results. *Cahiers des sciences familiales et sexologiques*, 5, 91-135.
VANSTEENWEGEN, A.(1993) *Liebe ein Tätigkeitswort. Spielregeln für die Patnerschaft*. München: Claudius Verlag.
VANSTEENWEGEN, A. (1996) Individual and relational changes seven years after couple therapy. *Journal of Couples therapy*, 6, 95-115.

Wisdom, science and practice: a symposium report.

Prof. Dr. A. Vansteenwegen, Leuven *(Belgium)*

Once upon a time Professor Nijs and PD Dr. Dmoch got the idea to organize a special symposium for the year 2000. They choose to organize it on the Island where modern medicine was born: Kos, where Hippocrates did work and live. It would become a very special meeting in the long row of meetings of the group of gynecological psychosomatics that came together many years already in Leuven and in Germany. This European Symposium took place from 25th to the 27th September at the Congress Center of Kipriotis Village (Kos) and at the 'International Hippocrates Foundation' situated near the famous Asclepion. The subject of the symposium was defined very largely in order to bring all interested colleagues together: 'Therapeutic paradigms in change: behind the symptom.'

The first day was devoted to the historical paradigm's that stay eternally young. The philosopher F. Schotten gave an interesting lecture on the meaning of Eros in Plato and professor J. Godderis, totally in his *niche* (natural environment), spoke about 'Doctor, patient and illness in Hippocrates'. As usual he illustrated his text with long melodious Greek citations. In the afternoon at the Asclepion, lectures were presented about 'From Heraclites panta rei to the paradigm consciousness in integrative therapy' by A. Tsomplektsis, and 'Pregnancy and birth: a number of symbols in the Maria presentations of old masters and in the dreams of modern women' by B.Kortendieck-Rasche. Professor Godderis fascinated the audience with a much-appreciated improvisation 'in situ' about the history of the place and some fundamental ideas of Hippocrates. All participants assisted to a beautiful ceremony where an actor in old costume recited with loud voice the ages-old oath of Hippocrates in Greek, surrounded by a procession of virgins and flute music.

The second day new therapies and new therapists were the theme of interest. Dr. Turchetto from Venice made a marvelous translation of psychosomatics into a phenomenological approach. Dr. Versonnen spoke about 'Being-there in time as a place where psychotherapy, art and love start: the doctor patient relationship as a creative act'. Professor P. Nijs delivered a lecture on 'New therapies and new therapists: beyond the symptoms'. The same day, some other paradigms were studied. Dr. Waldschutz lectured on 'Haptonomy' and Dr Michaela Nijs gave a great lecture about 'Palliative care on new ways: to live in the face of death'. 'The roots of Freud's psychoanalysis in the philosophy of Schopenhauer' (T.Damm) and 'Transcultural medicine' (Dr.A.Krautschik) were the other topics of that day. The day was closed by an evening visit to the Phokos-Thermae: a balneotherapeutical excursion with Dr. Dmoch as an experienced guide.

The third day the focus was on the paradigm changes in medical sexology and couple therapy. Dr. Dmoch gave a lecture on 'The use of pathogenetic models (with) the example of gynecological psychosomatics'. Dr. Bosinski gave a well-founded scientific lecture on 'Determinants of gender identity'. Dr. Valentin presented a more practical paper about the use of various models in individual sex therapy with as an example vaginismus.' Prof. Dr. Wille spoke about 'The discrepancy between need and capacity in the psychotherapy of sexual delinquents' Then followed a lecture by Prof. Dr. A. Vansteenwegen on the empirical scientific paradigm in sex therapy and the change of paradigms of patients in couple therapy, illustrated by means of the didactic therapy of the three week program of the Communication Center of Leuven and summarized in 'Liebe ein Tätigkeitswort'. Then, a broad research design of a biopsychosocial research project on 'normal' couples was presented: 'Couple oriented biopsychosocial approach' by A. Bellardi from Berlin. Once finished, this project will bring a variety of extremely interesting and totally new data on living-together couples on the biological, social and psychological level. At the end the question was raised by G. Schotten: 'Is there an universal right to medical treatment?' and a reflection was made upon 'Visions and reality of a multiprofessional model for a gynecological practice' by M.Kastendieck.

An other important part of this congress were the workshops, running over the three days with two sessions per day, with the same group. Dmoch, W.: 'Continuation of a long during experience group'. Dmoch, G.: 'Adolescence and the narcissistic socialization type'. Nijs. P.: '(De)tours towards happiness for female therapists'. And Luyens, M. and Vansteenwegen, A.: 'Problems with extramarital affairs: specific therapeutic strategies for five different phases'.

The organization of the symposium was perfect. I must mention specially Dr. Michaela Nijs. She was the friendly and kind hostess who cared for the well being of every participant in his/her singularity. These days were well filled, intense, and Germanic-punctual. The main language was German. It was supplemented by English by the Belgian and Italian participants. Prof. P. Nijs expressed in his own style special thanks for every speaker and gave everyone a special chosen gift, representing the Asclepian Kos. All participants found in their Congress file also a hand-colored drawing by Prof. P. Nijs and all participants got a copy of Vansteenwegen's 'Liebe ein Tätigkeitswort'.

The Kos Symposium 2000 was for all participants a unique experience they will remember with pleasure. A mixture of 'gemütlichkeit', friendliness, wisdom and life-related science.

Kos: Rückblick auf ein Symposium

Prof. Dr. A. Vansteenwegen, Leuven *(Belgium)*

Professor Nijs und PD Dr. Dmoch hatten die Idee entwickelt, im Jahr 2000 ein Symposium auf Kos zu organisieren, auf der Insel, wo Hippokrates lebte und arbeitete. Dieses europäische Symposium fand vom 25. bis 27. September 2000 in Kipriotis Village statt, ein großes Feriendorf mit angeschlossenem Konferenz-Zentrum in der Nähe von Kos-Stadt, an der Küste gelegen mit Blick auf Halikarnassos (jetzt: Bodrum in der Türkei). Ein Teil der Tagung konnte in den Gebäuden der International Hippocratic Association und auf dem Asklepion stattfinden.

Am ersten Tag ging es um die Thematik der historischen Paradigmen, die ewig jung bleiben. Der Geisteswissenschaftler Dr. F. Schotten hielt einen sehr interessanten Vortrag über die Bedeutung des Eros bei Plato. Unser Professor Godderis, ganz in seinem Element, sprach über „Arzt, Patient und Krankheit bei Hippokrates". Wie immer fügte er seinem englischen Text klangvolle griechische Zitate bei. Nachmittags referierte Dr. Tsomplektsis zum Thema: „Vom herakliteischen panta rhei zum Paradigmenbewußtsein in der Integrativen Therapie und ihrem Leibansatz". Frau Kortendieck-Rasche sprach über „Schwangerschaft und Geburt — Spuren weiblicher Initiation in der Symbolik von Mariendarstellungen alter Meister und in Träumen moderner Frauen". Professor Godderis hielt auf dem Gelände des Asklepion ein wertvolles Referat über die Geschichte des Ortes und einige grundlegende Ideen des Hippokrates. Die Teilnehmer wohnten einer Zeremonie bei, worin ein Darsteller in antikem Kostüm den Eid des Hippocrates weihevoll in griechischerSprache rezitierte, umrahmt von Flötenmusik und einer Reihe von jungen Grazien.

Der zweite Tag war den neuen Therapien und den neuen Therapeuten gewidmet. In einem bemerkenswerten Vortrag stellte Dr. Turchetto (Venedig) die phänomenologische Betrachtungsweise in der psychosomatischen Medizin dar. Dr. Versonnen hielt ein Referat über „Dasein in der Zeit als dem Ort, wo Psychotherapie, Kunst und Liebe beginnen: die Arzt-Patient-Beziehung als eine kreative Handlung". Professor Nijs sprach über „Die neuen Therapien und die neuen Therapeuten: jenseits der Symptome". An diesem Tag wurden auch noch weitere Paradigmen diskutiert. Dr. Waldschütz stellte die Haptonomie vor. Dr. Michaela Nijs hielt einen interessanten Vortrag über „Palliativmedizin auf neuen Wegen — Leben im Angesicht des Todes". Weitere Themen waren: „Die Wurzeln von Freuds Psychoanalyse in der Philosophie Schopenhauers" (Frau Damm) und „Transkulturelle Medizin (Frau Dr. Dr. Krautschik).

Während des dritten Tages lag der thematische Schwerpunkt bei den Paradigmen-Veränderungen in der Sexualmedizin und in der Paartherapie. Dr. Dmoch sprach über „Umgang mit pathogenetischen Modellen am Beispiel der gynäkologischen Psychosomatik". Dr. Bosinskis Thema lautete: „Determinanten der Geschlechtsidentität". Dr. Valentin referierte über „Anwendung verschiedener Denkmodelle in der individuellen Sexualtherapie am Beispiel des Vaginismus". Professor Wille hielt einen Vortrag über „Die Diskrepanz zwischen Bedarf und Kapazität bei der Begutachtung und Psychotherapie von Sexualdelinquenten". Es folgte ein Referat von Professor Vansteenwegen über das empirisch-wissenschaftliche Paradigma in der Sexualtherapie und die Veränderung von Paradigmen bei einem Ehepaar. Dies wurde illustriert anhand der didaktischen Elemente des Drei-Wochen-Programmes des Kommunikations-Zentrums Leuven, die in dem Buch „Liebe: Ein Tätigkeitswort" dargestellt sind. Es wurde auch eine sehr breit angelegte biopsychosoziale Untersuchung über normale Paare vorgestellt: „Paarbezogene biopsychosoziale Forschung" (Frau Bellardi). Wenn diese Studie zu einem guten Schluß gebracht wird, werden die Ergebnisse sehr viele äußerst interessante und völlig neue Daten über zusammenlebende Paare beinhalten. Weiter wurde die Frage gestellt, ob es ein universelles Recht auf ärztliche Behandlung gibt (G. Schotten). Den Abschlußvortrag hielt Frau Dr. Kastendieck über „Das Ganze ist mehr als die Summe seiner Teile — Visionen und Wirklichkeit eines multiprofessionellen Modells für die frauenärztliche Praxis".

Die Arbeitsgruppen tagten unter den folgenden Themen:
1. Dr. W. Dmoch: Fortführung einer langjährigen Selbsterfahrungsgruppe
2. Dr. G. Dmoch: Adoleszenz und narzißtischer Sozialisationstyp
3. Prof. Dr. A. Vansteenwegen und M. Luyens: Probleme in bezug auf eine außereheliche Beziehung: therapeutische Strategien in fünf Phasen
4. Frau Dr. Dr. Krautschik: Die Mutter als Medizinfrau
5. Frau Dr. Dr. Krautschik: Heilpraktiker und Heiler in Deutschland

Die Organisation war perfekt geregelt, und hier muß ich Dr. Michaela Nijs noch einmal nennen. Sie war die freundiche Gastgeberin, die sich um das Wohlbefinden jedes einzelnen Teilnehmers besonders kümmerte.

Es waren reich gefüllte Tage, intensiv. Die Hauptsprache war Deutsch, bereichert durch einige Belgier und eine Italienerin durch englischsprachige Referate. Professor Nijs bedankte sich bei jedem der Referenten ausführlich auf seine ganz eigene Weise und überreichte jedem ein individuelles Geschenk, das sorgfältig ausgesucht war, zum Sprecher paßte und jeweils einen Bezug zum Asklepion bzw. zur griechischen Götterwelt hatte. Die Teilnehmer empfingen bei der Ankunft alle eine handkolorierte und nummerierte Zeichnung von Professor Nijs. Allen Teilnehmern ist inzwischen ein Exemplar von „Liebe: ein Tätigkeitswort" zugeschickt worden. Die Texte des Symposiums liegen nun bereits beim Drucker und sind eine Extra-Ausgabe der „Leuven Monographs on Sexology-2001".

Das Symposium von Kos bleibt für alle Teilnehmerinnen eine einzigartige Erfahrung, auf die man mit Zufriedenheit zurückblickt. Eine Mischung von Gemütlichkeit, Freundlichkeit und lebensnaher Wissenschaft.

Übersetzung aus dem Niederländischen eines Artikels, erschienen in „Nieuwsbrief van de Vlaamse Vereniging voor Seksuologie", December 2000, Nr. 4. Titel: Veranderende therapeutische paradigmas: over het symptoom heen. Kos: een verslag van een symposium. Autor: Prof. Dr. A. Vansteenwegen

List of contributers - Autorenverzeichnis

- ANNA MARIA BELLARDI, ÄRZTIN
  Institut Sexualwissenschaft und Sexualmedizin, Humbold Unïversität
  Luisenstr. 57, D-10117 Berlin

- TANJA DAMM
  Weinheimertr. 16
  D-40229 Düsseldorf

- PD DR. MED. WALTER DMOCH, PSYCHIATER-PSYCHOTHERAPEUT - SEXUALTHERAPEUT
  Bromberger Str. 22-24
  D-40599 Düsseldorf

- PROF. DR. MED. JAN GODDERIS, GERONTOPSYCHIATRIST
  University Hospital
  Gasthuisberg - St. Raphaël
  Kapucijnenvoer 33
  B-3000 Leuven

- DR. MED. MURA KASTENDIECK, GYNÄKOLOGIN
  Reeder-Bischoffstr. 28
  D-28757 Bremen

- BEATE KORTENDIECK-RASCHE, GYNÄKOLOGIN
  Roscherstr. 12
  D-10629 Berlin

- DR. MED. DR. PHIL. ADELEID KRAUTSCHIK, GYNÄKOLOGIN, PSYCHOTHERAPEUTIN
  Sommerfeld 15
  D-45481 Mülheim

- MAUREEN LUYENS, PSYCHOTHERAPIST-SEXTHERAPIST
  University Hospital Gasthuisberg, St. Raphaël, Dept. of Sexology
  Kapucijnenvoer 33
  B-3000 Leuven

- DR. MED. MICHAELA NIJS, PSYCHOTHERAPEUTIN
  Schrijnmakersstraat 28
  B-3000 Leuven

- PROF. DR. MED. PIET NIJS, PSYCHIATRIST-SEXTHERAPIST-PSYCHOTHERAPIST
  University Hospital Gasthuisberg - St. Raphaël
  Institute of Family and Sexuality Studies
  Kapucijnenvoer 33
  B-3000 Leuven

- DR. PHIL. FRANZ SCHOTTEN, OBERSTUDIENDIREKTOR I.R.
  Flurgasse 16
  D-41569 Rommerskirchen

List of contributors

- GREGOR SCHOTTEN, DR. IURIS
  Flurgasse 16
  D-41569 Rommerskirchen

- DR. MED. APOSTOLOS TSOMPLEKTSIS, GYNÄKOLOGE, GESTALTTHERAPEUT
  Helmholtzstr. 2
  D-50825 Köln

- DR. MED. BARBARA VALENTIN, PSYCHOTHERAPEUTIN, SEXUALTHERAPEUTIN
  Galvanistraat 15
  D-10587 Berlin

- PROF. DR. ALFONS VANSTEENWEGEN, PSYCHOTHERAPIST, SEXTHERAPIST
  Institute of Family and Sexuality Studies
  Kapucijnenvoer 35
  B-3000 Leuven

- DR. MED. FRANK VERSONNEN, PSYCHIATRIST, PSYCHOTHERAPIST
  Belgiëlei 190
  B-2018 Antwerpen

- DR. MED. EVA WALDSCHÜTZ, GYNÄKOLOGIN - SEXUALTHERAPEUTIN - HAPTOTHERAPEUTIN
  Ritzenberg 24B
  D-51429 Bensberg

PRINTED ON PERMANENT PAPER • IMPRIME SUR PAPIER PERMANENT • GEDRUKT OP DUURZAAM PAPIER - ISO 9706

ORIENTALISTE, KLEIN DALENSTRAAT 42, B-3020 HERENT